Regina Ertl, Ursula Kratzer, Regina Aistleithner

Hauskrankenpflege

Regina Ertl, Ursula Kratzer, Regina Aistleithner

Hauskrankenpflege

wissen – planen – umsetzen

3., aktualisierte und erweiterte Auflage

facultas.wuv

Regina Ertl
akad. Sozialmanagerin, diplomierte Gesundheits- und Krankenschwester; seit 1977 im Gesundheits- und Sozialbereich im In- und Ausland tätig.

Ursula Kratzer
Lehrerin für Gesundheits- und Krankenpflege, Bildungsmanagerin; seit 1971 im Gesundheits- und Sozialbereich tätig.

Regina Aistleithner
Wissenschaftliche Mitarbeit der Gesundheit Österreich GmbH sowie Unternehmensberatung im Gesundheits- und Sozialbereich.

Symbole gestaltet von Florian Spielauer.

Bibliografische Information Der Deutschen Bibliothek

Die Deutsche Nationalbibliothek verzeichnet diese Publikation in der Deutschen Nationalbibliografie; detaillierte bibliografische Daten sind im Internet über http://dnb.d-nb.de abrufbar.

3., überarbeitete Auflage
Facultas Universitätsverlag, Berggasse 5, A-1090 Wien

Umschlagfoto: Herr Bullermann, istockphoto.com
Satz: Katja Geis-Burgert, Potsdam
Abbildungen: Grieder Graphik, A-2083 Pleissing
Lektorat: Sigrid Nindl, Wien
Druck: Facultas Verlags- und Buchhandels AG
Printed in Austria
ISBN 978-3-7089-0731-4

Inhalt

Vorbemerkung zur 3., überarbeiteten Auflage

Die Hauskrankenpflege befindet sich seit zwei Jahrzehnten in einer besonders dynamischen Entwicklung. Sie geht mit einer Professionalisierung einher, die noch keineswegs abgeschlossen ist. Den beiden prägenden Trends – der Einführung des Case Managements als eigenständige Aufgabe und des Servicegedankens als grundlegende „Philosophie“ erfolgreicher Organisationen – sind wichtige Teile des Buches gewidmet. Dieses beschäftigt sich verstärkt mit dem Servicegedanken. Ambulante Dienste, insbesondere die Hauskrankenpflege, zählen zu den persönlichen Dienstleistungen in einem nationalen und internationalen Pflegemarkt. Das wachsende und differenzierte Angebot sowie die Möglichkeit der freien Wahl führen zu veränderten Ansprüchen und Erwartungen der PflegekundInnen. Sie fordern finanziell leistbare Pflegeleistungen, die sich an ihren Bedürfnissen und Wünschen orientieren. Zu Recht erwarten sie von den Anbietern und deren MitarbeiterInnen ein angemessenes Maß an KundInnenorientierung und Dienstleistungsverständnis. Das bedeutet für das Management ambulanter Dienste, die Servicekultur wie auch das Risk- und Beschwerdemanagement im Unternehmen zu steigern. Die LeiterInnen und Pflegepersonen in der Hauskrankenpflege sind gefordert, ihr Pflegeverständnis um die Prinzipien des Dienstleistungsverständnisses zu erweitern und ihre Bedürfnisorientierung um die Prinzipien der KundInnenorientierung zu ergänzen.

Diese 3., überarbeitete Auflage fokussiert vor allem auf die aktuellen, für die ambulanten Dienste relevanten rechtlichen Entwicklungen. Dazu gehören u. a. die gesetzlichen Rahmenbedingungen in der interdisziplinären Zusammenarbeit zwischen diplomierten Pflegepersonen und PflegehelferInnen sowie HeimhelferInnen. Genauso wesentlich sind die formalen Voraussetzungen für eine sichere Pflege und Betreuung durch PersonenbetreuerInnen in der 24-Stunden-Pflege.

Pflegepersonen müssen in der Hauskrankenpflege sehr selbstständig arbeiten und entscheiden; Arbeitsumstände und -weisen sind je nach Region und einzelnem Pflegefall sehr unterschiedlich. In einem Lehrbuch kann man daher nicht auf einen Kanon von Handlungsanweisungen zurückgreifen, der, einmal verinnerlicht, gleichsam „automatisch“ funktioniert. Unser Anliegen war es, Denkstrukturen zu beschreiben, Problembewusstsein zu erzeugen und Beispiele aus der Praxis anzuführen – in der Hoffnung, dass die Lernenden damit ihre Arbeit besser bewältigen und ihren Beruf freudiger und erfolgreicher ausüben können. Trotz der Ausrichtung auf das österreichische Curriculum wendet sich das Buch damit an alle LeserInnen aus dem deutschsprachigen Raum.

Wien, April 2011 *Regina Ertl, Ursula Kratzer, Regina Aistleithner*

Hinweise zum Gebrauch des Buches

Lernziel

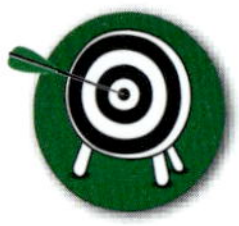

Am Beginn jedes Kapitels sind **Lernziele** formuliert.

Wichtige Worte und **Textpassagen** sind **fett** gedruckt.

In der Randspalte finden Sie zusätzliche Erläuterungen zum Text.

In der Randspalte sind weiters Fokussierungen und Erläuterungen angeführt, die wichtig sind oder das Verstehen des Textes erleichtern, jedoch den fortlaufenden Haupttext zu sehr belasten würden.

Kernaussage

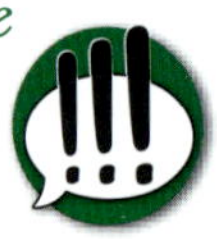

> **Kernaussagen**
> sowie **Beispiele** sind grün unterlegt.

Anregungen für die praktische Arbeit werden durch Beispiele in jedem Kapitel und ergänzend dazu im Kapitel 7 „Praktische Beispiele" angeboten.

Zum Üben

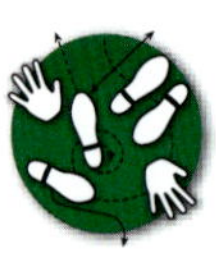

Zum Üben: Am Ende jedes Teils finden sich Fragen.

Zum Nachlesen

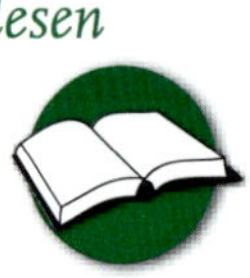

Zum Nachlesen: Weiterführende Literatur findet sich vor dem Literaturverzeichnis zum Buch und ist grün hinterlegt.

1 Hauskrankenpflege gestern und heute

1.1 Was ist Hauskrankenpflege?

Lernziel

Dieser Abschnitt gibt einen Überblick zu den wichtigsten Entwicklungsschritten der Hauskrankenpflege in Österreich.

Kommentierte Definitionen erklären die Ziele der Hauskrankenpflege sowie die Rollen und Funktionen der Pflegenden.

1.1.1 Geschichte

„Hauskrankenpflege ist die Urform der Pflege kranker Menschen" – diese Feststellung wird gerne gewählt, wenn es um die Geschichte dieser Pflegeform geht. Unabhängig von kulturellem, politischem oder religiösem Verständnis überwiegt in allen Gesellschaften noch heute die Meinung, dass pflegebedürftige Menschen primär durch ihre Angehörigen betreut und unterstützt werden sollten.

Trotzdem gibt es in unserer Gesellschaft Entwicklungen, die die Pflege in Einrichtungen wie Krankenhäuser und Pflegeheime drängen. Auch heute noch ist die Pflege überwiegend den Frauen überlassen. Deren Bedürfnis nach Gleichberechtigung und wirtschaftlicher Unabhängigkeit, aber auch die Tatsache, dass sie oft einen finanziellen Beitrag zum Familieneinkommen leisten müssen, reduziert ihre Möglichkeiten, alte und kranke Angehörige zu betreuen.

Steigender Bedarf

Der Bedarf an Pflege wächst. Der größte Pflegeplatz ist in Österreich nach wie vor die Familie.

Gleichzeitig wächst der Bedarf an Pflege. Der medizinisch-technische Fortschritt brachte besonders für Menschen mit chronisch-degenerativen Erkrankungen eine Vielzahl von Behandlungsmöglichkeiten und trug zur Steigerung der Lebenserwartung bei. Betagte und hochbetagte Menschen benötigen zur Bewältigung der Erschwernisse, die der Alterungsprozess mit sich bringt, Unterstützung, Hilfe und Pflege.

Trotz erheblicher Schwierigkeiten im familiären Bereich, z. B. durch fehlende Zeit für die Pflege, beengte Wohnungen oder geringe finanzielle Mittel, werden in Österreich immer noch rund 80 % der pflegebedürftigen Menschen von ihren Angehörigen betreut – d. h., der größte Pflegeplatz ist die Familie. Die Bereitschaft und die Möglichkeiten, hilfsbedürftige Angehörige zu betreuen, sind im ländlichen Bereich größer als in Großstädten, und entsprechend unterschiedlich zeigen sich auch die Hauskrankenpflege-Angebote.

Bereits in den Siebzigerjahren des vorigen Jahrhunderts empfahl die Weltgesundheitsorganisation, für rund 6.000 EinwohnerInnen eine Hauskrankenschwester vorzusehen. In Frankreich entschied man sich zur gleichen Zeit bereits für einen Schlüssel von 1:3.500 und in England für 1:4.000. In Österreich lautete die wissenschaftliche Empfehlung, eine Pflegeperson für 5.000 EinwohnerInnen zu berücksichtigen.

Die unterschiedlichen Einschätzungen sind dadurch zu erklären, dass nicht nur die GesamteinwohnerInnenzahl als Berechnungsgrundlage für den Bedarf an Pflegepersonal herangezogen wurde, sondern auch die Altersstruktur der Bevölkerung und der traditionelle Anteil der Familienpflege.

Im Gegensatz zur Situation in anderen Ländern musste die Hauskrankenpflege in Österreich lange um Anerkennung kämpfen.

Während in den 1970er-Jahren in England, in den Niederlanden oder in der Schweiz die professionelle Pflege zu Hause bereits als fester Bestandteil des Gesundheits- und Sozialwesens verstanden wurde, konnten die Sozialversicherungsträger in Österreich 1975 in der Hauskrankenpflege noch keinen Vorteil erkennen. Österreichische Berufsverbände und die Anbieter von einschlägigen Ausbildungen für Führungskräfte in der Pflege sahen keinen Bedarf für zusätzliche professionelle Hauskrankenpflege und extramurale Dienste gegeben.

Kernaussage

Die 1980er-Jahre können als Zeit des Aufbruchs für die Hauskrankenpflege gesehen werden. In Österreich wurde ein Fonds (Krankenanstaltenzusammenarbeitsfonds – KRAZAF) errichtet, der finanzielle Mittel für den Ausbau extramuraler Dienste bereitstellte. Diese Bundesmittel wurden von den Ländern unterschiedlich genützt. Letztlich waren es vor allem bekannte Wohlfahrtsorganisationen, wie das Rote Kreuz oder die Caritas, die die Initiative für die Weiterentwicklung der Pflege zu Hause ergriffen.

Die Versorgungsdichte hat sich österreichweit seit Mitte der 1990er-Jahre erhöht (Zunahme um 3,2 Personen pro 1.000 EinwohnerInnen ab 75 Jahren, ohne Berücksichtigung von Kärnten und Wien). Dies bedeutet, dass der Zuwachs an Beschäftigten nicht ausschließlich durch die Zunahme der Anzahl der alten Menschen bestimmt ist (Anstieg der Bevölkerung ab 75 Jahren zwischen 1996 und 2001 um 13 %), sondern dass sich das Angebot tatsächlich ausgeweitet hat, das heißt, dass mehr pflegebedürftige Menschen als noch vor Mitte der 1990er-Jahre durch Mobile Dienste betreut werden können bzw. dass der Umfang der pro Person erbrachten Dienstleistung höher geworden ist (vgl. ÖBIG 2006).

Hauskrankenpflege als „Kann-Leistung"

Die Hauskrankenpflege wurde als freiwillige „Kann-Leistung" in das Allgemeine Sozialversicherungsgesetz (ASVG) aufgenommen, und

1988 gab das Österreichische Bundesinstitut für Gesundheitswesen (ÖBIG) die erste einschlägige Studie zur Situation der „Hauskrankenpflege in Österreich" heraus.

Viele Projekte und Modellversuche privater Organisationen konnten sich zwar als dauerhafte und reguläre Dienstleistung halten, allerdings ohne langfristig verbindliche Finanzierungskonzepte. Die Organisationen waren auf Subventionen, Spenden und die Kostenbeiträge der KundInnen angewiesen – es fehlte die formale, öffentliche und politische Anerkennung der Hauskrankenpflege im Gesundheits- und Sozialwesen.

Unterdessen änderten sich das Verhalten der hilfs- und pflegebedürftigen Menschen und ihre Erwartungen an Pflegeangebote. Ein Leben in Einrichtungen wie Krankenhäusern, Pflege- oder Seniorenwohnheimen wurde als letzte Alternative gesehen, die nur dann in Anspruch genommen wurde, wenn es keine andere Möglichkeit mehr gab. Pflegebedürftige wollten so lange wie möglich in ihrer gewohnten Umgebung leben. Steigendes Einkommen und bessere Wohnungen, Nachbarschaftshilfe und Selbsthilfegruppen machten dies für viele möglich.

Anbieter und Pflegepersonen erkannten, dass für eine fachlich kompetente und wirtschaftliche Organisation sowie Durchführung der Dienstleistung „Hauskrankenpflege" eine standardisierte Pflegeausbildung und durchschnittliches, dem Wirtschaftsbereich entlehntes Managementwissen nicht ausreichen. Erste einschlägige Weiterbildungen für Pflegepersonen sowie ein ständig wachsendes Bildungsangebot für das Sozialmanagement entwickelten sich.

Anerkennung im Gesetz

Der Durchbruch für die Hauskrankenpflege kam jedoch erst in den 1990er-Jahren. Die politisch nicht mehr rechtzufertigende Kostenexplosion der Spitäler führte zu einer Aufteilung der Leistungen zwischen Medizin, Therapie und Pflege – und damit zu einer klaren Zuordnung der Kostenträger. Der Ausbau der Hauskrankenpflege schien eine Möglichkeit, Menschen früher aus dem Krankenhaus zu entlassen als bisher. Um die Kosten im akut-stationären Bereich einzudämmen, wurde alles daran gesetzt, den Spitalsaufenthalt der PatientInnen zu verkürzen und die Krankenhäuser auf ihren medizinischen Auftrag zurückzuführen.

Die Kostenexplosion der Spitäler gab Anstoß zur Anerkennung der Hauskrankenpflege.

Kernaussage

In Österreich wurde 1993 per Gesetz das Pflegegeld im Rahmen der Pflegevorsorge eingeführt, 1997 folgte das Leistungsorientierte Krankenanstaltenfinanzierungssystem (LKF). Im selben Jahr 1997 sprach eine Reform des österreichischen Krankenpflegegesetzes der Hauskrankenpflege – im Berufsbild wie auch in der Ausbildung zur Gesundheits- und Krankenpflege – erstmals einen rechtlichen und öffentlichen Stellenwert zu. Darüber hinaus wurde ein Teil der Hauskrankenpflege, nämlich die „Medizinische Hauskrankenpflege“, im Allgemeinen Sozialversicherungsgesetz als Pflichtleistung der Krankenkassen anerkannt.

Auch in Österreichs Nachbarländern machte die Professionalisierung der Hauskrankenpflege in den 1980er- und 1990er-Jahren große Fortschritte. In Deutschland wurde die Pflegeversicherung eingeführt, in der Schweiz der Spitex-Verband gegründet, eine Einrichtung zur Interessenvertretung der KundInnen und – als Partner – der Anbieter von extramuralen Diensten. „Hauskrankenpflege heute“ bedeutet für regionale und nationale Anbieter, dass sie ernst zu nehmende Konkurrenz aus anderen EU-Staaten haben. Kritische und kostenbewusste KundInnen und Angehörige sowie die Faktoren KonsumentInnenschutz, KundInnenrechte und PatientInnenrechte beeinflussen und prägen den ambulanten Pflegemarkt.

1.1.2 Begriffe

Neben der Hauskrankenpflege gibt es zahlreiche andere Dienste, die im deutschsprachigen Raum mit Begriffen bezeichnet werden wie: ambulante Dienste, mobile Dienste, extramurale Dienste, Spitex-Dienste (spitalsexterne Dienste), ambulante Gesundheits- und/oder soziale Dienste, soziale Dienste. Diese Bezeichnungen umfassen die Summe von Leistungsangeboten für die Pflege und Betreuung zu Hause. Im weiteren Text werden alle diese Begriffe unter dem der „extramuralen Dienste“ zusammengefasst.

Kernaussage

Hauskrankenpflege ist nur ein Angebot von mehreren aus dem Paket der extramuralen Dienste. Zu ihnen gehören: Essen auf Rädern, Heimhilfe, Haushilfe, Haushaltshilfe, Besuchsdienst, Nachbarschaftshilfe, Begleitdienst, Einkaufsdienst, Wäschedienst, Reparaturdienst, Sozialberatung und Therapieangebote wie Ergo- oder Physiotherapie.

„Hauskrankenpflege“ ist eine typisch österreichische Bezeichnung. Es gibt verschiedene Berufsbezeichnungen.

„Hauskrankenpflege“ ist eine klassisch österreichische Bezeichnung. In anderen deutschsprachigen Ländern spricht man u. a. von häuslicher Pflege, Gemeindepflege oder vom sozialmedizinischen Pflegedienst, von ambulanter oder extramuraler Pflege.

Die Berufsbezeichnungen für die Pflegepersonen in der Hauskrankenpflege bieten eine ebenso große Palette, z. B. Gemeindeschwester, Gesundheitsschwester, Hauskrankenschwester, mobile Schwester/mobiler Pfleger, HauspflegerIn, sozialmedizinische Schwester/sozialmedizinischer Pfleger, CaseManagerIn – um nur einige zu nennen. (Die Funktionen der CaseManagerInnen werden in Kapitel 3.2 noch näher ausgeführt.)

Solche Berufsbezeichnungen entstehen nicht zufällig, sie lassen gewisse Rückschlüsse auf den Aktionsradius bzw. die Kernaufgaben der Pflegepersonen zu. Eine Hauskrankenschwester wird zum Beispiel überwiegend kurative Tätigkeiten durchführen, hingegen ist eine Gesundheitsschwester auch im Bereich der Prävention bzw. Gesundheitsförderung aktiv. Eine Gemeindeschwester ist für eine begrenzte Region (Gemeinde, Bezirk, Stadtteil, Landkreis) zuständig und für die BürgerInnen eine Partnerin in Gesundheits- und Pflegefragen.

Der Begriff „mobile Schwester" lässt durch den Terminus „mobil" (bewegt) vermuten, dass es hier um die Durchführung möglichst vieler Hausbesuche in kurzer Zeit, mit hoher Standardisierung und wenig Berücksichtigung der Individualität der KundInnen geht. Eine sozialmedizinische Schwester wird in der medizinisch dominierten Pflege den sozialen Bedürfnissen der KundInnen besondere Aufmerksamkeit schenken.

1.1.3 Definitionen

Die Antwort auf die Frage, was unter Hauskrankenpflege verstanden werden soll, wird je nach Sichtweise und Interesse der befragten Personen ganz unterschiedlich ausfallen.

Kernaussage

> In einem einzigen Punkt herrscht bei allen Definitionen Übereinstimmung: Hauskrankenpflege bedeutet immer die Pflege und Betreuung von Menschen zu Hause.

Hauskrankenpflege wird von verschiedenen involvierten Stellen und Betroffenen unterschiedlich betrachtet. Es besteht kein einheitliches Verständnis.

Pflegepersonen werden ein anderes Verständnis von Hauskrankenpflege haben als die Finanziers der öffentlichen Hand, Gemeinden, Sozialversicherungen oder die KonsumentInnen selbst. Um diesen Aspekt zu veranschaulichen, werden nachfolgend einige kommentierte Beispiele in der Reihenfolge ihrer chronologischen Entstehung angeführt.

Studie „Hauskrankenpflege in Österreich" des ÖBIG (1988)

„Hauskrankenpflege ist die fachliche Pflege von Patienten in deren Wohnbereich durch Pflegepersonen im Sinne des Bundesgesetzes betreffend die Regelung des Krankenpflegefachdienstes, der medizinisch-technischen Dienste und der Sanitätshilfsdienste, BGBl. Nr. 102/1961 (siehe § 151 ASVG). Sie umfasst die Pflege bei Erkrankungen aller Art und jeden Lebensalters im präventiven und kurativen Sinn."

„Unter Hauskrankenpflege verstehen wir also die fachliche Pflege von Patienten zu Hause im Sinne einer professionellen Pflege. Diese eignet sich besonders für kranke Personen, deren Krankheit lange dauert und nicht immer geheilt werden kann, sodass sie eine kontinuierliche pflegerische Überwachung benötigen; weiters für Pfleglinge, deren Zustand nach Spitalsaufenthalten so ist, dass die Behandlung dauernd oder temporär fortgesetzt werden muss. Die Aufgabenstellung einer solchen Krankenpflege ist die Hilfestellung an Menschen aller Altersstufen im Zustand der Krankheit. Sie hat zum Ziel, dem Kranken das Gesundwerden und dem Genesenden das Gesundbleiben zu ermöglichen, dem chronisch Kranken oder auch dem Sterbenden die Würde seines Menschseins zu wahren."

Die Untersuchung geht auch auf die Funktion bzw. Positionierung der Hauskrankenpflege ein und stellt fest, dass sie als Bindeglied zwischen der familiär-nachbarschaftlichen Hilfe, den ÄrztInnen sowie den stationären Einrichtungen zu sehen und in der Praxis ein enges Zusammenwirken mit den verschiedenen sozialen Diensten notwendig sei.

Die Ausführungen bestimmen sehr umfassend, welche Leistungen durch wen, für wen und wozu erbracht werden sollen, und beschreiben die Schnittstellen, an welchen Hauskrankenpflege angesiedelt ist. Die bereits aus dem Jahr 1988 stammenden Beschreibungen waren für viele Jahre die umfassendsten und praktikabelsten und haben noch heute ihre Gültigkeit.

„Standard der Hauskrankenpflege in Österreich", Virginia-Henderson-Gesellschaft (1990)

„Fachliche Hauskrankenpflege ist die berufliche bzw. professionelle Krankenpflege mit gesetzlich geregelter und inhaltlich geordneter Ausbildung, mit berufsständischer Fassung, kodierter Berufsethik sowie mit arbeits- und lohnrechtlicher Regelung." „Hauskrankenpflege ist die Pflege des kranken Menschen zu Hause durch die diplomierte Krankenschwester."

Diese Definition, die von einer Vereinigung österreichischer Hauskrankenschwestern stammt, lässt den Wunsch nach beruflicher Anerkennung und Abgrenzung gegenüber „nicht fachlichen" HauskrankenpflegerInnen erkennen, sie ist also berufsständisch motiviert.

Medizinische Hauskrankenpflege nach dem ASVG, BGBl. Nr. 189 §151 (3)

„Die Tätigkeit der diplomierten Krankenpflegeperson kann nur auf ärztliche Anordnung erfolgen. Die Tätigkeit umfasst medizinische Leistungen und qualifizierte Pflegeleistungen. Zur Medizinischen Hauskrankenpflege gehören nicht die Grundpflege und die hauswirtschaftliche Versorgung."

Der Gesetzgeber klärt mit dieser Definition die Finanzierungsverantwortung der Sozialversicherungsträger, indem er festsetzt, wofür dieser die Kosten übernehmen kann und wofür nicht. Er bestimmt auch, welche Berufsgruppe für die Durchführung dieser Tätigkeiten vorgesehen ist. Bei dieser gesetzlichen Definition steht die Finanzierung im Vordergrund, die diplomierten Pflegepersonen werden auf den mitverantwortlichen Aufgabenbereich bzw. auf eine Rolle der medizinischen Assistenz beschränkt.

Die Finanzierungsverantwortung wird durch die gesetzliche Definition geklärt.

„Evaluation von Hauskrankenpflege-Angeboten in Wien unter dem Aspekt der Bedürfnis- und Bedarfsorientierung", Dachverband Wiener Pflege- und Sozialdienste (1997)

Die AutorInnen stellen das Ziel der Hauskrankenpflege auf der Basis von Gesundheit und Krankheit ins Zentrum der Definitionsarbeit – ohne den Anspruch der Abgrenzung von Hauskrankenpflege nach berufspolitischen, finanziellen oder sozialversicherungsrechtlichen Kriterien.

Ihr Ausgangspunkt war die WHO-Definition von Gesundheit und Krankheit: „Gesundheit ist ein Zustand vollkommenen körperlichen, geistigen und sozialen Wohlbefindens und nicht allein das Fehlen von Krankheit und Gebrechen" (WHO 1948; zit. nach Fachlexikon der sozialen Arbeit 1993). Die WHO leitet daraus ab, dass ein Mensch dann erkrankt ist, wenn er nicht im Zustand des physischen, psychischen und sozialen Wohlbefindens ist.

Geht man davon aus, dass Hauskrankenpflege das Ziel der Befriedigung der physischen, psychischen und sozialen Bedürfnisse verfolgt, dann muss die Basis dafür ein ganzheitlich orientiertes Pflegekonzept sein. Somit würde eine umfassende Definition von Hauskrankenpflege folgendermaßen lauten:

Ein umfassendes Ziel der Hauskrankenpflege verlangt eine umfassende Definition. Durch die Orientierung an den Bedürfnissen der Menschen und ein ganzheitliches Pflegekonzept steht der pflegebedürftige Mensch im Zentrum.

Kernaussage

Hauskrankenpflege hat die Befriedigung physischer, psychischer und sozialer Bedürfnisse von kranken Menschen zu Hause zum Ziel. Um dieses Ziel zu erreichen, sind einige Rahmenbedingungen notwendig: ein ganzheitlich orientiertes Pflegekonzept auf der Grundlage neuester wissenschaftlicher Erkenntnisse, die Anwendung adäquater fachlicher Methoden und ein effizienter Ressourceneinsatz sowie die interdisziplinäre Zusammenarbeit von allen Personen und Berufsgruppen, die in die Pflege involviert sind.

Diese Definition orientiert sich an den Bedürfnissen der Menschen und an der Forderung nach einem ganzheitlichen Pflegekonzept unter Anwendung neuester Erkenntnisse. Sie wählt damit einen beruflich selbstbestimmten, fachlichen und ethischen Ansatz und versucht, durch den Anspruch der Interdisziplinarität im organisatorischen Bereich verbindend zu wirken.

Die Hauskrankenpflege wird aus dieser Sicht nicht ausschließlich vom diplomierten Personal geleistet, sondern andere Berufsgruppen und auch private HelferInnen sowie Angehörige werden als gleichberechtigte Partner gesehen. Die Definition positioniert die Hauskrankenpflege sehr eindeutig als eine Leistung für pflegebedürftige Menschen in deren Zuhause, folglich als ein Angebot im Bereich der extramuralen Dienste.

Hauskrankenpflege ist keine Übergangsleistung an einer Schnittstelle.

Wichtig ist auch, dass die Hauskrankenpflege nicht als Übergangsleistung an einer Schnittstelle zwischen verschiedenen Angeboten verstanden wird. Für die Arbeit an Schnittstellen zwischen verschiedenen Einrichtungen und Dienstleistungen gibt es andere Funktionen, wie Entlassungsmanagement, Schnittstellenmanagement oder Case Management.

Diese Definition wird von den Autorinnen des vorliegenden Buches bevorzugt und liegt daher den folgenden Ausführungen zugrunde.

„Dienste und Einrichtungen für pflegebedürftige Menschen", Bundesministerium für Arbeit, Gesundheit und Soziales (1999, S. 40)

„Ermöglichung des Verbleibs der pflegebedürftigen Person zu Hause, Vermeidung bzw. Verzögerung der stationären Aufnahme in Krankenanstalten, Alten- oder Pflegeheime, Ermöglichung der frühen Entlassung aus der stationären Versorgung, Unterstützung und Entlastung der Angehörigen bzw. anderer Betreuungspersonen, Aufrechterhaltung sozialer Kontakte und Verhinderung von Isolierung und Vereinsamung. Zielgruppe sind primär alle zu Hause lebenden älteren, hilfs- und pflegebedürftigen Menschen, sekundär aber auch die zu Hause betreuenden Personen, die bei ihrer Hilfs- und Pflegetätigkeit unterstützt bzw. entlastet werden sollen."

Diese Auflistung der Funktionen von Hauskrankenpflege ist von sozial- und finanzpolitischen Intentionen geprägt. Wie eingangs erwähnt, wird heute alles daran gesetzt, die Kostensteigerungen im stationären Bereich einzudämmen. Deshalb sollen die Menschen so lange wie möglich zu Hause bleiben und so rasch wie medizinisch vertretbar die Spitäler wieder verlassen bzw. diese erst gar nicht in Anspruch nehmen. Erklärungen zur Qualität der Leistungen o. Ä. gibt es im Bericht des Ministeriums nicht.

Monika Wild, „Pflege", Thieme Verlag (2000, S. 320 ff.)

„Hauskrankenpflegefachdienst ist die fachliche Pflege von PatientInnen im Wohnbereich. Die Pflege umfasst Erkrankungen aller Art und aller Altersstufen. Sie beinhaltet auch die Anleitung, Beratung und Begleitung von Angehörigen sowie anderer an der Betreuung und Pflege beteiligten Personen. Sie wird durchgeführt von Pflegepersonen, die durch entsprechende bundesgesetzliche Regelung (Gesundheits- und Krankenpflegegesetz GuKG BGBl. I Nr. 108/1997) dazu ermächtigt sind."

Die jüngste Definition betont die eigenständige Rolle der Hauskrankenpflege neben familiär-nachbarschaftlicher Hilfe, den sozialen Diensten, den behandelnden ÄrztInnen und den stationären medizinisch-pflegerischen Einrichtungen. Sie nennt Aufgaben, Zielgruppen, Positionierung und berufsgruppenspezifische Zuschreibung der Hauskrankenpflege. Ziele und Funktionen der Hauskrankenpflege sowie die Tatsache, dass verschiedenste Berufsgruppen zusammenwirken müssen, um sie zu ermöglichen, kommen hingegen zu kurz.

1.2 Hauskrankenpflege international und national

Lernziel

Dieser Abschnitt gibt einen Überblick zur Situation der Hauskrankenpflege in der EU. Dabei sollen die grundlegenden Kriterien deutlich werden, nach denen sich die Situation in den verschiedenen Ländern unterscheidet. Weiters wird hier die quantitative und qualitative Entwicklung der Hauskrankenpflege in Österreich behandelt. Da Hauskrankenpflege nicht isoliert von anderen Diensten des extramuralen Bereiches betrachtet werden darf, findet sich schließlich ein Überblick zu den wichtigsten Angeboten der extramuralen Dienste.

1.2.1 Hauskrankenpflege in der Europäischen Union

Kernaussage

Hauskrankenpflege ist in den 15 alten EU-Mitgliedsstaaten ein etablierter Teil des öffentlichen Gesundheitssystems. In den 12 neuen EU-Mitgliedsstaaten sind die ambulanten Dienste mit dem Schwerpunkt der sozialen Betreuung im Aufbau.

Beim Thema Hauskrankenpflege lassen sich unterschiedliche Entwicklungen in den verschiedenen Ländern feststellen.

Während die Hauskrankenpflege in Belgien, Großbritannien, Finnland, Irland und in den Niederlanden bereits vor vielen Jahren entwickelt wurde und somit auf eine relativ lange Tradition zurückblicken kann, beschäftigt man sich in Italien, Spanien, Griechenland, Luxemburg und Portugal erst seit etwa 25 Jahren mit diesem Thema, und vieles ist noch im Aufbau begriffen. Österreich gehört zu jenen Ländern, in welchen die politische Initiative zur Förderung der Hauskrankenpflege eher spät ergriffen wurde.

Kernaussage

> Unabhängig davon, ob private oder kommunale Einrichtungen Hauskrankenpflege anbieten, haben die Regierungen in allen EU-Ländern für die Entwicklung der Hauskrankenpflege wesentliche Verantwortung übernommen. Finanzierungsmodelle wurden erarbeitet und teilweise gesetzlich verankert.

In manchen Ländern werden die Leistungen direkt von den Ländern oder Gemeinden erbracht. In Frankreich, Spanien, Italien und insbesondere in Griechenland gibt es im Vergleich zu anderen EU-Ländern die größten Angebotslücken, viele Regionen verfügen dort nicht über ein flächendeckendes System von Hauskrankenpflege.

Die größte **belgische** Organisation, die landesweit tätig ist und 50 % der Hauskrankenpflege-Leistungen abdeckt, ist das Weiße/Gelbe Kreuz. Eine weitere, aber wesentlich kleinere Organisation nennt sich „Solidarität mit der Familie“ und bietet sowohl Hauskrankenpflege als auch Heimhilfe an. Neben diesen Organisationen gibt es eine wachsende Zahl freiberuflicher Pflegepersonen.

In **Dänemark** wird Hauskrankenpflege gemeinsam mit der Heimhilfe direkt von den Gemeinden angeboten. Auf nationaler Ebene kooperiert der Gemeindeverband mit der Schwesternvereinigung, um Richtlinien für die Anzahl der beschäftigten Pflegepersonen (PflegedienstleiterInnen, diplomierte Pflegepersonen und PflegehelferInnen) zu etablieren.

Unter dem Begriff „Freie Wohlfahrtspflege“ wird in **Deutschland** Hauskrankenpflege in „Gemeindekrankenpflege-Stationen“ und „Sozialstationen“ erbracht. Der deutsche Markt ist von Non-Profit-Organisationen beherrscht, wovon die größten und bekanntesten das Diakonische Werk, die Caritas, das Deutsche Rote Kreuz und die Arbeiterwohlfahrt sind. Parallel zu den Non-Profit-Organisationen haben sich in den Großstädten gewinnorientierte Unternehmen entwickelt, die Hauskrankenpflege anbieten. In Hamburg wird bereits die Hälfte der Hauskrankenpflege-Leistungen von Profit-Einrichtungen gedeckt. Daneben stieg auch in Deutschland die Zahl jener Pflegepersonen, die ihre Dienste auf freiberuflicher Basis erbringen.

In **Finnland** liegt die Hauskrankenpflege im Zuständigkeitsbereich der Gemeinden und wird über Gesundheitszentren zunehmend gemeinsam mit der Heimhilfe organisiert. Einige Gemeinden integrieren die Hauskrankenpflege nicht in diese Zentren, sondern beauftragen private Organisationen.

In **Frankreich** ist die Zahl freiberuflicher Pflegepersonen ebenso wie in Belgien sehr hoch. Die Hauskrankenpflege wird zu ca. 30 % von Gemeinden und Städten angeboten und organisatorisch an den Spitälern etabliert. Non-Profit-Organisationen erbringen ca. 60 % der Hauskrankenpflege und können in der Regel ein Leistungspaket anbieten, das aus Hauskrankenpflege, Heimhilfe, Essen auf Rädern und einem Notrufsystem besteht. Freiberuflich praktizierende Pflegepersonen werden von den privaten Organisationen häufig angeworben, um personelle Engpässe auszugleichen.

In **Griechenland** gibt es noch breite Landstriche, in denen keine Hauskrankenpflege verfügbar ist. In manchen Regionen übernehmen Pflegepersonen aus dem Krankenhaus im Auftrag der nationalen Gesundheitsbehörden die Aufgaben der Hauskrankenpflege. In den großen Städten hingegen sind einerseits das Rote Kreuz, andererseits gewinnorientierte Anbieter tätig.

In **Großbritannien** ist die Hauskrankenpflege Teil des nationalen Gesundheitsprogramms („National Health Service"). Mit der Gesundheitsreform der Neunzigerjahre wurde die Verantwortung zunehmend an die Länder und Gemeinden delegiert. In dieser Zeit schafften es viele private Anbieter, in das Netz der kommunalen Hauskrankenpflege-Einrichtungen einzudringen und ihre Dienste anzubieten. Diese können allerdings meist nur von finanzkräftigen KundInnen in Anspruch genommen werden.

In **Irland** obliegt die Organisation der Hauskrankenpflege einer Zentralstelle mit geografisch gegliederten Zentren mit jeweils ca. 100.000 EinwohnerInnen und angestelltem Pflegepersonal.

In **Luxemburg**, dem kleinsten Land der EU, sind zwei große Organisationen für den Bereich der Hauskrankenpflege zuständig: „Hellef Doheem" und „Croix-rouge". Daneben gibt es noch vier kleinere Organisationen. Diese sechs Anbieter decken landesweit den Bedarf an Hauskrankenpflege ab.

In den **Niederlanden** ist das Pflegepersonal bei sogenannten „Regionalen Kreuzorganisationen" oder „Heimpflegeorganisationen" angestellt. Die Kreuzorganisationen sind Mitglieder der „Dachorganisation für Heimpflege", die auf nationaler Basis verbindliche Qualitätsrichtlinien für die Hauskrankenpflege erarbeitet.

In **Portugal** überzieht ein Netz von nationalen Gesundheitsservicestellen das Land, bei denen auch das Pflegepersonal angestellt ist. Diese sollen ein bedarfsorientiertes Angebot an Hauskrankenpflege für die Bevölkerung garantieren. Die nationalen Richtlinien sehen eine Pflegeperson pro 1.500 EinwohnerInnen vor. Die Servicestellen finden nur sehr schwer ausgebildetes Pflegepersonal und es gibt finanzielle sowie organisatorische Probleme. Autos für die Pflegepersonen sind teuer und die Kosten in den Budgets meist nicht ausreichend berücksichtigt, darüber hinaus ist das Netz der öffentlichen Verkehrsmittel vor allem im Inneren des Landes nicht entsprechend ausgebaut. Neben den Gesundheitsservicestellen bieten einige wenige private Organisationen, meistens Einrichtungen der freien Wohlfahrt und Versicherungsgesellschaften, Hauskrankenpflege aus ihren eigenen Mitteln an. In den Großstädten führen auch Krankenhäuser Hauskrankenpflege durch, wie z. B. in Lissabon das „Misericordia de Lisboa".

In **Schweden** lag die Verantwortung für die Hauskrankenpflege zunächst bei den Landesregierungen, im Zuge der Gesundheitsreform 1992 wurde sie in die Zuständigkeit der Gemeinden übertragen. Diese Entscheidung führte zur Zusammenführung von Heimhilfe und Hauskrankenpflege auf kommunaler Ebene und zur Eingliederung der Hauskrankenpflege in den Bereich der Sozialarbeit.

In **Spanien** sind wie in Italien weite Teile – insbesondere auf dem Land – noch nicht mit Hauskrankenpflege versorgt. Das nationale spanische Gesundheitssystem trägt die Hauptverantwortung für das Angebot von Hauskrankenpflege, kann aber nur etwa 70 % des landesweiten Bedarfes decken und benötigt deshalb die Hilfe der Gemeinden.

Seit 2004 gehören folgende Länder zur Europäischen Union: Estland, Lettland, Litauen, Polen, Slowakei, Tschechien, Slowenien, Ungarn, Zypern und Malta. 2007 folgten Bulgarien und Rumänien.

In diesen Ländern sind private, gemeinnützige soziale Dienste im Ausbau begriffen und es werden Versuche unternommen, die bestehenden Angebote zu reformieren. Es gibt noch wenige Informationen über die Leistungsangebote, die Organisationen und Arbeitsbedingungen für das Pflege- und Betreuungspersonal. Die folgenden Ausführungen beschränken sich daher auf die EU-Mitgliedsstaaten Polen, Ungarn, Tschechien und Slowakei.

In den genannten Ländern mangelt es noch deutlich an Hauskrankenpflege und alternativen Formen sozialer Dienste. Diese Tatsache resultiert aus der kommunistischen Vergangenheit, in der die Einweisung „sozial Schwacher" in Heime Teil der staatlichen Ideologie war. Die Länder bemühen sich, soziale Dienste zu dezentralisieren und stationäre Pflege durch Hauskrankenpflege, Tagespflegeeinrichtungen und andere ambulante Dienste zu ersetzen.

In **Tschechien** gibt es drei Rechtsformen öffentlicher sozialer Dienste: stationäre Langzeitpflege, Hauskrankenpflege und Tageseinrichtungen. Engagierte private Anbieter stellen verschiedene soziale Dienste bereit, ohne dafür eine staatliche Rechtsgrundlage zu haben. Die Leistungen umfassen u. a. Information und Beratung zu rechtlichen, finanziellen und fachlichen Fragen, persönliche Hilfen und Assistenzleistungen – ähnlich der Heimhilfe und Hauskrankenpflege. Das Netz der privaten Anbieter ist umfangreich und spricht für Flexibilität, Motivation, ehrenamtliches Engagement und Kraft der Organisationen.

In **Ungarn** gibt es allgemeine soziale Dienste, wie Hauskrankenpflege, Mahlzeitendienste, Familienhilfe und Tagesbetreuungseinrichtungen, die zu den modernsten Angeboten zählen. Eine Weiterentwicklung der sozialen Dienste ist trotz einiger staatlicher Veränderungen kaum merkbar. Seitens der privaten Anbieter gibt es ebenfalls keinen nennenswerten Fortschritt, da in Ungarn private Organisationen keine Tradition haben und die bestehende Rechtslage ihre ungünstige Position verstärkt.

In **Polen** stehen alten Menschen neben Pflegeheimen auch Hauskrankenpflege, betreutes Wohnen und Wohnen mit ambulanten Diensten zur Verfügung. Polen nimmt in der Entwicklung der genannten Staaten eine Vorreiterrolle ein, indem eine Rechtsgrundlage geschaffen wurde, die die Zusammenarbeit zwischen Staat und privaten Anbietern regelt. Diese rechtlichen Rahmenbedingungen geben den privaten Anbietern genügend Raum für die Entwicklung von ambulanten Diensten.

In der **Slowakei** ist die stationäre Pflege die Hauptbetreuungsform, und es gibt einen eklatanten Mangel an Hauskrankenpflege sowie an anderen alternativen Formen sozialer Dienste. Der Grund dafür wird in der Gesetzgebung gesehen, die das Angebot und die Durchführung sozialer Dienste regelt. Die rechtlichen Vorgaben sind für private Anbieter unattraktiv und verhindern die Motivation, innovative Formen sozialer Dienste zu entwickeln. Die Reformergebnisse für den Ausbau und die Professionalisierung der ambulanten Dienste zeigen sich vergleichsweise zu den anderen genannten Ländern noch sehr eingeschränkt. Die Regierung ist bemüht, speziell für die Regelung der sozialen Dienste eine Gesetzesvorlage zu erarbeiten.

Insgesamt ist die Entwicklung der ambulanten Dienste den Modellen der alten EU-Länder (EU-15) sehr ähnlich. Der Unterschied liegt in der Quantität und Qualität der Dienstleistungen sowie in der Rolle der privaten Anbieter, die vom Staat teilweise als Kooperationspartner noch keine angemessene Anerkennung erhalten. Der Aufbau professioneller Strukturen und die Spezialisierung beruflicher Kompetenzen im sozialen Dienstleistungsbereich sind über eine erste Entwicklungsphase noch nicht hinausgekommen. Allerdings haben private Anbieter begonnen, ein starkes Netzwerk zu knüpfen, und sie sind am Informationsaustausch mit den EU-15 besonders zu Qualitäts- und Personalfragen sehr interessiert.

Finanzierung der Hauskrankenpflege

Kernaussage

> Die Finanzierung der Hauskrankenpflege in den Ländern der EU lässt grundsätzlich zwei Varianten erkennen. Einerseits besteht die Möglichkeit, die Leistungen hauptsächlich aus öffentlichen Mitteln, d. h. aus Steuergeldern, zu finanzieren. Andererseits können die Kosten für die Hauskrankenpflege aus Mitteln der Sozialversicherung beglichen werden.

In einigen Ländern wird die Hauskrankenpflege hauptsächlich aus öffentlichen Mitteln finanziert. Manchmal ist eine ärztliche Zuweisung notwendig.

Bei der ersten Variante erhalten die öffentlichen oder privaten Hauskrankenpflege-Anbieter ein fixes Budget von der Regierung oder von den zuständigen Kommunen. Die Höhe des Budgets hängt entweder von der Zahl der älteren BürgerInnen der jeweiligen Region, von der Anzahl der beschäftigten MitarbeiterInnen oder von jener der betreuten

KundInnen ab. Bei diesem Modell haben die KundInnen direkten Zugang zur Leistung, ein ärztliches Attest über die Notwendigkeit der Pflege ist im Regelfall nicht notwendig. Dieses Modell wird z. B. in Dänemark, Irland, Italien, Portugal, Spanien und Schweden angewendet.

Etwas abweichend stellt sich die Situation in Finnland und Griechenland dar: In Finnland wird die Hauskrankenpflege zwar aus Steuergeldern finanziert und die Gesundheitszentren erhalten ein Jahresbudget von den Kommunen, aber die KundInnen müssen von einem Arzt/einer Ärztin zugewiesen werden. In Griechenland ist die ärztliche Zuweisung nicht notwendig, aber nur das Rote Kreuz erhält ein fixes Budget – andere private Anbieter rechnen nach der erbrachten Leistung ab.

In der zweiten Variante finanziert sich die Hauskrankenpflege weitgehend aus den Mitteln der Sozialversicherung. Prämienleistungen von ArbeiterInnen und Angestellten werden herangezogen, um die Kosten zu decken. Die ärztliche Zuweisung dient als Grundlage für die Refundierung der Kosten. Dabei werden nur von ÄrztInnen angeordnete Leistungen finanziert. Es geht fast ausschließlich um medizinisch-pflegerische und selten um präventive oder psychosoziale Maßnahmen. Nach diesem Modell ist die Hauskrankenpflege z. B. in Belgien, Frankreich und Luxemburg, aber auch in Österreich organisiert.

Mittels einer Preisliste gibt es für einzelne Leistungen eine Kostenrefundierung.

Die Art der Kostenrefundierung durch die Sozialversicherungen ist verschieden. Eine der einfachsten Möglichkeiten besteht darin, dass die Anbieter mit den Versicherungen eine Preisliste für einzelne Leistungen vereinbaren. Diese bildet die Grundlage für die Abrechnung mit den Versicherungen und auch mit jenen KundInnen, die Leistungen privat und ohne die finanziellen Mittel der Versicherungen kaufen. Belgien, Luxemburg, Frankreich und Österreich bedienen sich beispielsweise dieser Verrechnungsmethode.

Kernaussage

In Österreich und Luxemburg wird die Einschränkung auf medizinische Pflege besonders strikt gehandhabt. Unterstützungsleistungen, die der Bewältigung des täglichen Lebens dienen und die Basis der Hauskrankenpflege darstellen, müssen von den KundInnen selbst oder durch Zuschüsse aus den Sozialhilfebudgets der Länder oder der Gemeinden finanziert werden. Sie sind in Österreich durch das Pflegegeldgesetz geregelt.

In Belgien basiert die Verrechnung hingegen auf der Anzahl der benötigten Pflegetage. In Frankreich stehen ein fixes Budget und die Verrechnung einzelner Leistungen nebeneinander. Die Versicherungsgesellschaften haben einzelne Anbieter-Organisationen autorisiert, mit einem bestimmten Budget die Betreuung einer bestimmten Anzahl hochbetagter Menschen zu übernehmen. Die zusätzliche Leistungsverrechnung dient nur der Finanzierung spezieller medizinisch-pflegerischer Maßnahmen im Rahmen der Krankenpflege zu Hause.

In den Niederlanden schließlich rechnen die Anbieter nicht die einzelnen Leistungen ab, sondern erhalten von der Sozialversicherung ein festes Budget, das aus der Anzahl der betreuten KundInnen errechnet wird.

Kostenbeiträge von KundInnen

In Dänemark, Irland, Portugal, Spanien und Großbritannien werden den KundInnen neben den staatlichen Steuer- und Versicherungsabgaben keine weiteren Kostenbeiträge für die Hauskrankenpflege abverlangt. In allen anderen Ländern der EU sind die zusätzlichen Beitragszahlungen von unterschiedlichen Faktoren bestimmt und haben verschiedene rechtliche Grundlagen.

In manchen Ländern werden von den KundInnen Kostenbeiträge verlangt. Dabei gibt es verschiedene Varianten von Beitragszahlungen.

In einigen Ländern leisten die KundInnen einen Mitgliedsbeitrag an die Hauskrankenpflege-Organisationen oder Prämienzahlungen an Privatversicherungen. In anderen Ländern sind die Beiträge von der Höhe des Einkommens abhängig oder machen einen festgesetzten Prozentsatz der Rechnungssumme (= Selbstbehalt) aus. Je nach Bundes- und Landesgesetzgebung können in einem Land auch alle Varianten nebeneinander bestehen.

KundInnen, die ambulante Pflege- und Betreuungsleistungen ganz oder teilweise direkt aus ihrem Einkommen und auf der Basis einer Rechnung bezahlen müssen, entwickeln eine differenzierte Wahrnehmung für die Qualität der Dienstleistung. Das ändert ihre Erwartungshaltung und verstärkt die kritische Betrachtung der Leistungsqualität.

Kernaussage

In Luxemburg und Österreich wird Hauskrankenpflege nach Leistungsarten differenziert. Medizinische und allgemeine Hauskrankenpflege bzw. Grund- und Behandlungspflege werden getrennt verrechnet. Nur die Kosten der Medizinischen Hauskrankenpflege sind durch Sozialversicherungsbeiträge gedeckt, nur hier haben die KundInnen einen Rechtsanspruch auf die Finanzierung der Leistung.

Finanzierung sozialer Dienste in Ungarn, Polen, Tschechien und der Slowakei

In allen vier Staaten werden die Anbieter sozialer Dienste überwiegend durch die öffentliche Hand finanziert. Private Anbieter können nur durch Subventionsanträge an die Behörden an öffentliche Finanzmittel kommen. Das verhindert, verglichen mit den öffentlichen (staatlichen) sozialen Diensten, die Chancengleichheit.

Polen bildet eine Ausnahme, indem die privaten Anbieter eine finanzielle Gleichbehandlung erhalten. Die Dienstleistungsangebote werden auf der Basis von Verträgen erbracht, die zwischen einem Anbieter und einer öffentlichen Verwaltung abgeschlossen werden. Die öffentliche Verwaltung hat Gremien eingerichtet, in denen alle Angebote privater Anbieter diskutiert und bewertet werden. In solchen Ausschüssen sind auch die privaten Organisationen nach dem Prinzip der Gleichstellung vertreten, das führt zu einem transparenten Entscheidungsprozess über die Finanzierung der Dienste.

In den anderen Ländern gibt es diese Form der Gleichstellung zwischen öffentlichen und privaten sozialen Diensten nicht, und auch die Subventionierung der Dienste ist nicht so transparent.

Problematisch scheint die Situation in Ungarn: Die Finanzierung ist gesetzlich bestimmt und durch den Staat vorgeschrieben. Es gibt festgelegte Zuschüsse, die sich nicht nur zwischen den verschiedenen Arten sozialer Dienste, sondern auch zwischen den privaten Anbietern unterscheiden. Diese Ungleichheiten führen dazu, dass private Anbieter wenig Interesse haben, die sozialen Dienste quantitativ und qualitativ weiterzuentwickeln.

Eine ähnliche Situation besteht in Tschechien und in der Slowakei: In beiden Ländern gibt es kein Recht auf finanzielle Unterstützung für private Anbieter, während öffentliche soziale Dienste automatisch finanziert werden.

In allen vier Ländern wurden während der Zeit des kommunistischen Regimes die Kosten der sozialen Dienste vom Staat getragen. Da es in all diesen Ländern an öffentlichen Finanzmitteln fehlt, sucht man nach zusätzlichen Einnahmequellen, z. B. Kostenbeiträge durch die KundInnen oder Steuermittel der Gemeinden.

Personal in der Hauskrankenpflege

In allen Ländern der EU gibt es zumindest zwei Ausbildungsstufen des in der Hauskrankenpflege tätigen Personals. Nur sehr oberflächlich betrachtet, können diese Ausbildungsstufen mit jener der diplomierten Pflegepersonen und jener der PflegehelferInnen in Österreich verglichen werden. Die Unterschiede zwischen den Ländern im Hinblick auf den Ausbildungsumfang und Bildungsinhalt der Pflegenden, die rechtlichen Grundlagen sowie die Organisationsformen der Hauskrankenpflege sind sehr groß, deshalb können hierzu keine seriösen Vergleiche angestellt werden.

Die Dauer der Pflegehilfe-Ausbildung innerhalb der verschiedenen EU-Länder ist unterschiedlich.

So weist z. B. die Pflegehilfe-Ausbildung beim Ausbildungsumfang einen Unterschied von einem Jahr bis hin zu drei Jahren zwischen den Ländern der EU auf. Eine diplomierte Pflegeperson in den Niederlanden kann dreimal so viele Trainingsstunden nachweisen wie ein/e diplomierte/r Pflegende/r in Frankreich.

In Italien, Luxemburg, Portugal oder Spanien werden z. B. nur Pflegende auf dem Ausbildungsstand der Pflegehilfe beschäftigt.

Die Untersuchung „Home Care in Europe“ (1996) stellt fest, dass in Griechenland, Belgien und Frankreich die Zahl der weniger qualifizierten Pflegepersonen bei weitem höher ist als in anderen Ländern.

In Schweden wird zwischen den Berufsfeldern Heimhilfe und Pflegehilfe kein prinzipieller Unterschied gemacht. Der Bereich Heimhilfe umfasst hier auch ein gewisses Maß an pflegerischen Tätigkeiten: Allerdings besteht der Arbeitsalltag von HeimhelferInnen auch in Schweden zu 80 % aus reinen Heimhilfeleistungen und nur zu 20 % aus Pflege.

Ein Vergleich dieser Studie mit einer anderen von Verheij und Kerksta (1992) zeigt, dass in den Niederlanden und Großbritannien während der letzten Jahre die Zahl der niedriger qualifizierten PflegerInnen deutlich gestiegen ist, wohingegen das Niveau in Belgien weniger deutlich abgenommen hat.

Insgesamt hat man den Eindruck, dass in vielen europäischen Regionen zu wenig hoch qualifizierte Pflegepersonen verfügbar sind, um den wachsenden Bedarf zu decken.

Zugang zur Hauskrankenpflege – Wahlfreiheit

In allen Ländern ist es weitgehend die betagte und hochbetagte Bevölkerung, welche die Hauskrankenpflege in Anspruch nimmt und dadurch die größte KundInnengruppe bildet. In den meisten Ländern der EU haben die KundInnen keine Wahlmöglichkeit zwischen verschiedenen Hauskrankenpflege-Anbietern, da gerade in staatlichen Systemen in der Regel nur ein Anbieter vorhanden ist.

Im Gegensatz zu den meisten anderen EU-Staaten herrscht in Deutschland, Belgien und Österreich Wahlfreiheit bei den Hauskrankenpflege-Anbietern. Im Bedarfsfall kann man die Anbieter direkt kontaktieren.

Deutschland, Österreich und Belgien nehmen bei der Wahlfreiheit eine Vorreiterrolle ein: Ähnlich dem Prinzip der freien ÄrztInnenwahl können die KundInnen vielerorts zwischen mehreren Organisationen wählen. In Belgien war der Schritt zur Wahlfreiheit für die KundInnen ein entscheidender Auslöser dafür, dass sich die Zahl der freiberuflich praktizierenden Pflegepersonen in den letzten Jahren enorm gesteigert hat. In Österreich wuchs hingegen die Zahl der Anbieter.

In vielen Ländern können die KundInnen im Bedarfsfall direkt und ohne ärztliche Verordnung mit den Anbieter-Organisationen Kontakt aufnehmen, und zwar in Dänemark, Griechenland, Irland, Italien, den Niederlanden, Portugal, Spanien, Schweden und Großbritannien sowie teilweise in Österreich.

Kernaussage

In der Mehrzahl der EU-Länder sind es diplomierte Pflegepersonen, die über die Aufnahme und somit über den Zugang der KundInnen zur Dienstleistung entscheiden. Einer der Gründe dafür ist, dass die finanzierenden Stellen, vor allem die Versicherungsgesellschaften, Wert auf standardisierte und objektive Methoden zur Feststellung des Pflegebedarfes legen.

In Belgien, Luxemburg und Österreich ist eine ärztliche Verordnung nur in jenen Fällen notwendig, wo für die KundInnen medizinisch-pflegerische Maßnahmen benötigt werden. In Frankreich und Deutschland muss in allen Fällen eine ärztliche Anweisung vorliegen.

Dabei lässt sich folgende Tendenz ausmachen: In jenen Ländern, in denen eine ärztliche Zuweisung grundsätzlich vorgeschrieben ist, kann das Pflegepersonal, besonders im Hinblick auf die Anwendung von Pflegemethoden, weniger autonom arbeiten als in Ländern, in denen die Pflegenden selbst über die Aufnahme der KundInnen in die Hauskrankenpflege entscheiden.

Alle Mitgliedsländer der EU sind mit einer wachsenden Nachfrage nach Pflege und Betreuung zu Hause konfrontiert. Dafür gibt es in erster Linie soziodemografische Gründe, wie höhere Lebenserwartung und erhöhte Berufstätigkeit von Frauen. Jedoch spielt auch die Politik in diesem Zusammenhang eine wesentliche Rolle: Sie ist bestrebt, Krankenhauspflege durch Hauskrankenpflege zu ersetzen, um Kosten zu sparen.

1.2.2 Hauskrankenpflege in Österreich

In Österreich ist professionelle Hauskrankenpflege nahezu überall verfügbar. In den meisten Bundesländern bestehen vier oder mehr Organisationen nebeneinander, und viele sind in der Lage, ein Dienstleistungspaket anzubieten, d. h., KundInnen können zusätzlich zur Hauskrankenpflege Altenhilfe, Heimhilfe, Essen auf Rädern, Besuchsdienst, Nachbarschaftshilfe u. a. erhalten.

Kernaussage

Länder oder Gemeinden bieten die extramuralen Dienste in den seltensten Fällen selbst an. Im Regelfall beschränkt sich die öffentliche Hand auf die Steuerung von Gesundheits- und Sozialleistungen und die Bereitstellung der erforderlichen finanziellen Mittel sowie auf die Qualitätskontrolle zum Schutz der KundInnen. Die verantwortlichen Behörden geben den Anbieter-Organisationen Mindeststandards oder Richtlinien für die Durchführung der Pflege- und Betreuungsleistungen vor und vereinbaren die Preise für die verschiedenen Dienste.

Für alle Anbieter sind Qualitätsstandards vorgeschrieben. Es gilt ein verbindlicher Mindeststandard.

Qualitätsvorgaben und Qualitätskontrollen haben im Sinne des KonsumentInnenschutzes den Zweck, für die KundInnen eine angemessene oder zumindest sichere Pflege und Betreuung zu gewährleisten. Die KundInnen können sicher sein, keine Qualitätseinbußen hinnehmen zu müssen, unabhängig davon, für welche Organisation sie sich entscheiden. Das bedeutet aber nicht, dass es zwischen den Organisationen keine Qualitätsunterschiede gibt.

Fast alle Anbieter arbeiten mit der öffentlichen Hand auf der Basis eines Vertrages oder einer Vereinbarung zusammen und müssen einen verbindlichen Mindeststandard sicherstellen. Die Vorgaben der Länder können sich u.a. auf Personalschlüssel, Pflegemodelle oder administrative Grundlagen wie Abrechnungen oder Dokumentationssysteme beziehen.

Die Prüfung über die Einhaltung von Verträgen oder Vereinbarungen sowie die Einhaltung einschlägiger Gesetze, z. B. des Gesundheits- und Krankenpflegegesetzes (GuKG) oder eines Heimhilfegesetzes, wird von den Aufsichtsbehörden bzw. den verantwortlichen Abteilungen der Landesregierungen vorgenommen.

Es ist eine hohe Herausforderung für die Hauskrankenpflege-Anbieter, ein differenziertes KundInnenverständnis zu entwickeln. Während sich die Vertragsbeziehung zur öffentlichen Hand auf die seriöse und transparente Verwendung öffentlicher Gelder konzentriert, beinhaltet die Vertragsbeziehung zu den PflegekonsumentInnen die angemessene und erwartete Pflegequalität.

Zugang zu den Dienstleistungen und Wahlfreiheit

Die Dienstleistungen der Hauskrankenpflege werden entweder durch Gesundheits- und Sozialzentren, Gesundheits- und Sozialsprengel oder Soziale Stützpunkte angeboten bzw. vermittelt. Die KundInnen können sich aber auch direkt an eine Organisation wenden. Wahlfreiheit besteht nur in jenen Ländern, wo mehrere Anbieter extramuraler Dienste zur Auswahl stehen und die freie Wahl politisch unterstützt wird. In Salzburg, Niederösterreich und Wien hat sich bereits der Trend durchgesetzt, dass KundInnen selbst wählen können, von welcher Organisation sie betreut werden möchten.

KundInnen, die zwischen mehreren Anbietern wählen können, bringen diese in Konkurrenz zueinander und lassen eine marktähnliche Situation entstehen.

Übrigens begrüßen nicht alle KundInnen und Angehörige die Wahlmöglichkeiten: Wenig informierte KundInnen, die ohnehin mit der Ausnahmesituation ihres Gesundheitszustandes zu kämpfen haben, fühlen sich mit der Entscheidung für eine Organisation oft übermäßig belastet.

Es gibt KundInnen, die zu einer bestimmten Organisation eine besondere Beziehung haben, weil sie z. B. lange Jahre beim Roten Kreuz ehrenamtliche MitarbeiterInnen waren oder regelmäßig für eine Caritas-Aktion gespendet haben. Aus einer solchen Beziehung resultiert dauerhaftes Vertrauen in die jeweilige Organisation. Vertrauen und „Gutes vom Hörensagen“ bzw. positive Mundpropaganda, aber auch ansprechende Werbung in der Lokalzeitung sind gute Gründe, um einer Organisation den Vorzug für die eigene Pflege zu geben.

Kernaussage

Politik und Anbieter in den Bundesländern vertreten zur Wahlfreiheit unterschiedliche Meinungen. Die einen sind der Auffassung, dass eine marktähnliche Situation, also mehrere Organisationen in einer Region, das Konkurrenzverhalten fördert und die Anbieter zur Leistungssteigerung antreibt. Andere meinen, dass dem flächendeckenden Ausbau der extramuralen Dienste der Vorzug zu geben ist vor der Schaffung von Konkurrenz zwischen den Organisationen. Beide Ansichten haben etwas für sich.

Der Zugang zu Dienstleistungen ist nicht automatisch mit einem Anspruch auf finanzielle Leistungen aus der Sozialhilfe und aus Versicherungen wie der Medizinischen Hauskrankenpflege oder dem Pflegegeld verbunden. Um Anspruch auf finanzielle Mittel zu erhalten, sind meistens verschiedene formale Kriterien zu erfüllen.

Beispiele

Sozialhilfe	abhängig von der Höhe des Einkommens
Medizinische Hauskrankenpflege	ärztliche Verordnung
	Pflege muss von der Versicherung als krankenhausersetzend anerkannt werden
Pflegegeld	Pflege- und Betreuungsbedarf über mehr als 6 Monate

Die KundInnen haben grundsätzlich freien Zugang zu allen extramuralen Dienstleistungen. Nur die Medizinische Hauskrankenpflege bedarf einer ärztlichen Anordnung für die Diplomierten Gesundheits- und Krankenpflegepersonen (DGKP). Diese Leistung besteht aus krankenhausersetzenden, medizinisch-pflegerischen Tätigkeiten, für welche die DGKP nach dem GuKG mitverantwortlich sind. Sie dürfen ohne ärztliche Anordnung nicht aktiv werden.

Qualifizierung für die Hauskrankenpflege

Die professionelle Hauskrankenpflege verlangt eine zusätzliche Qualifizierung.

Bereits in den Achtzigerjahren des vorigen Jahrhunderts erkannten Organisationen und Pflegepersonen, dass für eine professionelle Pflege zu Hause neben der Grundausbildung in der Gesundheits- und Krankenpflege eine zusätzliche Qualifizierung notwendig ist. In Zusammenarbeit zwischen einzelnen Landesregierungen und Organisationen setzten Tirol, Oberösterreich, die Steiermark und später auch Niederösterreich Bildungsmaßnahmen zur Professionalisierung der Hauskrankenpflege.

Doch diese beruflichen Weiterbildungen wurden infolge knapper finanzieller Ressourcen nach wenigen Jahren wieder eingestellt. Ende der 1990er-Jahre wurde das Problem der fachlichen Defizite von den Pflegenden und deren Berufsverbänden erneut thematisiert. Wiederholt stellten sie fest, dass das Wissen und Können aus den standardisierten, auf den stationären Bereich ausgerichteten Pflegeausbildungen nicht ausreicht, um den Erwartungen und Bedürfnissen der meist hochbetagten KundInnen in der Hauskrankenpflege gerecht zu werden.

Die Dienstleistung Hauskrankenpflege mit ihren einschlägigen und spezifischen Dienstleistungskriterien, den komplexen Finanzierungsmodellen und unterschiedlichen Organisationsformen erfordert eine umfassende Weiterbildung. Es ist erstaunlich, dass es für Fachbereiche wie Hygiene, Intensivpflege, Anästhesie und Nierenersatztherapie, die in hoch standardisierten Systemen wie den Krankenhäusern integriert sind, längst gesetzlich verankerte Weiterbildungen gibt. Das gilt noch immer nicht für die Hauskrankenpflege, obwohl sie als humanpflegerische Dienstleistung mit höchster Eigenverantwortlichkeit das Kerngeschäft der Pflege darstellt. Diese sehr fragwürdige berufs- und sozialpolitische Einstellung kann auch als Ausdruck für den gesellschaftlichen Stellenwert von alten und pflegebedürftigen Menschen interpretiert werden.

Exkurs: die extramuralen Dienste

Hauskrankenpflege ist ohne die anderen extramuralen Dienste nicht denkbar. Andere therapeutische und vor allem soziale Dienste werden neben der Hauskrankenpflege oft als „begleitende Dienste" bezeichnet. Das ist falsch, das Gegenteil ist der Fall: Die Leistungen der sozialen Dienste schaffen die Grundlage, auf denen die Hauskrankenpflege und insbesondere die Medizinische Hauskrankenpflege aufbaut.

Kernaussage

> Soweit die Hauskrankenpflege nicht selbst die Grundbedürfnisse der KundInnen deckt, sind es im Regelfall soziale Dienste – Essen auf Rädern, Heimhilfe, Haushilfe etc. –, die dafür sorgen. Perfekte Behandlungspflege kann nicht zum Erfolg führen, wenn die KundInnen in ungeheizten Wohnungen, ohne Essen und Trinken, in schlechten hygienischen Zuständen und ohne soziale Kontakte leben.

MitarbeiterInnen der sozialen Dienste sind mit der Situation der KundInnen vertrauter und daher eine wichtige Informationsquelle für die Hauskrankenpflege.

Es gibt noch einen weiteren Grund, warum die Bedeutung der sozialen Dienste für die Hauskrankenpflege kaum überschätzt werden kann: Die MitarbeiterInnen der sozialen Dienste verbringen insgesamt wesentlich mehr Zeit mit den KundInnen als alle anderen pflegerischen, therapeutischen oder medizinischen Dienste. Sie haben mehr Kommunikations-, Beobachtungs- und Wahrnehmungsmöglichkeiten und erhalten deshalb mehr Informationen. Das Ergebnis ist ein genaueres und besseres Bild der Lebenssituation sowie das Vertrauen der KundInnen – eine wichtige Informationsquelle und Arbeitsgrundlage auch für die Hauskrankenpflege.

Die Bezeichnungen für die vielfältigen Angebote in den extramuralen Diensten sind österreichweit nicht einheitlich. Die Pflegenden in der Hauskrankenpflege müssen aber mit allen Diensten zusammenarbeiten und sind daher verpflichtet, sich zu informieren, welche anderen Angebote vorhanden sind und was sie konkret leisten können.

Die folgende Liste von Dienstleistungen hat keinen Anspruch auf Vollständigkeit, sondern kann nur eine Orientierung zum besseren Verständnis bieten (vgl. dazu die „Nomenklatur der ambulanten Pflege- und Sozialdienste", Dachverband Wiener Pflege- und Sozialdienste 1998):

Altenhilfe ist eine bedürfnis- und bedarfsgerechte Dienstleistung, um im Alter auftretende Schwierigkeiten zu verhindern, zu mildern oder bei deren Bewältigung Hilfe zu leisten. Das Ziel ist, die individuelle Lebensqualität zu erhalten und die gesellschaftliche Integration sicherzustellen. Altenhilfe soll die im Alter kumulierenden Einschränkungen ausgleichen.

Ambulante Dienste (Synonym für extramurale Dienste oder mobile Dienste) sind Pflege- und Betreuungsangebote, die es KundInnen ermöglichen, im eigenen Wohnbereich ihre Selbsthilfepotenziale zu fördern, zu ergänzen und zu ersetzen.

Angehörigenarbeit ist jener Pflege- und Betreuungsanteil, den Angehörige oder andere Bezugspersonen leisten.

Angehörigenunterstützung umfasst verschiedene Maßnahmen wie Beratung, Anleitung, Schulung, Begleitung u. Ä. zur Bewältigung der Angehörigenarbeit. Angehörige sollen dadurch die Anforderungen der Pflege und Betreuung erfüllen können.

Der **Begleitdienst** ist eine Dienstleistung, um Menschen bei Aktivitäten außerhalb des Wohnbereiches physisch und psychisch zu unterstützen, beispielsweise bei Ausflügen oder der Erledigung von Behördenwegen, Arztbesuchen, Einkäufen etc. Ziel ist die Förderung und Aufrechterhaltung von Sicherheit und Eigenständigkeit.

Begleitung ist das Dasein und Dabeisein für Menschen in unterschiedlichen Situationen. Durch diese physische und psychische Unterstützung wird ihnen Sicherheit vermittelt, die ihre Eigenständigkeit unterstützt.

Behandlungspflege umfasst medizinische Assistenzleistungen, wie die Verabreichung von Injektionen, das Absaugen der Atemwege, das Katheterisieren etc., die vom Arzt/von der Ärztin angeordnet und verantwortet und von ausgebildetem oder geschultem Personal durchgeführt werden. Behandlungspflege soll den Arzt/die Ärztin im Sinne der interdisziplinären Zusammenarbeit entlasten und unterstützen.

Das **Beratungsgespräch** ist ein Gespräch mit Empfehlungscharakter, bei dem spezifisches Wissen und Erkenntnisse zur Verfügung gestellt werden. Ziel ist, Orientierungshilfe zu geben bzw. Handlungswege und -möglichkeiten aufzuzeigen.

Der **Besuchsdienst** ist eine Dienstleistung, um Verbindungen zur Außenwelt aufrechtzuerhalten und/oder wiederherzustellen und/oder zu ersetzen. Das Ziel dieser Dienstleistung ist die soziale Integration von Menschen, die durch Erkrankung/Behinderung in ihren Kontakten zu anderen Menschen eingeschränkt sind.

Betreutes Wohnen ist ein Betreuungskonzept, in dem aus der Kombination von Betreuung und Wohnform sozialer und/oder wirtschaftlicher Nutzen gezogen werden kann. Ausgangspunkt für das Betreuungskonzept sind die Bedürfnisse der Zielgruppe.

Betreuung heißt, das individuelle Wohlbefinden einer Person im Alltag aufrechtzuerhalten, zu fördern oder zu schaffen. Das Ziel der Betreuung ist die Sicherung einer adäquaten Lebensqualität für Menschen, die durch physische, psychische und/oder soziale Einschränkungen Unterstützung brauchen.

Ehrenamtlich Tätige sind Personen, die sich, ohne durch verwandtschaftliche Beziehungen oder durch ein Amt dazu verpflichtet zu sein, unentgeltlich oder gegen eine geringfügige Entschädigung, die weit unter einer tariflichen Vergütung liegt, für Aufgaben zur Verfügung stellen (vgl. Fachlexikon der sozialen Arbeit 1993).

Der **Einkaufsdienst** ist eine Dienstleistung zur Beschaffung von Lebensmitteln und Gegenständen des täglichen Gebrauchs.

Die **Einsatzplanung** ist die zeitliche, örtliche und fachliche Koordination von MitarbeiterInnen im Außendienst, um kontinuierliche Dienstleistungen und effizienten Personaleinsatz sicherzustellen.

Essen auf Rädern (Synonym für „Mahlzeitendienst") ist eine Dienstleistung für Menschen, denen das Einkaufen und Kochen zu beschwerlich oder unmöglich ist. Sie werden dauernd oder vorübergehend täglich oder an mehreren Tagen in der Woche mit Mahlzeiten (Normal- oder Diätkost) versorgt.

Familienhilfe ist eine Dienstleistung, um haushaltsführende Personen im Falle von Krankheit, Arbeitsüberlastung etc. zu unterstützen oder zu ersetzen. Das Ziel der Familienhilfe ist die Stabilisierung der Eigenkräfte innerhalb der Familie bzw. familienähnlicher Lebensgemeinschaften.

Hauskrankenpflege ist eine Dienstleistung, die Pflege zu Hause anbietet, d. h. unter besonderer Berücksichtigung des individuellen Wohn- und Sozialbereiches (zur Definition siehe oben Abschnitt 1.1.3).

Heimhilfe bezweckt die teilweise Abdeckung der notwendigen Dienstleistungen im Rahmen eines kontinuierlichen und umfassenden Angebotes von Gesundheits- und Sozialdiensten. Die Heimhilfe als zentrale Dienstleistung sichert durch Unterstützung im hauswirtschaftlichen und persönlichen Bereich die Lebensführung zu Hause. Sie soll gewährleisten, dass Personen, deren Fähigkeiten zur Bewältigung alltäglicher Anforderungen beeinträchtigt sind, so lange wie möglich in ihrer Wohnung leben können. Die Heimhilfe leistet damit einen Beitrag zur Sicherung der Betreuungsqualität für KundInnen bei Unterstützungsbedarf im Alter, bei Krankheit und Behinderung. Auf der Grundlage der Prinzipien Individualität, Selbstbestimmung und Eigenverantwortung strebt die Heimhilfe eine humane, gesundheitsorientierte Lebensqualität an (vgl. Dachverband Wiener Pflege- und Sozialdienste 1995).

Kinderpflege daheim ist eine Dienstleistung zur Betreuung von rekonvaleszenten Kindern. Sie soll berufstätige Eltern und AlleinerzieherInnen entlasten, die ihren Pflegeurlaub bereits konsumiert haben (vgl. Dachverband Wiener Pflege- und Sozialdienste 1997).

Kinderhauskrankenpflege bzw. Mobile Kinderkrankenpflege ist eine Dienstleistung für Kinder, Jugendliche und Eltern, die pflegespezifische Information, Beratung, Anleitung oder aktive Unterstützung bei der Durchführung von präventiven oder kurativen Pflegemaßnahmen in Anspruch nehmen möchten. Darüber hinaus ist sie Beratungs- und Planungshilfe in den Kinderbetreuungsstätten, pädagogischen Einrichtungen und Betrieben, in denen Kinder betreut werden und Jugendliche tätig sind (vgl. Ertl/Kratzer 2010).

Kontinenzberatung ist eine Dienstleistung, um Ursachen von Harn- und Stuhlinkontinenz abzuklären und ein individuelles Kontinenzprogramm zu erstellen.

Laienpflege ist die Erbringung von Pflegetätigkeiten durch Personen, die nicht die dafür notwendige, gesetzlich vorgeschriebene, berufliche Ausbildung haben.

Die **Medizinische Hauskrankenpflege** (MHKP) ist in § 151 des ASVG geregelt. Hauskrankenpflege als Pflichtleistung der Sozialversicherungsträger ist eine Begleitmaßnahme zur Reduktion von Akutbetten und zur Verkürzung oder Verhinderung von Krankenhausaufenthalten. Die Medizinische Hauskrankenpflege ist anstelle von Anstaltspflege zu gewähren, d. h., jener Teil der Hauskrankenpflege, der von der Krankenversicherung bezahlt wird, muss medizinisch und krankenhausersetzend sein. Diese Pflegeform ist auf vier Wochen befristet, eine Verlängerung ist nur nach Vorliegen einer chef- oder kontrollärztlichen Bewilligung möglich. Die Medizinische Hauskrankenpflege wird durch diplomiertes Pflegepersonal erbracht. Die Tätigkeiten dürfen nur auf ärztliche Anordnung erfolgen und umfassen medizinisch-pflegerische Leistungen, wie die Verabreichung von Injektionen, Sondenernährung oder Dekubitusversorgung.

Nachbarschaftshilfe ist die spontane, freiwillige Hilfe von Menschen für Menschen in Ausnahmesituationen. Die organisierte Nachbarschaftshilfe besteht aus HelferInnenkreisen, die mithilfe einer Einsatzstelle Hilfeleistungen unterschiedlichster Art in einem bestimmten regionalen Bereich und/oder für einen bestimmten Personenkreis übernehmen (vgl. Fachlexikon der sozialen Arbeit 1993).

Der **Reinigungsdienst** ist eine Dienstleistung, die darauf ausgerichtet ist, Grobreinigungen wie Fensterputzen oder Boden- und Türenpflege durchzuführen.

Der **Reparaturdienst** ist eine Dienstleistung für Menschen, die nicht in der Lage sind, notwendige Instandsetzungs- und Instandhaltungsarbeiten im Haushalt durchzuführen bzw. zu initiieren. Ferner übernimmt der Reparaturdienst auch Adaptierungsarbeiten zur Schaffung behinderten- und/oder altengerechter Wohnungen.

Selbsthilfegruppen sind freiwillige, meist lose Zusammenschlüsse von Menschen, die gleich gelagerte Probleme haben und sich gegenseitig ohne professionell geschulte Kräfte helfen. Selbsthilfegruppen haben die Selbstständigkeit ihrer Mitglieder, gegenseitige Entlastung und eine Veränderung ihrer persönlichen Lebensumstände zum Ziel (vgl. Meyers Taschenlexikon, Band 20, 1992; SIGIS – Service- und Informationsstelle für Gesundheitsinitiativen und Selbsthilfegruppen im Gesundheitsbereich 1995).

Soziale Dienste sind eine Form der Sozialhilfe, die, mit Ausnahme von Vorarlberg, Tirol und Niederösterreich, in den Sozialhilfegesetzen verankert ist. Sozialhilfe umfasst eine breite Palette an Dienstleistungen wie Hauskrankenpflege, Familienhilfe oder Heimhilfe (vgl. Tálos 1992).

Der **soziale Notruf** (Synonym für „SozialRuf") bietet Informationen über alle sozialen Hilfseinrichtungen, Erstberatung und telefonische Beratung für Menschen in akuten Lebenskrisen sowie Hilfsmaßnahmen bei plötzlich auftretenden Pflegeproblemen.

Das **Tageszentrum** (integrativ geriatrisch) ist eine Betreuungseinrichtung, die alten Menschen tagsüber Unterstützung in der Bewältigung der Aktivitäten des täglichen Lebens anbietet. Das Angebot umfasst Ergo- und Physiotherapie, gemeinsame Aktivitäten in Werk-, Keramik-, Musik-Literatur- und Theatergruppen, Gedächtnistraining und Gesprächsgruppen sowie das Einnehmen der Mahlzeiten und Körperpflege.

Teilstationäre oder semistationäre Einrichtungen haben meist einen chirurgischen (Tageschirurgie, Tageskliniken), psychiatrischen oder geriatrischen Leistungsschwerpunkt (Tagesheime, Tageszentren) und bilden eine Zwischenstufe zwischen ambulanter und vollstationärer Versorgung.

Die **Übergangspflege** soll die Integration von Menschen sicherstellen, die aus dem stationären Bereich nach Hause zurückkehren oder umgekehrt. Sie beinhaltet pflegerische Maßnahmen sowie die Gestaltung des sozialen und räumlichen Umfeldes.

Der **Verleih von Pflegebehelfen** stellt solche Behelfe durch öffentliche oder private Einrichtungen entgeltlich oder kostenlos zur Verfügung.

Beim **Wäschepflegedienst** wird die Wäsche der KundInnen in einem bestimmten Rhythmus abgeholt, gewaschen, gebügelt, wenn nötig auch in die Putzerei gebracht oder genäht und wieder zugestellt.

1.3 Politik und Hauskrankenpflege

Lernziel

Dieses Kapitel zeigt den nicht zu unterschätzenden Einfluss der Politik auf die Entwicklungen der Hauskrankenpflege.

Darüber hinaus soll es den Blick schärfen für die Bedarfsentwicklung in der Hauskrankenpflege und die Einflüsse, welchen ihre Entwicklung unterliegt.

Es ist ein Irrtum, zu glauben, dass Pflegepersonen unmittelbaren Einfluss auf das Ausmaß und die Qualität der Pflegeangebote haben, unabhängig davon, ob im stationären oder im extramuralen Bereich. Pflegende können nur auf der Grundlage ihres berufsethischen Verständnisses entscheiden, inwieweit sie die von vielen Seiten an sie gerichteten Erwartungen erfüllen können oder wollen.

Vonseiten der Politik gibt es verschiedene Erwartungen: Die **Gesundheits- und Sozialpolitik** erwartet von den AkteurInnen im Gesundheits- und Sozialbereich BürgerInnennähe, Bedürfnisorientierung und gezieltes, geplantes, fachkompetentes Arbeiten.

Die **Finanzpolitik** stellt primär die Frage, welche Leistungen mit den vorhandenen Mitteln finanziert werden sollen. Begrenzte Ressourcen zwingen zur Rationierung und machen die Anwendung von objektiven Kriterien notwendig, um die Zahl der für eine Leistung anspruchsberechtigten Menschen in Grenzen zu halten.

Hauskrankenpflege ist von der Politik unmittelbar abhängig. Die Pflegenden sind daher gut beraten, die Ausführungen der PolitikerInnen zu verfolgen und die Konsequenzen für ihr Arbeitsfeld und ihren Beruf zu überlegen. Dazu Beispiele aus Vergangenheit, Gegenwart und (möglicher) Zukunft:

Beispiel 1

Viele erinnern sich noch an den von PolitikerInnen propagierten Slogan „ambulant vor stationär“. Dahinter stand nicht so sehr eine humane gesundheitspolitische Gesinnung, sondern vor allem der Versuch, die Krankenhauskosten einzudämmen, die eine politisch vertretbare Schmerzgrenze überschritten hatten.

Beispiel 2

Die Familie erfährt als wichtigste Zelle der Gesellschaft in den letzten Jahren ungewöhnlich hohe politische Aufmerksamkeit, und das Jahr 2001 sowie aktuell 2011 wurden europaweit zum „Jahr des Ehrenamtes“ deklariert. Ein Zuwachs von ehrenamtlichen HelferInnen würde das Sozialhilfebudget entlasten. Der Wunsch nach Stärkung der traditionellen Familienstruktur lässt sich auch so deuten, dass die Familie – und dort vor allem die Frauen – vermehrt pflegerische Aufgaben übernehmen soll. Dies würde nicht nur das öffentliche Budget entlasten, sondern auch die Rolle der professionell Pflegenden verändern. Es wäre vorstellbar, dass von Pflegepersonen mehr Angehörigenunterstützung und weniger direkte Pflege benötigt würde oder sich der Bedarf an extramuralen Diensten insgesamt verringert. Ehrenamt als Beitrag in einer Solidargemeinschaft und im Sinne des gesellschaftlichen Empowerments ist grundsätzlich zu befürworten und zu begrüßen. Trotzdem gilt es die Entwicklungen des Ehrenamtes kritisch zu prüfen. Die politische Verweigerung, soziale Leistungen zu finanzieren, sollte nicht durch ehrenamtliche Arbeit verschleiert werden.

Beispiel 3

Es ist nicht ungewöhnlich, dass sich die Gesundheits- und Sozialpolitik mit ihren Zielen und Programmen nur begrenzt oder überhaupt nicht durchsetzt und die Finanzpolitik letztlich entscheidet, welche Ziele umgesetzt werden können. Rationierung der Pflege- und Betreuungsleistungen und Kürzung der finanziellen Mittel könnten z. B. für Pflegende bedeuten, dass sie sich ausschließlich auf jene Tätigkeiten beschränken müssen, die der Deckung der Grundbedürfnisse der KundInnen dienen. Je nach den Werten der Politik könnte es sein, dass Pflegende erleben müssen, wie sich die Lebensqualität der KundInnen reduziert; ihre Ängste wachsen, schmerzvoll und allein zu sterben, während andernorts Unsummen für fragwürdige Prestigeprojekte ausgegeben werden. Der Widerspruch zwischen Gesundheits- und Finanzpolitik könnte sogar so weit führen, dass das Aufgabengebiet der Krankenpflege zwar formal um die Gesundheitspflege erweitert wird, die öffentliche Hand jedoch keine neuen Mittel für präventive Maßnahmen zur Verfügung stellt.

1.3.1 Die Haltung von Parteien und Regierungen

Pflegende sollten die Haltung der Parteien in Bezug auf Gesundheits- und Sozialpolitik kennen.

Die Gestaltung des Gesundheits- und Sozialsystems ist geprägt von der Haltung und den Werten der regierenden und oppositionellen Partei(en). Hauskrankenpflege ist ein Teil dieses Systems. Pflegende sollten absehen können, welche politischen Maßnahmen von einer Regierung bzw. von der (den) regierenden Partei(en) zu erwarten sind und welche Veränderungen solche Maßnahmen auf die Pflege und Betreuung zu Hause haben könnten. Zu diesem Zweck lohnt es sich, die öffentlichen Reden der PolitikerInnen zu verfolgen und die Parteiprogramme, Grundsatz- oder Arbeitspapiere und Informationsmaterialien im Hinblick auf ihre Position zum Gesundheits- und Sozialwesen zu studieren. Wahlberechtigten Pflegepersonen können diese Informationen auch eine Entscheidungshilfe für den Gang zur Wahlurne bei der Abgabe ihrer Stimme sein.

Beispiel 1

Ein Beispiel für Haltung und Werte einer Partei bietet das Wahlprogramm der SPÖ Wien für die Landtagswahl 1996. Dort steht unter dem Punkt „Die Stadt der gesunden Kräfte" geschrieben: „Die Qualität der Pflege von älteren oder behinderten Menschen hängt davon ab, wie gut die PflegerInnen ausgebildet sind. Das Heimhilfe-Ausbildungsgesetz ist dafür eine wichtige Voraussetzung." Das Heimhilfegesetz wurde 1997 tatsächlich beschlossen, zeitgleich mit der Novellierung des Krankenpflegegesetzes. Mit einem gewichtigen Schönheitsfehler: Es wird nicht zwischen Pflege und Betreuung unterschieden. Damit entspricht der Text der Wiener Praxis in extramuralen Diensten vor Inkrafttreten des Heimhilfegesetzes – und vergibt die Chance, die extramuralen Dienste im Hinblick auf die Ausbildungsanforderungen der Dienstleistungen genauer zu unterscheiden.

Die Differenzierung zwischen Betreuung und Pflege erfolgte in der Vorwahlzeit zu den Nationalratswahlen im Sommer 2006 mit den öffentlichen und politischen Diskussionen über die „Rund-um-die-Uhr–Betreuung" durch osteuropäische Anbieter. Erstmals wurde versucht, differenziert zu verstehen und zu definieren, welche Leistungsart die KundInnen benötigen. Diese politische Diskussion endete 2008 in der gesetzlichen Verankerung von PersonenbetreuerInnen (vgl. Kap. 5.2.4).

Anlässlich eines Pflegekongresses im Oktober 2006 erklärte die zuständige Sozialministerin, Ursula Haubner, dass „[...] die Pflege und Betreuung eine der größten Herausforderungen ist, der sich die Gesellschaft und somit auch die Politik stellen muss. Die demographische Entwicklung bedeutet, dass immer mehr Menschen ein höheres Alter erreichen und länger aktiv sind, aber auch, dass der Betreuungsbedarf und das Risiko, pflegebedürftig zu werden, steigen" (4. Pflegekongress 2006, Pflegenetz Wien).

In Vorarlberg wurde in einer politischen Diskussion der Grünen mit Anbietern ambulanter Dienste im September 2006 ebenfalls festgestellt, dass die aktuelle Debatte um die HelferInnen aus den osteuropäischen Ländern eine Lücke in der Betreuung alter Menschen und Menschen mit Behinderungen bestätigt und es sich weniger um eine Lücke in der fachlichen Krankenpflege handelt.

Schwerer fiel es der SPÖ, die einschlägigen Begriffe sinngerecht zu verwenden. So wird im August 2006 in einem Salzburger SPÖ-Konzept für die Betreuung und Pflege älterer Menschen unter dem Titel „Antworten auf den Politiknotstand in der Pflege" u. a. Folgendes ausgeführt: „In Salzburg war es eine große Leistung, in jedem Gebirgstal sicherzustellen, dass es einen Hilfsdienst gibt, der bei Bedarf zu den Menschen nach Hause kommt und sie betreut. Diese flächendeckende Betreuung benötigen wir überall – damit alle Zugang zu einem Pflegedienst haben, dessen Qualität laufend kontrolliert und gesichert wird." Es ist anzunehmen, dass unter dem Begriff „Hilfsdienst" ambulante Dienste und unter „Pflegedienst" Pflege- und Betreuungsdienste verstanden werden sollen.

Bei genauer Betrachtung gibt es für die ambulanten Dienste und insbesondere für die Hauskrankenpflege nur dann Bewegung in der gesundheits- und sozialpolitischen Entwicklung, wenn Finanzierungsdruck oder verändertes Konsumverhalten der KundInnen einsetzt, beides gefährdet den bestehenden Markt. Dies ist der Fall, wenn KundInnen ihre Leistungen bedürfnis- und bedarfsorientiert vorzugsweise aus dem benachbarten Ausland zukaufen.

Beispiel 2

In ihrem 1978 beschlossenen Parteiprogramm zum Thema „Für die Weiterentwicklung der Gesundheitspolitik" tritt die SPÖ in einem von sechzehn Punkten für eine ausreichende Zahl regional gegliederter Gesundheits- und Sozialsprengel zur Sicherstellung einer möglichst leichten Erreichbarkeit der Gesundheits- und Sozialdienste ein. Der Ausbau von Gesundheits- und Sozialdiensten auf der Basis von Sprengeln (oder ähnlichen Strukturen) wurde bereits teilweise realisiert. Aber auch hier fehlt die Differenzierung: Das Wort „Pflege" kommt im gesamten Text nicht vor.

Beispiel 3

Bei einem Vergleich der Parteiprogramme, Positionspapiere und anderer einschlägiger Informationsmaterialien in der Parteienlandschaft Österreichs fällt auf, dass keine Partei konkrete, verbindliche Aussagen zur Pflege trifft. Bei der SPÖ dominieren Teilbereiche wie Medizintechnik, Forschung und Therapie. Die ÖVP hingegen ist bemüht, den privaten Pflegebereich zu stärken. Schlagwörter wie „Selbsthilfe", „Eigenverantwortung" oder „Privatvorsorge" werden im Vergleich zu anderen Parteien häufiger verwendet.

Beispiel 4

Die Grünen formulieren in einer ihrer Thesen Grüner Gesundheitspolitik („Das Grüne Monatsmagazin" 1990): „Im Mittelpunkt aller therapeutischen Interventionen haben das Interesse und Wollen des Patienten zu stehen. Alle Bemühungen haben sich an seinem Wunsch, seine Gesundheit wiederzuerlangen, zu orientieren. Dabei hat ihn das Gesundheitswesen nicht zu bevormunden, sondern ihn in seinen eigenen Bestrebungen zu unterstützen." Um diesen Ansprüchen genügen zu können, fordern die Grünen u. a. eine „große Reform der Ausbildung und der Arbeitssituation der Pflegeberufe, um den Pflegenotstand zu mildern und auch extramurale Pflege für

Kinder, alte Menschen und chronisch Kranke gewährleisten zu können [...] und den raschen Ausbau des Bereiches der extramuralen Versorgung [...]". Die Grünen stellen sich damit deutlicher als die anderen Parteien auf die Seite des Bürgers und sprechen wahrgenommene Probleme und ihre Lösung direkt und offen an. Dies fällt allerdings einer Oppositionspartei naturgemäß leichter als Parteien mit Regierungsverantwortung.

1.3.2 Politische Maßnahmen

In allen Bundesländern wurden in den letzten dreißig Jahren politische Maßnahmen getroffen, um den Ausbau der extramuralen Dienste voranzutreiben.

- In **Tirol** setzte die Landesregierung das Konzept der Gesundheits- und Sozialsprengel um, beschloss Förderrichtlinien zur Sicherstellung der finanziellen Basis für die Vereine und investierte in Bildungsprogramme für das Pflegepersonal und die pflegenden Angehörigen.
- In **Oberösterreich** erfolgte der Ausbau der mobilen Altenhilfe und der Hauskrankenpflege, und es wurden Ausbildungsgesetze für die mobile Altenhilfe und die Altenfachbetreuung verabschiedet.
- In der **Steiermark**, in **Niederösterreich** und in **Wien** wurden die Landesgesetze für die Heimhilfe beschlossen und die Ausbildungen standardisiert. Mittlerweile wurde der Beruf der Heimhelferin bzw. des Heimhelfers im Sozialbetreuungsberufegesetz bundesweit verankert.
- Im **Burgenland** wurden Richtlinien für die geregelte Zusammenarbeit mit den freien Wohlfahrtsträgern beschlossen.

Zwischen dem stationären und dem extramuralen Bereich bestehen nach wie vor große Unterschiede. In Spitälern gibt es mehr diplomierte Pflegepersonen als in der Hauskrankenpflege.

Diese Auflistung ist unvollständig und soll nur zeigen, dass der Bund und die Länder Anstrengungen unternehmen, um die extramuralen Dienste weiterzuentwickeln. Dennoch gibt es in den finanziellen Abgeltungen und Zuwendungen durch die öffentliche Hand zwischen dem akut-stationären Bereich und den extramuralen Diensten noch erhebliche Unterschiede.

Die Personalsituation in der Pflege, um nur ein Beispiel zu nennen, ist in den Spitälern wesentlich besser, und man leistet sich auch einen höheren Anteil an diplomiertem Pflegepersonal, obwohl der eigenverantwortliche Arbeitsbereich der Pflegenden im Spital sehr viel niedriger ist als in der Hauskrankenpflege. Umgekehrt zieht auch das Pflegepersonal Orte, an denen ÄrztInnen und Medizintechnik anzutreffen sind, den Wohnungen der kranken Menschen vor – was die Suche nach qualifiziertem Personal in der Hauskrankenpflege erschwert.

Ein Grund dafür, dass die finanziellen Mittel zwischen ambulantem und stationärem Bereich ungleich verteilt sind, ist vermutlich auch, dass die öffentliche Hand selbst Träger der Spitäler ist, während die Anbieter der extramuralen Dienste meist private Einrichtungen sind. Der Ausbau eines Krankenhauses lässt sich im Wahlkampf zweifellos besser präsentieren als die Pflege hochbetagter und chronisch kranker Menschen.

1.3.3 Demografische Entwicklung und finanzielle Ressourcen

Für die berufliche Orientierung der Pflegepersonen ist es hilfreich, zu wissen, wie sich die Bevölkerung im Hinblick auf die Altersstruktur, gesundheitliche Probleme und öffentliche wie private finanzielle Ressourcen entwickelt.

Eine kürzere Verweildauer der KundInnen im Krankenhaus bedeutet beispielsweise, dass die medizinische, therapeutische und pflegerische Versorgung meist zu Hause weitergeführt werden muss.

Betagte Menschen benötigen neben den medizinischen Leistungen wesentlich mehr Unterstützung zur Bewältigung ihres Alltags als junge Menschen.

Bevölkerungsentwicklung und Altersstruktur

Wissen um die Bevölkerungsstruktur hilft, den pflegerischen Bedarf einzuschätzen.

Für die Planung ihrer Berufskarriere müssen Pflegepersonen reflektieren, welche fachlichen Ambitionen sie haben und welche Chancen sich aufgrund der Bevölkerungsentwicklung und der vorhandenen Ressourcen ergeben könnten.

2007 lebten in Österreich rund 8,3 Mio. Menschen, davon waren 51,3 % Frauen und 48,7 % Männer. Bis 2030 wird ein Anstieg der Bevölkerung auf 9,02 Mio. erwartet.

Wien ist mit einem Anteil von einem Fünftel das einwohnerstärkste Bundesland, gefolgt von Niederösterreich, Oberösterreich und der Steiermark. Das Burgenland ist mit etwas mehr als 3 % der Bevölkerung das einwohnerInnenschwächste Bundesland (vgl. Statistik Austria 2010).

Das heißt, die österreichische Bevölkerung wird weiter wachsen und die Altersstruktur wird sich dramatisch verändern. Die Generation der über 75-Jährigen wird steigen: Sie umfasste 2004 noch 621.000 Personen, für 2030 prognostiziert man bereits 969.000 Personen. Die Zahl der Kinder und Jugendlichen nimmt ab, die Bevölkerung im erwerbsfähigen Alter wird ebenfalls abnehmen – und gleichzeitig werden die Menschen ein höheres Alter erreichen. 2008 gab die Statistik Austria für 60-jährige Männer eine Lebenserwartung von zusätzlich 21,3 Jahren an, für Frauen weitere 25,1 Jahre. Das Durchschnittsalter der Bevölkerung kann bis 2050 um rund sechs Jahre zunehmen. Das Gesundheits- und Sozialsystem sowie die Anbieter stationärer und ambulanter Pflege- und Betreuungsleistungen erwarten enorme Herausforderungen. Die derzeit relevanteste Altersgruppe für den Bedarf an extramuralen Diensten sind Personen ab 75 Jahren.

Familien- und Haushaltsstrukturen

Extramurale Dienste werden häufiger von alleinstehenden Personen beansprucht – und die Zahl der Einpersonenhaushalte steigt. PensionistInnenhaushalte sind schlechter ausgestattet als Beschäftigtenhaushalte.

Familien- und Haushaltsstrukturen sind wichtige Einflussgrößen bei der Frage nach dem Bedarf von Diensten und Einrichtungen für pflegebedürftige Personen. Extramurale Dienste werden von alleinstehenden Menschen mehr nachgefragt, und diese entscheiden sich auch häufiger für die Übersiedlung in ein Alten- oder Pflegeheim (vgl. Kytir/Münz 1989).

Parallel zur beschriebenen Entwicklung der Altersstruktur wird bis 2030 mit einem Anstieg der Einpersonenhaushalte um bis zu 60 % bei Personen ab 60 Jahren gerechnet. 44,4 % der Personen in Einpersonenhaushalten befinden sich im Alter von 60 oder mehr Jahren. Ab dem Alter von 60 Jahren leben deutlich mehr Frauen als Männer allein. So wohnte beispielsweise 2007 mehr als jede 2. (54,4 %) über 75-jährige Frau allein, bei den gleichaltrigen Männern war es nicht einmal jeder 4. (23,3 %). Mit steigendem Alter nehmen die geschlechtsspezifischen Unterschiede weiter zu: Während Männer bis in die höchsten Altersgruppen zu einem großen Teil in Partnerschaften leben, zeigt sich bei den älteren Frauen ein deutlich anderes Bild: Sie verbringen ihren Lebensabend häufig als Alleinlebende, vor allem in der Altersgruppe ab 80 Jahren (Frauen: 59,7 %, Männer: 28,0 %) (vgl. Statistik Austria 2008).

Für die Pflege und Betreuung von KundInnen im extramuralen Bereich ist deren Wohnsituation ein wichtiger Faktor. Im Vergleich zu Beschäftigtenhaushalten weisen PensionistInnenhaushalte eine schlechtere Ausstattung auf. Drei Viertel der Beschäftigtenhaushalte verfügen über Bad und Zentralheizung, was nur auf etwas mehr als die Hälfte der PensionistInnenhaushalte zutrifft. Der Anteil der PensionistInnenhaushalte mit Substandardwohnungen liegt mit 7 % deutlich über jenem der Beschäftigtenhaushalte (3 %) (vgl. BMAGS 1999).

Ökonomische Situation

Kernaussage

Eine wesentliche Basis für die Inanspruchnahme von Dienstleistungen ist das verfügbare Einkommen der KundInnen. 2009 betrug die durchschnittliche monatliche Netto-Alterspension der PensionsbezieherInnen 1.100 Euro. Dabei sind die Pensionsleistungen an die Männer mit 1.437 Euro deutlich höher als jene an die Frauen mit 853 Euro (vgl. Hauptverband der österreichischen Sozialversicherungsträger 2011).

Die Inanspruchnahme von Diensten ist vor allem abhängig von der Pflegestufe, dem Gesamteinkommen (Einkommen plus Pflegegeld) und dem Vorhandensein regionaler Angebote.

2008 bezogen in Österreich 422.173 Personen Pflegegeld, davon waren 283.132 Frauen und 139.041 Männer. 202.536 Personen darunter waren älter als 81 Jahre (vgl. BMSG 2006). 303.964 der PflegegeldbezieherInnen waren den Pflegestufen 1 bis 3 zugeordnet, der größte Anteil gehörte mit zirka 46 % der Pflegestufe 2 an. 28 % der PflegegeldempfängerInnen befinden sich in den Pflegestufen 4 bis 7 (vgl. Bundesministerium für Arbeit, Soziales und Konsumentenschutz 2008).

Hilfs- und Pflegebedürftigkeit

Auf Basis mehrerer wissenschaftlicher Studien konnte die Mindestanzahl von schwer Pflegebedürftigen und die Maximalzahl von im weitesten Sinne Hilfsbedürftigen in Privathaushalten in Österreich ermittelt werden: Derzeit sind 118.000 Personen schwer pflegebedürftig und rund 445.000 Menschen hilfsbedürftig. Bis zum Jahr 2020 wird ein Anstieg der Zahl der hilfs- und pflegebedürftigen Personen in Privathaushalten um rund 42 % erwartet. Die Gruppe der demenziell erkrankten Menschen, die mit hoher Wahrscheinlichkeit Bedarf an professionellen Dienstleistungen haben werden, wird von 83.000 im Jahr 1996 auf rund 100.000 Personen im Jahr 2011 wachsen.

Die Inanspruchnahme der Hauskrankenpflege ist abhängig von der Pflegestufe, dem Gesamteinkommen und dem verfügbaren Angebot.

Kernaussage

Eine Studie (vgl. Badelt et al. 1997) konnte zeigen, dass 68 % der PflegegeldempfängerInnen zum Zeitpunkt der Erhebung mit ihrer Einstufung zufrieden waren. 56 % der befragten PflegegeldbezieherInnen nahmen eine oder mehrere extramurale Dienstleistungen in Anspruch. Ein Drittel gab an, seit der Einführung des Pflegegeldes mehr soziale Dienste beziehen zu können. Seit Einführung des Pflegegeldes 1993 konnte auch ein Anstieg der Inanspruchnahme sozialer Dienste festgestellt werden, was ein Indiz für den zweckmäßigen Einsatz dieser Sozialleistung ist (vgl. Rudda 1998).

Mit der Einführung des Pflegegeldes war auch beabsichtigt, einen Anreiz für vermehrte Betreuung Pflegebedürftiger durch die Familie zu Hause zu setzen, und Studien belegen eine entsprechende Wirkung. Der überwiegende Teil der Betreuung zu Hause wird durch Laien (Familie, NachbarInnen) erbracht: Rund 65 % der älteren Menschen werden bei längerer Krankheit von Angehörigen und 8 % von NachbarInnen betreut (vgl. Kytir/Münz 1992).

1.4 Die Hauskrankenpflege im Gesundheits- und Sozialwesen

Die folgenden Ausführungen sollen bei der Unterscheidung und Zuordnung von Leistungen im Gesundheits- und Sozialsystem helfen. Eine Übersicht zu den Organisationsstrukturen der Hauskrankenpflege in den Bundesländern liefert Anhaltspunkte für die Sammlung weiterer Informationen über eine persönliche Zielregion.

Hauskrankenpflegepersonen müssen über die Einrichtungen des Sozialsystems Bescheid wissen.

Hauskrankenpflege ist ein Teilangebot der extramuralen Dienste, und diese sind wiederum Teil des gesamten Gesundheits- und Sozialsystems.

Pflegepersonen aus dem akut-stationären Bereich müssen sich normalerweise nicht aus dem System des Krankenhauses herausbewegen, Pflegende in der Hauskrankenpflege sind hingegen ständig unterwegs. Sie sind in der Praxis mit den Einrichtungen des gesamten Gesundheits- und Sozialsystems konfrontiert und müssen über die Angebote und Möglichkeiten in ihrer Region gut Bescheid wissen. Sie müssen KundInnen aufklären, informieren, beraten und begleiten und die Informationen aller Einrichtungen, mit denen die KundInnen verbunden sind, für ihre Arbeit nützen.

Abbildung 1

Das Gesundheits- und Sozialsystem

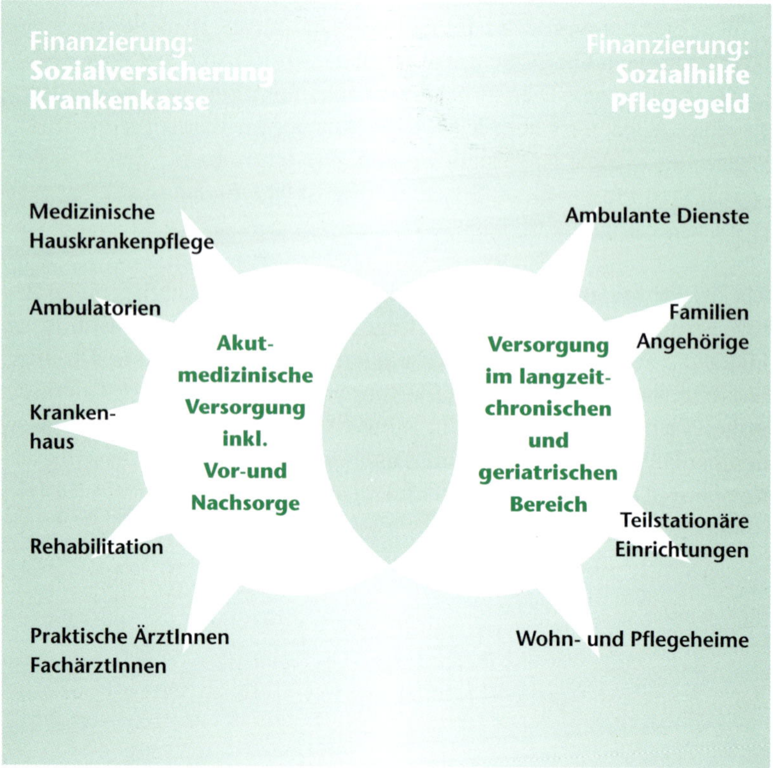

Die Grafik soll das Gesundheits- und Sozialsystem im Überblick in Erinnerung rufen. Die Leistungen im linken Kreis richten sich an Menschen, die eine akut-medizinische Behandlung oder Rehabilitation benötigen. Die Finanzierung erfolgt über die Sozialversicherungen und über Selbstbehalte der KundInnen. Die Leistungen im rechten Kreis richten sich an Menschen mit geriatrischen, chronisch-degenerativen Erkrankungen und altersbedingtem Pflege- und Betreuungsbedarf. Die Finanzierung erfolgt über Kostenbeiträge der KundInnen und/oder der Angehörigen, über Unterstützungsleistungen aus der Sozialhilfe und dem Pflegegeld. KundInnen, die bereits extramurale Dienste in Anspruch nehmen (rechter Kreis), benötigen immer wieder auch die Leistungen der akut-medizinischen Versorgung (linker Kreis).

1.4.1 Träger und Strukturen

Hauskrankenpflege wird fast ausschließlich von Non-Profit-Organisationen angeboten, darunter befinden sich bekannte Träger wie das Österreichische Rote Kreuz, die Caritas, die Volkshilfe Österreich oder das Österreichische Hilfswerk. Diese Organisationen haben in den 1970er-Jahren den größten Anteil an Pionier- und Entwicklungsarbeit für die Hauskrankenpflege in Österreich geleistet und zählen zu den größten Anbietern. In den letzten zwanzig Jahren haben aber auch viele andere Organisationen mit einem Angebot an sozialen Diensten die Hauskrankenpflege in ihre Leistungspalette aufgenommen.

Eine Sonderrolle in der Entwicklung der Hauskrankenpflege spielt das Bundesland Vorarlberg. Dort wurden bereits nach dem Ersten Weltkrieg Strukturen in Form von Vereinen für die Hauskrankenpflege aufgebaut. Vorarlberg beschäftigte – im Vergleich zu den anderen Bundesländern – bereits 1996 die meisten diplomierten Pflegepersonen.

Die aktuellsten Daten zur Hauskrankenpflege in Österreich liefern die Bedarfs- und Entwicklungspläne der Bundesländer. Diese wurden im Zuge der Einführung der Pflegevorsorge auf der Grundlage einer Vereinbarung zwischen dem Bund und den Ländern (siehe Kapitel 5.1) zwischen 1995 und 1997 erstellt und 1999 vom ÖBIG in einem Gesamtbericht zusammengefasst. Die Bedarfs- und Entwicklungspläne dienen den Ländern für den gezielten Ausbau der Dienste und Einrichtungen für pflegebedürftige Menschen. 2004 und 2007 wurde vom ÖBIG jeweils eine Zwischenbilanz für den Ausbau der Dienste und Einrichtungen für pflegebedürftige Menschen in Österreich erstellt.

Kernaussage

Diesen Berichten zufolge gab es von 2003 bis 2006 einen Personalzuwachs in den Mobilen Diensten von plus 36 %. Das heißt, 2006 waren in Österreich in den Mobilen Diensten 16.235 Personen mit einem durchschnittlichen Beschäftigungsgrad von 64 % tätig. Den größten Teil davon bildet die Gruppe der HeimhelferInnen, gefolgt von den AltenhelferInnen/PflegehelferInnen.

Organisationsstrukturen der Hauskrankenpflege

In den Bundesländern sind sowohl Dichte der Pflege- und Betreuungspersonen als auch Verteilung und Qualifikation des Pflegepersonals stark schwankend.

Die Bundesländer haben im Aufbau der Hauskrankenpflege ihren Vorstellungen und Bedürfnissen entsprechend unterschiedliche Modelle bzw. Organisationsstrukturen entwickelt. Manche Länder suchten aus wirtschaftlichen Überlegungen die Kooperation mit bestehenden Einrichtungen wie dem Roten Kreuz oder der Caritas. Diese Organisationen verfügten meistens über Ressourcen, wie Räumlichkeiten, erforderliche Pflegebehelfe und administrative Grundlagen, und nicht selten waren dort bereits Pflege- und Betreuungspersonen beschäftigt.

In anderen Ländern übernahmen die Landesregierungen, Gemeinden oder Gemeindeverbände die Initiative für den Ausbau der extramuralen Dienste. In wieder anderen Fällen boten die Organisationen der öffentlichen Hand selbst die Durchführung extramuraler Dienste an.

In **Vorarlberg** wird Hauskrankenpflege über 96 lokale „Hauskrankenpflegevereine" angeboten, bei denen Familien Mitglieder sind. Sie zahlen einen jährlichen Mitgliedsbeitrag und haben damit ohne zusätzliche Kostenbeiträge Anspruch auf die Dienstleistung.

Das Land **Tirol** hat in Zusammenarbeit mit den Gemeinden und bestehenden Organisationen Gesundheits- und Sozialsprengel errichtet. Diese Sprengel entstehen durch den Zusammenschluss von mehreren Gemeinden, die einen Gesundheits- und Sozialsprengel auf der Basis eines Vereins gründen. In diesen Sprengeln können sich auch bestehende Vereine mit ihrem Dienstleistungsangebot einbringen. Im Regelfall bieten die Sprengel ein umfassendes Angebot extramuraler Dienste an.

In **Salzburg**, **Oberösterreich**, **Niederösterreich**, **Kärnten**, der **Steiermark** und im **Burgenland** sind die extramuralen Dienste die Domäne einschlägiger Wohlfahrtsorganisationen wie der Caritas, der Diakonie, des Roten Kreuzes, des Hilfswerkes und der Volkshilfe. In Kärnten gibt es zusätzlich die Arbeitsvereinigung der Sozialhilfeverbände (AVS), die ebenfalls Hauskrankenpflege und soziale Dienste anbieten.

Darüber hinaus finden sich kleine gemeinnützige Organisationen sowie auch gewinnorientierte Unternehmen, die aber selten über ein umfassendes Leistungspaket verfügen und sich oft nur kurze Zeit am Markt halten können.

Es existieren Kooperationen zwischen Selbsthilfegruppen und großen Anbietern.

Initiativen oder Selbsthilfegruppen, die sich spezieller Zielgruppen oder Probleme annehmen, z. B. an Multipler Sklerose erkrankter Menschen oder pflegender Angehöriger, kooperieren gerne mit den großen Anbietern. Diese Zusammenarbeit ist für beide Partner von Vorteil, denn diese Gruppen können ihr Spezialwissen und ihre besonderen Erfahrungen einbringen, und die großen Organisationen können als Gegenleistung ihre räumliche und technische Ausstattung zur Verfügung stellen.

In **Wien** werden von geschätzten 35 Anbietern extramurale Dienste erbracht. Geschätzte fünfzehn Organisationen verfügen über einen Fördervertrag mit dem Fonds Soziales Wien. Der Fonds Soziales Wien ist ein Kuratorium, das von der Stadt Wien zur Steuerung, Verwaltung und Finanzierung der sozialen Dienste eingesetzt wurde. KundInnen, die sich von einem dieser Vertragspartner pflegen und betreuen lassen, können finanzielle Mittel aus dem Sozialhilfebudget in Anspruch nehmen. Die Hauskrankenpflege ist in Wien aufgeteilt: Die Medizinische Hauskrankenpflege wird in der Regel von den Mobilen Schwestern, ein Teilunternehmen des Fonds Soziales Wien, erbracht; die allgemeine Hauskrankenpflege wird von den privaten Anbietern auf der Basis des Wiener Sozialhilfegesetzes übernommen. Die Stadt Wien verfügt über ein flächendeckendes Netz an Gesundheits- und Sozialzentren, deren Aufgabe es ist, die KundInnen über das Angebot an extramuralen Diensten zu informieren, zu beraten und sie an einen Anbieter ihrer Wahl zu vermitteln. Darüber hinaus finden die BürgerInnen in diesen Zentren ein kompaktes Informations- und Beratungsangebot für alle gesundheitlichen Fragen sowie geriatrische Tageszentren, mobile Ergotherapie, SeniorInnenberatung oder Sozialarbeit.

Seit Mitte der 1990er-Jahre haben sich daneben andere gemeinnützige oder gewinnorientierte Unternehmen etabliert, die einerseits Marktlücken wie Nachtdienste oder Rund-um-die-Uhr-Pflege anbieten und andererseits Pflegepersonal an KundInnen wie auch an Organisationen vermitteln.

1.4.2 Die Pflegekette

Pflege- und betreuungsbedürftige Menschen benötigen im Allgemeinen mehr als eine Dienstleistung und müssen zeitgleich verschiedene Einrichtungen in Anspruch nehmen. Die verschiedenen Dienste müssen aufeinander abgestimmt werden – sie bilden eine sogenannte „Pflegekette".

Beispiel

Ein Kunde, der nach einem Schlaganfall das Krankenhaus verlässt, könnte beispielsweise folgende Einrichtungen und Leistungen benötigen: regelmäßige Kontrolle in der Krankenhausambulanz, Physiotherapie in einem physikalischen Institut, Logopädie bei einer freiberuflichen Logopädin, Ergotherapie in einem integrativ geriatrischen Tageszentrum sowie Hauskrankenpflege, Heimhilfe und einen Begleitdienst von einem Anbieter extramuraler Dienste, dazu noch den Hausarzt für die regelmäßige medizinische Kontrolle.

Es könnte auch sein, dass sich dieser Kunde durch das Ausmaß seiner körperlichen Einschränkung trotz der extramuralen Angebote mit der Bewältigung seines Lebens zu Hause überfordert fühlt und es vorzieht, in ein Pflegeheim zu übersiedeln. Eine andere Möglichkeit wäre für ihn, in ein Seniorenwohnheim mit alters- und behindertengerechter Ausstattung zu übersiedeln und sich dort durch extramurale Dienste unterstützen zu lassen.

Bleibt er zu Hause, ist es möglich, dass erfolgreiche reaktivierende Pflege und rehabilitative Maßnahmen seine Gesundheit zunächst so weit stabilisieren, dass eine Betreuung durch die Familie (informelle Hilfe) möglich wird. Mit den Jahren verschlechtert sich die Situation, extramurale Dienste müssen ihn wieder unterstützen. Der regelmäßige Besuch des Kunden in einem geriatrischen Tageszentrum entlastet die Angehörigen. Nach mehreren Krankenhausaufenthalten ist die Pflege zu Hause trotz der Unterstützung durch die professionellen Leistungen für den Kunden und seine Angehörigen nicht mehr bewältigbar und er entscheidet sich, in ein Pflegeheim zu ziehen.

Abbildung 2

Stufenbau der Pflege und Betreuung alter Menschen in Wien

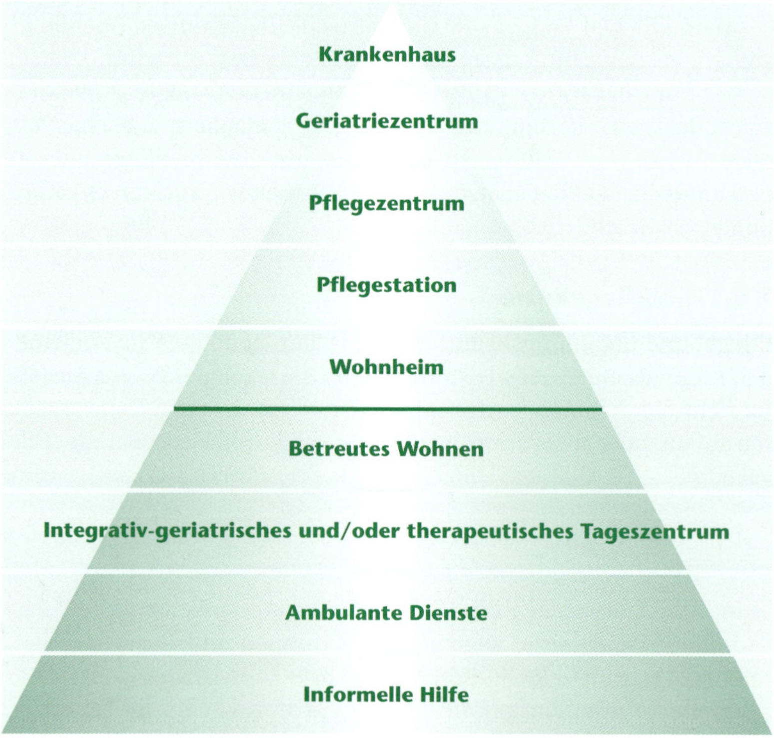

Welche Dienste die KundInnen auch immer in Anspruch nehmen: Entscheidend ist, dass die Pflegekette durchlässig ist. Die verschiedenen Leistungen müssen so aufeinander abgestimmt sein, dass sie ein sinnvolles Ganzes bilden. Um diese Durchlässigkeit zu gewährleisten, müssen die MitarbeiterInnen in den einzelnen Einrichtungen innerhalb der Pflegekette zu Kommunikation, Kooperation und Koordination bereit und fähig sein.

Zum Üben

1. Wann war in Österreich der Durchbruch der Hauskrankenpflege und wer waren die Initiatoren dafür?
2. Welche Angebote gehören neben der Hauskrankenpflege noch zu den extramuralen Diensten?
3. Was ist das Ziel von Hauskrankenpflege und welche Rahmenbedingungen sind dafür nötig?
4. Welche Aufgaben hat die öffentliche Hand zur Umsetzung der Hauskrankenpflege bzw. der extramuralen Dienste?
5. Welche Positionen gibt es zur Wahlfreiheit der Hauskrankenpflege in Österreich?
6. Haben Pflegepersonen unmittelbaren Einfluss auf das Ausmaß und die Qualität von Pflegeangeboten?
7. Von welchen finanziellen Mitteln ist die Inanspruchnahme der Hauskrankenpflege abhängig?
8. Wer ist die größte Berufsgruppe in den extramuralen Diensten?

2 Hauskrankenpflege als Dienstleistung

Um Hauskrankenpflege anbieten und durchführen zu können, sind einschlägige Rahmenbedingungen notwendig. Dazu gehört neben rechtlichen Grundlagen und finanziellen Möglichkeiten vor allem ein gutes Dienstleistungs- und KundInnenverständnis der MitarbeiterInnen in den Organisationen. Fehlt eine dieser Grundlagen, kann Hauskrankenpflege quantitativ und qualitativ nur mangelhaft oder überhaupt nicht angeboten werden. Das Ergebnis sind unzufriedene KundInnen, unzufriedene MitarbeiterInnen und Anbieter, die am „Pflegemarkt" scheitern.

Lernziel

Dieses Kapitel hebt die Bedeutung des Dienstleistungs- und Serviceverständnisses in der Hauskrankenpflege hervor und macht deutlich, dass dieses Verständnis für alle Beteiligten von Nutzen ist.

Anhand der Merkmale von Dienstleistungen können die LeserInnen ihr eigenes Verständnis überprüfen.

Das Bemühen um KundInnenverständnis wird ausgelöst durch die Konkurrenzsituation und die Mündigkeit der KundInnen.

Zunehmend bemüht man sich in der Hauskrankenpflege, Dienstleistungs- und KundInnenverständnis zu entwickeln. Dies hat vor allem zwei Gründe: Zum einen ist unübersehbar, dass durch den kontinuierlichen Zuwachs von Anbietern extramuraler Dienste eine Konkurrenzsituation zwischen den Organisationen entstanden ist. Zum anderen ist zu beobachten, dass sich die KundInnen von dankbaren EmpfängerInnen einer Wohlfahrtsleistung zu kritischen, mündigen KonsumentInnen entwickeln. Sie wollen mitbestimmen, in welcher Art und Weise die Dienste erbracht werden. Sie wollen als emanzipierte PartnerInnen ernst genommen werden und erwarten Information und Beratung. Sie wissen, dass es sich bei einer Dienstleistung nicht um eine Gefälligkeit handelt, sondern um einen Anspruch, den sie durch Kostenbeiträge oder Versicherungsleistungen erworben haben.

Das bedeutet für die Anbieter von Hauskrankenpflege und alle anderen extramuralen Dienste, dass sie lernen müssen, auf die Bedürfnisse und Wünsche der KundInnen zu hören und auf sie einzugehen. Sie müssen vom Anliegen der KundInnen ausgehen und die Leistungen mit ihnen aushandeln. Die Pflegenden sind nicht mehr nur „Durchführende" einzelner Tätigkeiten, sondern zunehmend „BeraterInnen" und „EntscheidungshelferInnen". Sie müssen lernen, Wünsche, Anregungen und Kritik der KundInnen für die Verbesserung und Weiterentwicklung der Dienstleistung zu nutzen und Beschwerden nicht als Bedrohung, sondern als Chance zu verstehen. Anbieter und MitarbeiterInnen sollten kritische KonsumentInnen nicht als „ProblemkundInnen", sondern als „KundInnen mit Problemen" sehen.

Deshalb sind ManagerInnen, und dabei besonders PflegemanagerInnen, gut beraten, sich für das Geschäftsfeld der ambulanten Dienste mit den Möglichkeiten des Beschwerdemanagements auseinanderzusetzen.

Dienstleistungs- und KundInnenverständnis bedeuten, sich intensiv um die Zufriedenheit der KundInnen zu bemühen und die Leistung individuell auf deren Wünsche und Bedürfnisse abzustimmen. Das verbietet den Pflegepersonen, sich mit Äußerungen wie „Dafür bin ich nicht zuständig", „Das mache ich ein anderes Mal", „So etwas wollte noch keiner haben" oder „Ich weiß schon, was gut für Sie ist" aus der Affäre zu ziehen.

Kernaussage

> Pflegende müssen sich klar darüber sein, dass sie mit ihrem Bemühen, KundInnen zufriedenzustellen, die Existenz ihres Arbeitgebers bzw. der Organisation und ihren eigenen Arbeitsplatz sichern. Anbieter, denen es nicht gelingt, eine Servicekultur zu entwickeln und die Dienstleistung an die Wünsche und Bedürfnisse jener Menschen anzupassen, für die sie da sind, können sich am „Pflegemarkt" auf Dauer nicht halten.

Professionell Pflegende sind ein Teil des Dienstleistungssektors, der in den letzten Jahren eine enorme Expansion verzeichnen konnte. Dienstleistungs- und kundInnenorientiertes Handeln setzt für die AkteurInnen in der Hauskrankenpflege grundsätzliches Wissen über die Kriterien qualitätsvoller Arbeit voraus.

2.1 Kriterien einer Dienstleistung

Vom „Dienst am Kunden" wird gesprochen, seit Menschen miteinander Güter getauscht und später zueinander in Handels- und Geschäftsbeziehungen gestanden haben. Der Gedanke des „Dienstes am Kunden" besteht darin, ihn zu umsorgen und ihm zu zeigen, dass seine Wünsche ernst genommen werden.

Das Angebot der verschiedenen Hauskrankenpflege-Organisationen ist in vielen Fällen sehr ähnlich. Die Konkurrenz zwischen den Anbietern liegt daher nicht so sehr in der Vielfalt der Angebote als vielmehr im KundInnenservice. Die Anbieter sind bemüht, den KundInnen ihre Dienstleistungen in einer Weise anzubieten, die sich in der Qualität des Services deutlich von anderen Konkurrenten unterscheidet.

Beispiele

So könnte eine Organisation beispielsweise das Angebot der Hauskrankenpflege durch einen besonderen Service ergänzen, indem sie KundInnen, die aus dem Krankenhaus kommen, kostenlosen Transport und Begleitung durch eine Pflegeperson anbietet.

Andere Organisationen verrechnen für den ersten Hausbesuch, für Beratung und Information oder die Organisation von Pflegebehelfen keine Kosten.

Eine weitere Serviceleistung wäre die Rufbereitschaft rund um die Uhr.

Auf einem Markt mit vielen Konkurrenten, die die gleiche Dienstleistung anbieten, ist KundInnenservice der Schlüssel zum Erfolg. KundInnenservice ist eine zusätzliche Leistung, die die Hauptleistung, z. B. Hauskrankenpflege, zum Nutzen der KundInnen verbessern soll.

Drei Merkmale von Dienstleistungen sind: Immaterialität, Integration des Kunden bzw. der Kundin, gleichzeitige Produktion und Konsumtion.

Dienstleistungen sind durch drei wesentliche Merkmale von Sachleistungen abzugrenzen (vgl. Blonski 1998):

1. **Immaterialität** der angebotenen Leistung („Man kann sich Dienstleistungen nicht auf den Fuß fallen lassen", sagt man in Amerika).
2. **Integration des Kunden/der Kundin**: Der Kunde/die Kundin muss für die Erbringung einer Dienstleistung nicht nur anwesend sein, er/sie wird miteinbezogen und beeinflusst den Ablauf.
3. **Gleichzeitigkeit von Produktion und Konsumtion**: Dienstleistungen wie eine Einreibung werden in dem Augenblick von dem Kunden/der Kundin „verbraucht", in dem sie erbracht werden. Anders als Sachgüter sind sie nicht lagerfähig. „Bei einer pflegerischen Maßnahme handelt es sich somit um eine Dienstleistungsproduktion, die durch die Gegenwart des Kunden (Patienten, Bewohners, Gastes) ausgelöst wird und nicht unabhängig von ihm erbracht werden kann."

Kernaussage

Der Erfolg einer Dienstleistung ist abhängig von Qualität und KundInnenservice. Er ist dann gegeben, wenn die konkreten Wünsche und Erwartungen der KundInnen an die Qualität einer Leistung erfüllt werden.

Die bedeutendsten Erfolgsfaktoren sind (vgl. Blonski 1998):

- **Materielles**: Ausrüstung und Erscheinungsbild des Pflegepersonals wie Fahrzeuge, Dienstkleidung, Pflegeutensilien
- **Zuverlässigkeit**: präzise, zuverlässige Erbringung der Leistung auf der Basis der Vereinbarung zwischen den KundInnen und der Organisation
- **Entgegenkommen**: eine prompte Bedienung und Reaktion auf Wünsche, Beschwerden und Anregungen; Achtung für die Eigenständigkeit und das Selbstwertgefühl der KundInnen

- **Kompetenz**: pflegerisches Fachwissen und Professionalität in der Durchführung der Leistung
- **Vertrauenswürdigkeit**: Glaubwürdigkeit und Ehrlichkeit der MitarbeiterInnen, keine falschen Versprechungen, Mut zur Lücke, Eingestehen von Fehlern
- **Sicherheit**: Vermeiden von Situationen und Eindrücken, die Gefahren und Risiken befürchten lassen bzw. das Vertrauen und das Gefühl der Geborgenheit mindern
- **Kommunikation**: aktives Zuhören, Information in einer für die KundInnen verständlichen Sprache
- **KundenInnenverständnis**: Bemühen um die Kenntnis der KundInnen und ihrer Bedürfnisse; Zeigen von Empathie (Einfühlungsvermögen) in allen Situationen, insbesondere in Prozessen der Sorge, Trauer und Verzweiflung

An diesen Faktoren können sich Organisationen und MitarbeiterInnen bei der Entwicklung ihrer Servicekultur orientieren. Eine solche ist unabdingbar, wenn Organisationen bestehen bleiben, MitarbeiterInnen ihren Arbeitsplatz sichern und das Image ihres Berufes verbessern wollen. Gleichgültigkeit, Muffigkeit und barsche Reaktionen vonseiten der KundInnen sollten mit Freundlichkeit und Entgegenkommen beantwortet werden.

Beispiel 1: die falsche Einstellung in der Pflege

Im Sommer 1997 liegt Walter Berg, von den Qualen eines metastasierenden Krebsleidens gezeichnet, auf der onkologischen Abteilung eines Krankenhauses seiner Heimatstadt. Da sich der Patient nach seiner Aufnahme infolge einer Erhöhung der Morphindosis fast ständig in schläfrigem Zustand befindet, wendet sich seine Frau an eine Krankenschwester der Station. Sie bittet darum, eine Herabsetzung der Dosis auf ein Maß zu veranlassen, bei dem ihr Mann zwar schmerzfrei bleiben, aber nicht permanent vor sich hindösen würde. Im gegenwärtigen Zustand sei für den Schwerstkranken keinerlei Lebensqualität mehr gegeben. Dem Ersuchen der besorgten Ehefrau begegnet die Schwester mit den Worten: „Das ist doch nicht so schlimm. Wer schläft, sündigt nicht!“

Beispiel 2: die richtige Einstellung in der Wirtschaft

„‚ZUR GEFÄLLIGEN BEACHTUNG: Ich betrachte einen Verkauf erst als abgeschlossen, wenn die Artikel vollständig abgetragen und die Kunden immer noch zufrieden sind. Unser Dank gilt allen, die uns nicht vollständig zufrieden stellende Ware zurücksenden. Sollten Sie, verehrte Leser dieser Erklärung, jemanden kennen, den unsere Ware nicht zufrieden stellt, so wollen Sie bitte die Güte haben, mich davon in Kenntnis zu setzen. Nichts liegt uns mehr am Herzen als zufriedene Kundschaft.‘

Man stelle sich eine ähnlich lautende Erklärung einmal im Werbeprospekt eines ambulanten Pflegedienstes vor, der seine Vertragserfüllung erst dann als abgeschlossen ansieht, wenn sämtliche Leistungen/Leistungsbestandteile zur vollkommenen Zufriedenheit des Kunden erbracht sind!“ (Blonski 1998, S. 30; Harald Blonski hat sein Buch Walter Berg gewidmet.)

2.2 Begriffe: PatientInnen – KlientInnen – KundInnen

PatientInnen, KlientInnen, KundInnen, Gäste, BesucherInnen, BewohnerInnen, NutzerInnen, HilfeempfängerInnen, Hilfsbedürftige, Pflegebedürftige ... – ein nicht enden wollendes Gewirr von Bezeichnungen für Menschen, die Pflege und Betreuung, Therapie und medizinische Behandlung in Anspruch nehmen. Viele Jahre wurde der Bezeichnung für KundInnen keine besondere Bedeutung beigemessen. Heute weiß man, dass die verwendeten Begriffe der Ausdruck für die Geisteshaltung in einer Einrichtung sind.

Dem Krankenhaus werden Prestige und Macht zugeschrieben.

Viele teilstationäre und extramurale Einrichtungen empfanden und empfinden das Krankenhaus als die Einrichtung mit dem höchsten Image und Prestige, der meisten Macht über die „PatientInnen“ und dem größten politischen Einfluss im Gesundheitswesen. Aus dem Wunsch, mit dem Krankenhaus gleichzuziehen, wurden Annäherungen gesucht. Obwohl sich die „PatientInnen“, also die KundInnen im Spital, in ihrer Bedürfnislage wesentlich von jenen im außerstationären Bereich unterscheiden, nennen viele der teilstationären und extramuralen Einrichtungen die KundInnen „PatientInnen“. Dies kommt auch der Überheblichkeit so mancher Pflegeperson entgegen, die sich leichter damit tut, abhängige „PatientInnen“ zu betreuen, als selbstständige KundInnen erfolgreich zu unterstützen.

Kernaussage

Der Fortschritt in der Entwicklung von Dienstleistungs- und KundInnenverständnis hat in den letzten Jahren in den extramuralen Diensten zu einem Umdenken geführt. Organisationen, die ihre Haltung, ihre Werte und ihr Pflegeverständnis überprüft und auf eine professionelle Dienstleistungsbasis gestellt haben, verwenden heute die Begriffe „KlientInnen“ und „KundInnen“.

In Krankenhäusern, Tageskliniken, Arztpraxen, Ambulatorien und therapeutischen Einrichtungen spricht man nach wie vor von „PatientInnen“. In geriatrischen Tageszentren werden die Begriffe „BesucherInnen“ und „Gäste“ verwendet, und in den extramuralen Diensten setzen sich langsam die „KundInnen“ durch. In Seniorenwohn- oder Pflegeheimen spricht man von „BewohnerInnen“ (und nicht mehr von „Insassen“ wie in Strafanstalten).

Die Begriffe „HilfeempfängerInnen“, „Hilfsbedürftige“ und „Pflegebedürftige“ sind in der Pflege und Betreuung überholt. Sie drücken gönnerhafte Zuwendung, Abhängigkeit, Ohnmacht und nicht Selbstbestimmung, Leistungsanspruch und Partizipation aus. Eine alternative und sprachlich humanere Beschreibung wäre der Begriff „pflege- und betreuungsbedürftige Menschen“. (In Deutschland wird daneben der dort klassische Begriff der „NutzerInnen“ verwendet.)

2.3 Dienstleistungsverständnis, KundInnenorientierung, Beschwerdemanagement

Lernziel

Ziel dieses Kapitels ist es, Pflegepersonen in der Hauskrankenpflege einige grundsätzliche Anregungen zu geben, die sie dabei unterstützen, ihre Pflegearbeit als Dienstleistung zu erkennen, die von ihnen gepflegten Menschen als KundInnen zu verstehen und Kritik oder Beschwerden als Chance für ihre persönliche Professionalisierung zu nutzen.

2.3.1 Dienstleistungsverständnis

Hauskrankenpflege als persönliche Dienstleistung zu akzeptieren, ähnlich anderer kommerzieller Dienstleistungen, wie die von FriseurInnen oder KosmetikerInnen, fällt den meisten Pflegepersonen noch schwer. Es ist unbestritten, dass Pflegearbeit einige unvergleichbare Aspekte, wie Intimität, Privatsphäre, Abhängigkeit, Hilflosigkeit oder Macht und Ohnmacht, mit sich bringt. Gerade wegen der außergewöhnlich hohen Sensibilität, die die Durchführung von Pflegetätigkeiten erfordert, benötigen Pflegepersonen ein sehr hohes Maß an KundInnenorientierung.

Ein weiterer Grund für die kundInnenorientierte Entwicklung der Dienstleistung „Hauskrankenpflege“ ist, dass, im Gegensatz zu abhängigen und überwiegend fremdbestimmten Menschen in Krankenhäusern oder Pflegeheimen, die HauskrankenpflegekundInnen den Anbieter jederzeit wechseln können. Die Hauskrankenpflegeanbieter werden laufend mehr, und die Entscheidung für einen anderen Anbieter bleibt für die KundInnen ohne negative Konsequenzen.

2.3.2 KundInnen

KundInnen erwarten Information, Vertrauen und wenig verschiedene Pflegepersonen.

Erschwert wird die Pflege- bzw. Dienstleistungssituation dadurch, dass unterschiedliche Gefühle, Ansprüche und Einstellungen der KundInnen auf unterschiedliche Pflegepersonen treffen. Es ist verständlich, dass KundInnen von kompetenten MitarbeiterInnen gepflegt werden möchten und den Anspruch haben, dass diese ihnen möglichst viele Probleme abnehmen und die häufigen Hausbesuche immer von der gleichen Pflegeperson durchgeführt werden. In der Regel ist dies ein unerfüllbarer, aber durchaus verständlicher Wunsch, wenn man bedenkt, dass wir den Friseurbesuch nach Möglichkeit auch verschieben, wenn die vertraute Friseurin krank oder auf Urlaub ist.

Das Ziel der KonsumentInnen von persönlichen Dienstleistungen ist es, ein Vertrauen zu der Pflegeperson bzw. dem/der DienstleistungspartnerIn aufzubauen. Vertrauen ist eine Voraussetzung für den gelungenen Pflege- bzw. Dienstleistungsprozess, für die langfristige KundInnenbeziehung zur Pflegeperson und für die KundInnenbindung an den Hauskrankenpflegeanbieter.

Die PflegekundInnen haben großen Informationsbedarf. Die Häufigkeit der Inanspruchnahme und die Erfahrung mit ambulanten Pflegeleistungen haben wesentlichen Einfluss auf das Verhalten der KundInnen. Ihre Erfahrungen werden durch frühere Enttäuschungen oder besorgniserregende Mundpropaganda beeinflusst. Erschwerend kommt beim Konsum von Pflegeleistungen hinzu, dass die Preisgestaltung von den KundInnen nicht immer nachvollzogen werden kann. Für die Pflegepersonen ergibt sich in der Leistungserbringung auch die Schwierigkeit, dass die Erwartungen hinsichtlich der Leistungsqualität und deren konkreten Nutzen bei jedem Menschen unterschiedlich sind.

2.3.3 Konkurrenz

Die Einzigartigkeit der Pflegeleistung entsteht dadurch, „wie" die Leistung erbracht wird.

Viele Hauskrankenpflegeanbieter befinden sich in der Situation eines Pflegemarktes, der durch zunehmenden Wettbewerb mit gesättigter Nachfrage gekennzeichnet ist. Jedes Unternehmen benötigt aber eine „kritische Masse", also eine bestimmte Anzahl von KundInnen und Hausbesuchen, um den Betrieb wirtschaftlich ausgeglichen führen zu können. Um sich von Konkurrenten unterscheiden zu können, reicht es nicht, die gleichen Leistungen anzubieten, denn das setzen die PflegekundInnen als selbstverständlich voraus. Das Besondere oder die Einzigartigkeit einer Pflegeleistung entsteht dadurch, wie die Leistung erbracht und die Tätigkeit durchgeführt wird.

2.3.4 Kosten

Niedrige Servicequalität und KundInnenbeschwerden machen die Pflegeleistung teurer.

Immer wieder hört man von GeschäftsführerInnen und PflegemanagerInnen ambulanter Pflegedienste, dass eine Erweiterung von Pflegeleistungen durch Serviceangebote, wie spezielle Beratungsleistungen, die Anwendung von spezifischen Methoden (Validation) und Notrufsystemen oder die Verbesserung der Pflegequalität, zu teuer sei. Es wird auch geklagt, dass PflegekundInnen zusätzliche Serviceleistungen nicht oder nur sehr schwer annehmen und bezahlen möchten.

Diese Aussagen scheinen logisch und führen zur Überzeugung, dass sich Servicequalität nicht lohnt, da KundInnen nicht bereit sind, für gute Leistung zu bezahlen. Demnach gibt es für einen Hauskrankenpflegeanbieter keinen wirtschaftlichen Anreiz, die Dienstleistungsqualität oder den Service weiterzuentwickeln.

Dem gegenüber stehen zahlreiche Beweise, dass nicht zu hohe, sondern zu niedrige Servicequalität zusätzliche Kosten verursacht. Tatsächliche Kostenprobleme werden nicht durch eine verbesserte Leistungsqualität, sondern durch unnötig schlechte Qualität verursacht, da laufend Fehlerursachen gesucht und bei steigenden KundInnenbeschwerden Probleme beseitigt werden müssen.

2.3.5 Pflegepersonen

Bei Pflegeanbietern stellt die Zahl, die fachliche und persönliche Kompetenz der MitarbeiterInnen den wichtigsten Erfolgsfaktor dar. Bewertet wird der unmittelbare Kontakt der Pflegeperson mit den HauskrankenpflegekundInnen zum Zeitpunkt der Pflegeproduktion – das ist die Zeit der Vorbereitung, Durchführung und Nachbereitung aller Pflegehandlungen. Die MitarbeiterInnen sind damit die zentrale Gruppe, auf die sich Qualitätsziele und die Marketinganstrengungen der Hauskrankenpflegebetriebe konzentrieren. Es gehört zu den wichtigsten Aufgaben der Anbieter, den MitarbeiterInnen das Selbstverständnis und die Ziele des Unternehmens deutlich zu machen. Die Pflegepersonen müssen lernen, die Anliegen des Unternehmens in ihrer Arbeit mit den PflegekundInnen umzusetzen.

2.3.6 KundInnenorientierung

KundInnenorientiertes Verhalten von Pflegepersonen ist nicht nur auf die Abwicklung von Tätigkeiten, sondern bedürfnisorientiert auf die KundInnen ausgerichtet. Eine Pflegehandlung nicht nur technisch korrekt, z. B. das Verabreichen einer Injektion, sondern auch kundInnenorientiert durchzuführen, ist besonders bei Tätigkeiten schwierig, die aufgrund ihrer Häufigkeit zur Gewohnheit führen.

Pflegeleistungen werden, wie alle Dienstleistungen, von Menschen an Menschen erbracht, und daraus ergibt sich, dass MitarbeiterInnen ständig ein optimales Verhalten gegenüber den PflegekundInnen zeigen müssten. KundInnen und Arbeitgeber erwarten sich, dass MitarbeiterInnen permanent leistungsbereit sind und unabhängig von ihrer persönlichen Situation optimale Arbeitsqualität erbringen. Dabei handelt es sich um hohe und kaum realisierbare Ansprüche. Aus diesem Grund bieten viele Pflegeunternehmen den MitarbeiterInnen persönliche Unterstützungen in Form von Supervisionen oder Coaching an.

Pflegepersonen, die die Bedeutung von KundInnenorientierung verstehen, greifen in der Regel gerne auf diese Angebote zurück.

KundInnenorientierung ist die Beziehung zwischen KundInnen, Unternehmen und MitarbeiterInnen.

Unter KundInnenorientierung darf also die Beziehung zwischen KundInnen und Unternehmen verstanden werden. Diese Beziehung zu verwirklichen, ist nur möglich, wenn MitarbeiterInnen die Erfüllung der Wünsche und Anliegen der KundInnen zu ihrem vorrangigen Ziel machen. Ein kundInnenorientiertes Hauskrankenpflegeunternehmen wird sich um hohe Servicequalität, professionelles Beschwerdemanagement, die Erfüllung von Sonderwünschen und MitarbeiterInnenmotivation bemühen. KundInnenorientierung bedingt eine definierte Dienstleistungsqualität, Flexibilität in der Leistungserbringung, Informations- und Beratungsqualität durch die Pflegepersonen, offenes Informationsverhalten gegenüber PflegekundInnen und ihren Angehörigen sowie die Offenheit für Anregungen von MitarbeiterInnen und KundInnen.

Die Beziehung von PflegekundInnen, die vom Hauskrankenpflegeanbieter bereits gewonnen wurden, kann sich in zwei Richtungen entwickeln: Gelingt es dem Anbieter und den Pflegepersonen, die KundInnen dauerhaft zufriedenzustellen, wird das Vertrauensverhältnis intensiver. Die KundInnen nehmen eher zusätzliche Angebote des Anbieters in Anspruch, ohne Konkurrenzangebote zu berücksichtigen, und empfehlen den Anbieter an Freunde und Bekannte weiter. Entwickelt sich jedoch die KundInnenbeziehung in die entgegengesetzte Richtung und die KundInnen fühlen sich unverstanden, unangemessen betreut oder vermissen die erwartete Flexibilität, äußern sie ihre Enttäuschung und ihren Unmut in Form von Beschwerden. Beschwerdesituationen zeigen besonders deutlich, in welchem Ausmaß der Hauskrankenpflegeanbieter die KundInnenorientierung im Unternehmen entwickelt hat. Gelingt es, die Beschwerdeursache bzw. das Problem sachlich und in einer für die KundInnen annehmbaren Zeitspanne zu lösen, können die KundInnenbeziehung und die Vertrauensbasis wiederhergestellt werden. Ein aktives Beschwerdemanagement ist ein unverzichtbares Element der KundInnenorientierung.

2.3.7 Beschwerdemanagement

Es gibt unterschiedliche Auffassungen darüber, was zu einer Beschwerde zählt und was nicht. Wenn sich PflegekundInnen an den Anbieter wenden, können die Anliegen vielfältig sein. Beispielsweise teilt ein Kunde in der Sozialstation mit, dass er für das Wochenende die Hauskrankenpflege abbestellt, da er eine Angehörige besucht. In diesem Zusammenhang erwähnt er, dass die Schwester offensichtlich sehr viel Arbeit hat, da sie die Pflegezeiten nur selten einhalten kann.

Es entsteht der Eindruck, dass der Kunde nicht verärgert ist, sondern nur über eine Änderung der benötigten Hauskrankenpflegeeinsätze informieren will. Die Leiterin der Sozialstation misst der Aussage des Kunden hinsichtlich der nicht eingehaltenen Pflegezeiten keine besondere

Bedeutung bei. Sie empfindet sie als nicht gravierend und meint, dass der Kunde nicht ausdrücklich erklärt hätte, dass er sich beschweren möchte.

Unabhängig von der Auffassung der Leiterin ist aber entscheidend, dass der Kunde eine Unzulänglichkeit geäußert hat, und es ist anzunehmen, dass sich seine Zufriedenheit mit der Leistungserbringung bereits deutlich vermindert hat. Ausschlaggebend im Beschwerdemanagement ist das subjektive Empfinden des Kunden/der Kundin. Deshalb ist es ratsam, zwischen ausgesprochenen und unausgesprochenen Beschwerden zu unterscheiden und beide in eine Art „Beschwerdepool" aufzunehmen. Gerade die nicht direkt ausgesprochenen Beschwerden können für einen Bruch in der KundInnenbeziehung bedeutend werden.

Weiters sollte vermieden werden, zwischen berechtigten und unberechtigten Beschwerden zu differenzieren. Unberechtigte Beschwerden werden häufig dann erlebt, wenn die KundInnen unerfüllbare Forderungen stellen, z. B. Hausbesuche außerhalb der regulären Geschäftszeiten, weniger Pflegepersonen oder mehr Serviceleistungen, wie ein kostenloser Fahrtendienst in das Tageszentrum. In diesen Fällen ist es hilfreich, zwischen dem Beschwerdegrund und einer Forderung zu unterscheiden. Ob Forderungen erfüllt werden können, muss im Einzelfall entschieden werden. Es könnte sein, dass sich der Kunde aus dem oben angeführten Beispiel heftig über die nicht eingehaltenen Pflegezeiten beschwert und als Entschädigung einen generellen kostenlosen Fahrtendienst in das Tageszentrum fordert. Die Beschwerde über die nicht eingehaltenen Pflegezeiten wäre absolut in Ordnung, aber die Forderung des generellen kostenlosen Fahrtendienstes wäre überzogen.

Inwieweit Forderungen, die aus Beschwerden resultieren, erfüllt werden, hängt von den Möglichkeiten des Anbieters, der KundInnenwertigkeit und der Art der Forderung ab. Für das oben genannte Beispiel könnte das bedeuten, dass der Anbieter dem Kunden ein oder zwei Freifahrten zum Tageszentrum offeriert, da eine sehr lange KundInnenbeziehung besteht, die zu verlieren eine spürbare finanzielle Einbuße bedeuten würde und eine negative Mundpropaganda erwarten ließe.

Beschwerdemanagement bedeutet KundInnenzufriedenheit und KundInnenbindung.

Dieses Beispiel kann auch das Ziel von Beschwerdemanagement verdeutlichen. Beschwerdemanagement dient der Schaffung oder Wiederherstellung von KundInnenzufriedenheit. Nur zufriedene KundInnen binden sich an ein Unternehmen, und sie tun es dann, wenn sie das Gefühl haben, grundsätzlich beim richtigen Pflegeanbieter zu sein. Beschwerdemanagement führt zu den intensivsten KundInnenbindungen.

Ein Grund dafür sind jene Personen, die Beschwerden persönlich von den KundInnen annehmen und das Problem lösen. In den ambulanten Diensten betrifft das überwiegend das Leitungspersonal, z. B. die Leitung einer Sozialstation oder eine Bezugspflegeperson. Die KundInnen stützen sich auf diesen persönlichen Kontakt und denken, dass sie bei weiteren Problemen eine Person haben, die sie bereits kennen und an die sie sich wieder wenden können. Würden sie den Anbieter wechseln, dann verlieren sie auch den/die „BeschwerdebearbeiterIn".

Ein weiterer wichtiger Aspekt des Beschwerdemanagements ist die Reaktionszeit auf eine Beschwerde. Häufig werden in Pflege- und Betreuungsteams bereits angestrengt Problemlösungen gesucht und beraten, aber die KundInnen wissen davon nichts. Sie nehmen an, dass nichts unternommen wird, und fühlen sich nicht ernst genommen. Es ist wichtig, dass die PflegekundInnen eine möglichst rasche Reaktion auf ihre Beschwerde erhalten.

Die meisten KundInnen verzichten darauf, sich zu beklagen, und wenn sie sich zu einer Beschwerde durchringen, dann handelt es sich primär um objektive Gründe. Der Ersatz für eine zerbrochene Blumenvase wird leichter und eher eingefordert als der Austausch der unfreundlich empfundenen Pflegeperson. Nun ist es leichter, eine Blumenvase zu ersetzen, als eine Änderung des Verhaltens der MitarbeiterInnen zu beeinflussen. Letzteres zählt allerdings zu den bedeutenden Fällen, denn wenn KundInnen ihre Beschwerden nicht einbringen, dann werden sie ihre negativen Eindrücke an Dritte weiterberichten (Freunde, Verwandte etc.). Negative Erlebnisse haben einen wesentlich höheren Sensationscharakter als positive. Das bedeutet nicht nur, dass das Image des Anbieters Schaden nimmt, sondern auch, dass sich PflegekundInnen in diesen Situationen zurückziehen und sich sehr leicht für den Wechsel zu einem anderen Anbieter entscheiden.

Um den Rückzug der KundInnen zu verhindern, muss es ihnen einfach gemacht werden, ihre Beschwerden auszusprechen. Dazu gehört u. a.:

- eine/n AnsprechpartnerIn für die Annahme und Bearbeitung von Beschwerden namhaft zu machen,
- die KundInnen verständlich und wiederholt über die mündlichen und schriftlichen Beschwerdemöglichkeiten zu informieren,
- alle Pflege- und Betreuungspersonen für KundInnenwünsche, -anliegen und -stimmungen zu sensibilisieren,
- die Durchführung schriftlicher, mündlicher und/oder telefonischer KundInnenbefragungen.

Beschwerden sind für Hauskrankenpflegeanbieter Chance und Geschenk gleichermaßen. Die Pflegeanbieter haben die Chance, KundInnenbeziehungen wiederherzustellen und die KundInnenbindung zu festigen. Dafür erhalten sie von den PflegekundInnen als Geschenk kostenlose Informationen, die sie in der Entwicklung der Leistungs- und Servicequalität konkret unterstützen können.

2.4 Nutzen der Dienstleistung Hauskrankenpflege

Der Nutzen von Hauskrankenpflege schlägt sich primär auf der Ebene der KundInnen und ihrer Angehörigen nieder. Auf der Ebene der Anbieter sind es die Organisationen selbst und deren MitarbeiterInnen, die durch ihr umfassendes Leistungsangebot einen Marktvorteil haben. Darüber hinaus nützt die Hauskrankenpflege den politisch Verantwortlichen in den Ländern und Gemeinden sowie den Sozialversicherungsträgern.

2.4.1 Nutzen für KundInnen und Angehörige

KonsumentInnen von Hauskrankenpflege können ihr Leben zu Hause weiterführen, wodurch einerseits ihr Wohlbefinden und ihre Gesundheit gesteigert und andererseits die Angehörigen entlastet werden.

KundInnen, die Hauskrankenpflege konsumieren, können trotz ihrer Behinderung, Krankheit oder altersbedingten Einschränkungen ihr Leben zu Hause weiterführen. Sie haben die Möglichkeit, in ihren vertrauten Räumen zu leben, ihre persönlichen Güter des täglichen Gebrauchs zu verwenden, ihre eigene Kleidung zu tragen, ihre sozialen Kontakte zu pflegen bzw. aufrechtzuerhalten u. v. m.

Nach Krankenhausaufenthalten erhalten sie die fachlich angemessene pflegerische Nachsorge und können dadurch einer neuerlichen Spitalsaufnahme entgegenwirken. Die „eigenen vier Wände" geben Sicherheit und Wohlbefinden und beschleunigen den Genesungsprozess oder die Stabilisierung der Gesundheitssituation. Daheim zu leben, vermittelt das Gefühl, ein Mitglied der Gesellschaft zu sein und nicht Teil einer Randgruppe.

Hauskrankenpflege bietet Angehörigen – insbesondere pflegenden Angehörigen – Entlastung in ihrer Pflegearbeit und in ihrer Verantwortung für die KundInnen. Sie können ohne Gewissenskonflikte in regelmäßigen Abständen pausieren und finden in allen Pflegesituationen Information und Beratung durch professionell Pflegende. Pflege- und Betreuungsaufgaben mit Pflegepersonen teilen zu können, reduziert den Alltagsstress sowie die körperliche und psychische Belastung der Angehörigen und ermöglicht ihnen, ihr persönliches soziales Leben zu pflegen. Diese Faktoren unterstützen eine entspannte Pflegesituation.

PflegekundInnen bezahlen eine Dienstleistung, um ihren pflegenden Angehörigen Ruhepausen und Entspannung zu ermöglichen. Die Angehörigen können dadurch eventuell andere Dienstleistungen wie Wellness, Sport, Kur oder Reisen konsumieren. Sie können diese Entspannungsangebote genießen, ohne zu denken, dass sie dankbar sein müssen oder in der Schuld von anderen Menschen stehen, wie Freiwilligen, NachbarInnen oder anderen Familienangehörigen.

2.4.2 Nutzen für Anbieter und MitarbeiterInnen

Anbieter extramuraler Dienste, die Hauskrankenpflege in ihrem Dienstleistungspaket führen, haben den Vorteil, KundInnen umfassend betreuen zu können. KundInnen, die bereits andere soziale Dienste, wie Essen auf Rädern oder Heimhilfe, in Anspruch nehmen und deren Gesundheitszustand sich verschlechtert, können auch gepflegt werden, ohne zusätzlich eine andere Organisation suchen zu müssen.

Ein Dienstleistungspaket, das Hauskrankenpflege inkludiert, bringt den Anbietern Marktvorteile und verhilft ihnen zu einem besseren

Image. KundInnen, Angehörige sowie Informations- und Koordinationsstellen entscheiden sich eher für Organisationen, die ein ganzheitliches Angebot führen. Die Vorteile zeigen sich in einem geringeren Koordinations- und Administrationsaufwand für Einrichtungen, die KundInnen an Organisationen vermitteln, z. B. Gesundheits- und Sozialsprengel oder Soziale Stützpunkte, aber auch für die Organisationen selbst, denen ebenfalls der Aufwand der Kooperation mit anderen Anbietern erspart bleibt.

Das Arbeiten im Team erhöht die Dienstleistungsqualität, und KundInnen können so von möglichst wenig verschiedenen Personen betreut werden.

Organisationen, die MitarbeiterInnen der sozialen Dienste und der Hauskrankenpflege in Teams zusammenführen, erhöhen ihre Dienstleistungsqualität. Sie verkürzen die Informationswege, z. B. durch interdisziplinäre Teambesprechungen oder eine gemeinsame Dokumentation. Teamstrukturen können helfen, die Anzahl der Pflege- und Betreuungspersonen bei den KundInnen zu reduzieren. Letzteres verringert nicht nur den administrativen Aufwand, sondern kommt auch dem Wunsch der KundInnen entgegen, von so wenig verschiedenen Personen wie irgend möglich betreut zu werden.

Ein ganzheitliches bzw. integratives Leistungspaket macht eine Organisation nicht nur konkurrenzfähiger gegenüber anderen Anbietern, es ist im Regelfall auch die Voraussetzung, um ein Vertragspartner von finanzierenden Einrichtungen wie Ländern, Gemeinden und Sozialversicherungsträgern zu werden.

Für Pflegepersonen bietet die Hauskrankenpflege eine herausfordernde Berufsmöglichkeit und die Chance, der Pflege durch unabhängiges, eigenverantwortliches, fachliches und kundInnenorientiertes Handeln zu einer neuen Form der Professionalität zu verhelfen.

2.4.3 Nutzen für Medizin, Pflege und Therapie

Hauskrankenpflege ist ein „Brückenbauer“ zu den Disziplinen und Dienstleistungen, die mit Krankheit und Behinderung untrennbar verbunden sind. Dazu gehören vor allem die Medizin, die stationäre Pflege sowie therapeutische Leistungen.

Die ProfessionistInnen der genannten Disziplinen finden in den HauskrankenpflegeexpertInnen kompetente PartnerInnen, die den Vorteil haben, durch ihre Pflegetätigkeit aktiv in den Lebensalltag der KundInnen eingebunden zu sein. Dadurch haben sie die Möglichkeit, die Wirkung und Realisierbarkeit medizinischer und therapeutischer Maßnahmen im Alltagsleben der KundInnen zu beobachten. Ferner können sie im Rahmen ihrer Berufskompetenzen die empfohlenen Maßnahmen anderer ProfessionistInnen durchführen oder die KundInnen anleitend unterstützen. Ein gelungener Transfer und eine kontinuierliche Weiterführung von Gesundheitsmaßnahmen aus anderen Disziplinen sind die Voraussetzung für deren Wirksamkeit. Letztlich ist die Wirkung der Gradmesser für jeden Erfolg. Mit dem Wissen und den Erfahrungen der HauskrankenpflegeexpertInnen über Verhalten, Belastbarkeit und das Leben der KundInnen können multidisziplinär maßgeschneiderte und realisierbare Therapie- bzw. Maßnahmenpakete geschnürt werden. Hauskrankenpflege als Kooperationspartner bietet den KundInnen die Chance auf ganzheitliche und integrative Leistungspakete.

Auch die niedergelassenen ÄrztInnen und FachärztInnen erfahren Sicherheit und Entlastung durch die HauskrankenpflegeexpertInnen, die medizinisch-pflegerische Tätigkeiten zu Hause übernehmen können. Dadurch werden die Praxen bzw. ÄrztInnen entlastet, den KundInnen bleiben Arztwege erspart – und alle haben die Sicherheit der fachlichen Pflege und medizinischen Behandlung.

2.4.4 Nutzen für Politik und Sozialversicherungen

Erfüllung des Gesetzesauftrags

Die Länder haben sich mit der 1993 in Kraft getretenen Pflegevorsorge dazu verpflichtet, pflegebedürftigen Menschen trotz ihrer Einschränkungen eine selbstbestimmte und bedürfnisorientierte Lebensführung zu ermöglichen. Das System der Pflegevorsorge sieht eine Kombination von Geld- und Sachleistungen vor. Mit dem Pflegegeld können die notwendigen Leistungen in der Regel nicht kostendeckend finanziert werden, vor allem bei höherer Pflegebedürftigkeit. Mit den Geldleistungen haben die KundInnen die Möglichkeit, frei zu entscheiden, welche Dienstleistungen sie kaufen und konsumieren wollen. Welche Kaufprioritäten die KundInnen setzen, ist abhängig von ihrer gesamten Einkommenssituation, von anderen vorhandenen Hilfen und von ihren persönlichen Wertvorstellungen.

Die Länder haben unter anderem die Verantwortung übernommen, ein flächendeckendes, dezentrales, qualitäts- und bedarfsgerechtes Angebot an extramuralen Diensten einschließlich der Hauskrankenpflege sicherzustellen. Demnach sind vorhandene und in Entwicklung stehende Hauskrankenpflege-Angebote für die verantwortlichen PolitikerInnen in den Bundesländern eine Unterstützung, um ihren gesetzlichen Verpflichtungen nachzukommen.

Kostenreduzierung im Krankenhaus

Krankenhausträger und Sozialversicherungen können durch die Hauskrankenpflege Kosten minimieren, denn die Weiterführung der Pflege zu Hause trägt dazu bei, dass KundInnen das Krankenhaus früher verlassen können. Das Krankenanstaltengesetz sieht vor, dass KundInnen, die einer medizinischen oder pflegerischen Nachbetreuung bedürfen, erst dann aus dem Krankenhaus entlassen werden können, wenn diese weiterführende Versorgung gewährleistet ist. Das 1997 österreichweit eingeführte Leistungsorientierte Krankenanstaltenfinanzierungssystem (LKF) zwingt die Spitalsträger allerdings, ihre PatientInnen so rasch wie möglich zu entlassen.

Wenn die Pflege zu Hause gesichert ist, können PatientInnen das Krankenhaus früher verlassen.

KundInnen, deren Nachsorgebedarf nicht angemessen gedeckt ist, können nicht entsprechend gesunden. Sie sind in Gefahr, erneut akut zu erkranken und wieder in das Krankenhaus eingeliefert zu werden („Drehtüreffekt"). Objektiv betrachtet, ist jeder „Drehtüreffekt" eine erfolglose medizinische Behandlung. Dies ist nicht nur für die KundInnen äußerst unangenehm und schmerzhaft, sondern schadet auch den Krankenhausträgern und den Sozialversicherungen wirtschaftlich.

Eine weitere wirtschaftliche Entlastung für die Sozialversicherungen, die vielfach unterschätzt wird, bringt die Hauskrankenpflege langzeitchronisch kranker Menschen. Medizinische Tätigkeiten wie die Verabreichung von Injektionen, Verbandswechsel oder diverse diagnostische Maßnahmen, wie z. B. Blutzuckerkontrollen, werden von den Sozialversicherungen nur dann finanziert, wenn sie durch den Arzt/die Ärztin, nicht aber, wenn sie durch eine Pflegeperson erbracht werden (Ausnahme: Medizinische Hauskrankenpflege). In diesem Fall zahlen die KundInnen selbst zumindest einen Kostenbeitrag.

Zum Üben

1. Wovon ist der Erfolg einer Dienstleistung abhängig?
2. Was bedeutet Beschwerdenmanagement?
3. Was ist der Nutzen der Hauskrankenpflege aus verschiedenen Perspektiven?

3 Organisation der Hauskrankenpflege

Lernziel

In diesem Kapitel wird das Prinzip „Alles aus einer Hand“ erklärt. Weiters werden die Bedeutung der Kooperation und Koordination für die KundInnen und die Anforderungen für die Berufsgruppen erläutert und darüber hinaus exemplarisch bekannte und bewährte Organisationsmodelle in Österreich und Deutschland umrissen.

Die beschriebenen Organisationsmodelle sind als Konzepte und Modellentwürfe zu verstehen, die in der Praxis in verschiedenen Formen umgesetzt sind.

3.1 Das Prinzip „Alles aus einer Hand"

Der/die KundIn soll verschiedene Dienstleistungen von einer Organisation erhalten können. Das ist schwierig zu verwirklichen.

Hinter dem Prinzip „Alles aus einer Hand“ steht die Absicht, dass KundInnen, die mehr als eine Dienstleistung benötigen, diese von einer einzigen Organisation erhalten können. In der Realität lässt sich dieses Anliegen nur sehr eingeschränkt verwirklichen. Die meisten Organisationen können ausschließlich Pflege- und soziale Dienste, aber keine therapeutischen und medizinischen Dienste anbieten. Bei steigender Pflegebedürftigkeit haben die KundInnen keine andere Wahl, als auf verschiedene Einrichtungen zurückzugreifen, wie therapeutische Institute, medizinische Einrichtungen, Krankenhäuser oder die niedergelassenen ÄrztInnen.

Drei Vorteile von „Alles aus einer Hand“ sind: Erleichterung für die KundInnen, geringerer administrativer Aufwand der Organisationen und die Reduzierung von Fehlerquellen.

Es gibt drei Hauptgründe, warum die KundInnen, die Organisationen und die Finanziers – Bund, Länder und Gemeinden – Interesse daran haben, dass möglichst viele Leistungen aus einer Hand angeboten werden können:

- Für KundInnen, die sich aufgrund ihrer eingeschränkten Gesundheitssituation ohnehin in einer beschwerlichen Lebenssituation befinden, ist es sehr mühsam, über verschiedene Einrichtungen das für sie passende Leistungspaket zu schnüren.
- Den Organisationen entsteht zusätzlicher zeitlicher und administrativer Aufwand für die Zusammenarbeit mit anderen Einrichtungen, der die Kosten für die Dienstleistung verteuert.
- Nicht unterschätzt werden darf die Gefahr der Fehlerquellen, die eine Fülle von Informationsflüssen über Organisationsgrenzen hinaus in sich birgt.

In vielen Ländern der Europäischen Union wurden Organisationsmodelle gewählt, die im Sinne des Prinzips „Alles aus einer Hand“ für die KundInnen entweder ein sehr umfangreiches Dienstleistungspaket aus einer Hand sicherstellen oder aber ihnen die verschiedenen Dienste vermitteln können. Dieser Vermittlung gehen entsprechende Information, Beratung und Einschätzung des Pflege- und Betreuungsbedarfs voraus. Denn erst, wenn die Vermittlungspersonen wissen, welche Leistungen die KundInnen aufgrund ihrer Bedürfnislage benötigen, können sie entscheiden, welche Organisationen für die Leistungserbringung geeignet sind.

Pflegepersonen, die sich beruflich für den extramuralen Bereich entscheiden, sind oft an der Vermittlung verschiedener Dienste beteiligt. Sie müssen immer über das gesamte Angebot der Organisation informiert sein, in der sie arbeiten. Es ist darüber hinaus wichtig, zu wissen, mit welchen anderen Anbietern die eigene Einrichtung zusammenarbeitet und welche Dienstleistungen von den KundInnen bei wem und wo in Anspruch genommen werden können.

3.1.1 Zusammenarbeit von Einrichtungen und Berufsgruppen

Es ist leicht nachvollziehbar, dass soziale, pflegerische, therapeutische und medizinische Dienste für (schwer) kranke oder gar sterbende KundInnen kaum von einer Organisation allein geleistet werden können. Dazu ist eine Vielzahl unterschiedlicher Organisationen und Personen erforderlich.

Die Hauskrankenpflege bietet mit den sozialen Diensten einen Baustein der Versorgungsstruktur für die KundInnen zu Hause. Ein anderer Baustein sind HausärztInnen und FachärztInnen. Daneben gibt es Beratungsstellen (Ernährung, Inkontinenz etc.), Selbsthilfegruppen, Wohnberatungsstellen, Hospize, geriatrische Tageszentren und andere Einrichtungen.

Das Angebot an einzelnen Diensten ist sehr unübersichtlich. Pflegende sollen KundInnen bei der Erstellung der Gesamtbetreuung unterstützen.

Die Entwicklung dieses extramuralen Systems ist für die KundInnen, aber auch für die Anbieter der einzelnen Dienste unübersichtlich geworden, und die einzelnen Teile von Leistungsangeboten liegen wie ein durcheinandergewirbeltes Puzzle neben-, unter- und übereinander.

Aufgabe der professionellen AkteurInnen, also auch der Pflegepersonen, ist es, eine geordnete, umfassende Gesamtbetreuung für die einzelnen KundInnen auf die Beine zu stellen. Dazu zählt umfangreiches Wissen über das Gesundheitssystem, Kenntnis der anderen Einrichtungen in ihrer unmittelbaren Nachbarschaft, ihrer Stadt oder Region sowie Kenntnis ihres Leistungsprofils. Zu den Aufgaben von Pflegenden gehört es, KundInnen dabei zu unterstützen, aus den verstreut liegenden Puzzleteilen ein bedürfnisgerechtes und stabiles Betreuungsnetz zu knüpfen.

Die Gestaltung eines Betreuungsnetzes beschränkt sich nicht auf die logische Aneinanderreihung von Diensten. Wesentlich ist es, zu erfassen, wie und ob die KundInnen die 24 Stunden eines Tages bewältigen. Es gilt genau zu klären, wie sie in jenen Stunden mit der Bewältigung des Alltags zurechtkommen, in denen keine Pflege- und Betreuungspersonen oder Angehörige zur Verfügung stehen. In der ambulanten Pflege- und Betreuungsplanung spricht man dann von der „24-Stunden-Planung“.

Sehr häufig werden Pflegepersonen in der Hauskrankenpflege erst dann hinzugezogen, wenn sich die Betreuungsbedürftigkeit der KundInnen zur Pflegebedürftigkeit hin entwickelt hat. In diesen Situationen sind bereits andere soziale Dienste oder Angehörige vor Ort tätig. Die Pflegenden sind in diesem Fall gefordert, sich in einen bereits bestehenden Betreuungsprozess zu integrieren. Sie müssen mit den MitarbeiterInnen der anderen Organisationen zusammenarbeiten und ihre Tätigkeiten aufeinander abstimmen.

Oft müssen sich Pflegepersonen in ein bestehendes Betreuungsnetz integrieren.

Kernaussage

> Diese Kooperation und Koordination ist die Voraussetzung für eine dauerhafte und bedürfnisorientierte Pflege und Betreuung zum Wohl der KundInnen. Kooperation darf daher nicht als zusätzliche Belastung oder pflegefremde Tätigkeit verstanden werden, sondern als eigenständige, integrative Leistung, die eine kundInnenorientierte Pflege sicherstellt.

In der Praxis wird die Kooperation meist systematisch und wirkungsvoll praktiziert, solange es sich um Dienste und Berufsgruppen innerhalb einer Organisation handelt. Probleme treten dann auf, wenn eine trägerübergreifende Zusammenarbeit erforderlich ist – was besonders bei der Betreuung schwerstkranker oder sterbender KundInnen häufig der Fall ist.

Die Gründe, warum eine Kooperation nicht immer funktioniert, sind vielfältig. Unterschiedliches Pflegeverständnis oder Qualitätsniveau, voneinander abweichende Organisationskulturen oder Organisationsabläufe und Konkurrenzängste können Schwierigkeiten bei der Zusammenarbeit verursachen.

Kooperationen zwischen Organisationen und Berufsgruppen entstehen nicht zufällig. Sie müssen von allen Beteiligten gewollt und aktiv gestaltet werden. Dazu gehört, dass sich die kooperierenden Organisationen als gleichwertige Partner verstehen. Dazu zählen aber auch formale Vereinbarungen über die Art und das Ausmaß der Kooperation sowie die Einführung einschlägiger Instrumentarien, wie Dokumentationssysteme oder Team- und Fallbesprechungen der MitarbeiterInnen der kooperierenden Organisationen.

3.1.2 Integrierte Gesundheits- und Sozialsprengel (IGSS)

Die Forderung nach einer organisatorischen Vernetzung und Koordination der Leistungen im Gesundheits- und Sozialwesen geht bereits in die Siebzigerjahre zurück. In der Regierungserklärung 1990 wurde die Absicht geäußert, ein österreichweites Netz von Gesundheits- und Sozialsprengeln einzurichten. Daraufhin hat das Österreichische Bundesinstitut für Gesundheitswesen (ÖBIG) 1992 im Auftrag des ressortverantwortlichen Bundesministeriums Grundlagen und Empfehlun-

Das ÖBIG erarbeitete Grundlagen für den flächendeckenden Aufbau von integrierten Gesundheits- und Sozialsprengeln.

gen für einen flächendeckenden Aufbau von „Integrierten Gesundheits- und Sozialsprengeln“ (IGSS) erarbeitet.

Die Bundesländer orientierten sich an diesem Konzept.

Dieses Organisationsmodell wurde zwar in keinem der Bundesländer in seiner vorgesehenen Form umgesetzt, aber mehrere Länder haben sich an diesem Konzept orientiert. Dem Modell am nächsten kommt die Organisationsform der Tiroler Gesundheits- und Sozialsprengel. Das Konzept der IGSS wurde im Ausland viel diskutiert und fand im deutschsprachigen Raum durchwegs Anerkennung. Die Organisation der Koordinierungsstellen und der IAV (Informations-, Anlauf- und Vermittlungsstellen), wie sie in Deutschland erfolgreich etabliert wurden, lehnt sich erkennbar daran an.

Ziel ist die organisatorische Vernetzung auf regionaler Ebene.

Beim Modell der IGSS handelt es sich um ein Programm, das die extramuralen, teilstationären und stationären Leistungsanbieter im Gesundheits- und Sozialwesen auf der regionalen Ebene (Bezirke, Gemeinden) organisatorisch vernetzt. Das Ziel der IGSS ist, ein koordiniertes, dauerhaftes, flächendeckendes und qualitätsvolles Angebot von sozialen, pflegerischen und medizinischen Leistungen sicherzustellen und die Gesundheitsvorsorge und -förderung auszubauen.

Um dieses Ziel erreichen zu können, müssen im IGSS folgende Aufgaben erfüllt werden:

- laufende Feststellung und Evaluierung der regionalen Versorgungssituation (Welche Angebote gibt es? Welche Leistungen werden in welchem Ausmaß von der Bevölkerung gebraucht? Wie zufrieden sind die KundInnen mit dem Angebot?)
- Planung und Förderung der aufgrund der Bedarfserhebung erforderlichen extramuralen Dienste
- Koordination der Anbieter und ihrer Leistungen durch Informationsaustausch, Schaffen eines gemeinsamen Arbeitsverständnisses, Entwickeln einheitlicher Qualitätsstandards etc.
- Information und Hilfestellung für die KundInnen bei der Inanspruchnahme von Leistungen
- Initiieren und Durchführen gemeinwesenorientierter Maßnahmen zur Gesundheitsvorsorge und -förderung sowie Unterstützung von Selbsthilfegruppen

Der Träger der IGSS ist jeweils ein Verein, dem VertreterInnen der Gemeinden, der niedergelassenen ÄrztInnen sowie der Organisationen und Einrichtungen angehören. Die bestehenden Anbieter sollen in die IGSS eingebunden werden und ihre Leistungen im Rahmen des jeweiligen IGSS erbringen.

Für die Durchführung der erforderlichen Aufgaben und Maßnahmen wird ein/e GeschäftsführerIn eingesetzt. Als Arbeitsplatz für die GeschäftsführerInnen und als Informations- und Beratungsstelle für die Bevölkerung ist ein „Sprengelzentrum“ vorgesehen. Zentrale Lage, kundInnenfreundliche Öffnungszeiten sowie überparteiliches und überkonfessionelles Auftreten sollen sicherstellen, dass es von der Bevölkerung angenommen und in Anspruch genommen wird. Das Sprengelzentrum soll auch über geeignete Räumlichkeiten für die Treffen von Arbeits- und Selbsthilfegruppen oder für Beratungen der Vereinsgremien und Anbieterorganisationen verfügen.

Die IGSS sollen ständig mit den öffentlichen Verwaltungen zusammenarbeiten und durch die öffentliche Hand finanziell gefördert und kontrolliert werden. Die Länder tragen die Verantwortung für die Entwicklung und Kontrolle der Einhaltung von Förderrichtlinien. Zur Erfüllung dieser Aufgaben sowie zur Information und Beratung für die IGSS sind bei den Landesregierungen Anlaufstellen für die IGSS vorgesehen.

Bemerkenswert am Konzept der IGSS ist, dass alle Einrichtungen und Instanzen in ein Verbundsystem integriert sind – sowohl die AkteurInnen vor Ort als auch die Organisationen, das Land und die Gemeinden. Zur Umsetzung der IGSS soll gemeinsam mit den bestehenden Organisationen eine Form der Zusammenarbeit entwickelt werden, die Konkurrenz- und Konfliktsituationen zwischen verschiedenen Anbietern reduziert – z. B. Ängste vor einem Verlust von Marktanteilen an die ebenfalls mitarbeitende Konkurrenz.

Alle Einrichtungen und Instanzen sind in ein Verbundsystem integriert.

Das Modell der IGSS bedeutet, dass der Impuls bzw. die Initiative zur Vernetzung und Koordination von Gesundheits- und Sozialleistungen „von oben“ (Bund, Länder, Gemeinden) kommt, die Gestaltung der Angebotspalette aber durch die Anbieterorganisationen entsprechend der regionalen Bedürfnislage erfolgt.

3.1.3 Gesundheits- und Sozialzentren

Auch die Stadt Wien ist den Weg der Kooperation und Vernetzung der Angebote der öffentlichen Hand und jener der privaten Anbieter gegangen, und zwar in Form von Gesundheits- und Sozialzentren. Nach dem Beschluss des Wiener Gemeinderates 1993 zum Aufbau von insgesamt 20 Gesundheits- und Sozialzentren konnte das erste bereits 1994 und jedes Folgejahr ein weiteres eröffnet werden. Der Einzugsbereich eines Gesundheits- und Sozialzentrums umfasst etwa 100.000 EinwohnerInnen. Im Zuge einer Restrukturierung wurden diese Gesundheits- und Sozialzentren rund um 2009/2010 in „Beratungszentren für Pflege und Betreuung zu Hause“ umbenannt und regionale 8 Standorte für die Wiener Bevölkerung verankert.

Die Leistungen der Beratungszentren umfassen das Case Management, Sozialarbeit und SeniorInnenberatung, Mobile Ergotherapie und Kontinenzberatung (vgl. http://pflege.fsw.at, Jänner 2010; vgl. Kap. 1.4.1).

In den Beratungszentren werden öffentliche und private Angebote zusammengeführt. Sie bieten Information, Beratung, Dienste und die Vermittlung von Diensten.

Damit haben die BürgerInnen in der Nähe ihres Wohnortes eine zentrale Anlaufstelle für alle gesundheitlichen Belange, die nicht nur Information und Beratung bietet, sondern die Möglichkeit gibt, direkt verschiedene Angebote zu konsumieren. Leistungen, die nicht das Beratungszentrum, sondern andere Organisationen erbringen, können vermittelt werden.

3.1.4 Koordinierungsstellen für ambulante Rehabilitation älterer Menschen

Das Land Berlin antwortete auf die mangelhafte Vernetzung und Abstimmung der Dienste in der „ambulanten Altenhilfe" mit dem Modell der „Koordinierungsstellen für ambulante Rehabilitation älterer Menschen". Die Erfahrungen in Berlin hatten gezeigt, dass es keine ausreichenden Vorkehrungen für KundInnen in gesundheitlichen und sozialen Akutsituationen gab, die sie vor einer endgültigen Aufnahme in eine stationäre Einrichtung bewahrten. Dieses Problem war sogar auch dort offenkundig, wo ein qualitativ und quantitativ gut gestaltetes Angebot an extramuralen und teilstationären Diensten zur Verfügung stand.

Präventive, rehabilitative und gesundheitsfördernde Maßnahmen überfordern Organisationen häufig.

Die Anbieter extramuraler Dienste sind theoretisch gefordert, Hauskrankenpflege, Anleitung pflegender Angehöriger, soziale Dienste, aber auch präventive, rehabilitative und gesundheitsfördernde Angebote zu erbringen. Dies ist in der Praxis kaum möglich, denn die mit der Rehabilitation von älteren Menschen verbundenen fachlichen, planerischen und organisatorischen Aufgaben überfordern Organisationen und MitarbeiterInnen.

Die Berliner Koordinierungsstellen für die ambulante (extramurale) Rehabilitation älterer Menschen sollen hier Abhilfe schaffen, indem sie die Leistungsfähigkeit der extramuralen Dienste ergänzen und damit die Pflegequalität für die KundInnen verbessern.

SozialarbeiterInnen übernehmen dabei die Funktion des Managements der Leistungen im gesamten Unterstützungsprozess für die KundInnen, ähnlich dem Konzept des Case Managements.

3.1.5 Organisation der Hauskrankenpflege

Die vielfältigen Organisationsformen der Hauskrankenpflege zu beschreiben, würde nicht nur den Rahmen dieses Buches sprengen. Die Organisationsformen werden laufend weiterentwickelt und neue kommen hinzu, sodass ein vollständiger Überblick derzeit gar nicht möglich ist. Hier sollen nun einige grundsätzliche Informationen für Pflegepersonen, die sich dafür entscheiden, in der Hauskrankenpflege tätig zu werden, geboten werden.

Angebot

Unter „Hauskrankenpflege" werden in den verschiedenen Organisationen verschiedene Leistungen verstanden. Auch die Rollen der Pflegenden können sehr vielfältig sein.

Hauskrankenpflege ist nicht gleich Hauskrankenpflege: Das Leistungsspektrum der verschiedenen Organisationen ist sehr unterschiedlich. Pflegende sind daher gut beraten, sich zu informieren, welche Aufgaben die als „Hauskrankenpflege" deklarierte Dienstleistung des jeweiligen Anbieters inkludiert. Eine Organisation sollte über eine klare Leistungsbeschreibung verfügen, auf deren Basis Pflegepersonen die Grenzen und Möglichkeiten ihres beruflichen Handelns sicher einschätzen können.

Rolle der Pflegenden

Wichtig zu klären ist auch die Rolle, die die Pflegenden in der Organisation einnehmen, sowie die damit verbundenen Anforderungen und Aufgaben. Diese können sehr vielfältig sein, wie z. B. die fachliche Leitung eines Teams oder die Koordination der Einsätze (Hausbesuche). Pflegende übernehmen auch häufig die fachliche Unterstützung von anderen Berufsgruppen, wie HeimhelferInnen oder PflegehelferInnen.

Sie beraten, begleiten und leiten pflegende Angehörige an. Sie übernehmen spezifische Aufgaben, wie Inkontinenzberatung, Pflege sterbender KundInnen, an Aids erkrankter Menschen, an Morbus Alzheimer oder Multipler Sklerose leidender Personen. Durchaus üblich ist es auch, dass Pflegepersonen in der Organisation einen Auftrag im Rahmen der Weiterbildung und Qualifizierung für KollegInnen oder PraktikantInnen erhalten.

Kernaussage

> Das Repertoire der Hauskrankenpflege ist nahezu unbegrenzt. Deshalb ist es für die Pflegenden wichtig, zu wissen, welche konkreten Aufgaben von ihnen erwartet werden, damit sie sich fachlich entsprechend vorbereiten können.

Personalstruktur

Pflegende müssen die Personalstrukturen ihrer Organisation kennen: Wer sind die Vorgesetzten? Aus welchen Berufsgruppen setzen sich die Pflege- und Betreuungsteams zusammen?

Arbeitsbedingungen

Erhebliche Unterschiede zwischen den Organisationen gibt es auch hinsichtlich der Arbeitszeiten, der Entlohnung, der Urlaubsregelungen und der Grundausstattung sowie der Fort- und Weiterbildungsmöglichkeiten.

Dokumentation

In den Organisationen finden sich verschiedene Dokumentationssysteme, individuelles Verständnis zu Fall-, Dienst- und Teambesprechungen sowie unterschiedliche Verfügbarkeit von Pflegehilfsmitteln, Rufbereitschaft oder Bereitschaftsdiensten.

Weiterentwicklung

Organisationen, die Hauskrankenpflege anbieten, sind immer in einer Entwicklungsphase, was Aufbau, Reorganisation und Spezialisierung betrifft. Pflegende müssen mit Turbulenzen rechnen, aber sie haben dadurch auch die Chance, die Pflege und Betreuungsqualität aktiv mitzugestalten.

3.2 Das Konzept des Case Managements

Hauskrankenpflege ist eine von vielen Dienstleistungen im extramuralen Bereich. Ohne die Mitwirkung von anderen medizinischen, sozialen und therapeutischen Angeboten ist sie im Regelfall für die KundInnen nicht wirkungsvoll (siehe Kapitel 1).

Hauskrankenpflege ist abhängig von einer gelungenen Zusammenarbeit mit den KundInnen, deren Angehörigen und den verschiedenen Diensten. Dies setzt die Vernetzung und optimale Abstimmung (Koordination) aller Beteiligten voraus. Das Konzept des Case Managements kann diese Vernetzung und Abstimmung gewährleisten.

Der Begriff „Case Management" ist vor über dreißig Jahren entstanden und hat sich in den USA ebenso wie in Europa durchgesetzt. Wer das Case Management im konkreten Einzelfall übernimmt, hängt von der jeweiligen Situation vor Ort ab. Das können Pflegende sein, Angehörige anderer Dienste, ÄrztInnen oder auch spezialisierte Case ManagerInnen. Der Begriff Case ManagerIn ist eine Funktion, die an definierte Aufgaben gebunden ist. Die Funktion setzt entsprechende Kompetenzen voraus, ist aber grundsätzlich an keine bestimmte Berufsgruppe gebunden.

3.2.1 Entwicklung und Ziele

In den USA, aber auch in europäischen Ländern wurden seit Mitte der Siebzigerjahre des vorigen Jahrhunderts Anstrengungen unternommen, um den stationären Aufenthalt für psychisch kranke, geistig behinderte und pflegebedürftige Menschen zu verkürzen. Im Rahmen dieser Neuorientierung wurde deutlich, dass die Vernetzung und Planung der verschiedenen Dienste zur Betreuung eine eigenständige Aufgabe ist: Der Begriff des Case Managements wurde geboren.

Aus Sicht der Bürgerrechte erschien es nicht mehr vertretbar, alle pflegebedürftigen Menschen auf Dauer in Institutionen wie Pflegeheimen oder psychiatrischen Anstalten unterzubringen, denn die Versorgung der Menschen in diesen Einrichtungen macht sie unselbstständig und unmündig. Außerdem sind solche Einrichtungen äußerst kostenintensiv.

Im Zuge der Psychiatriereform erfolgte ein Abbau der Spitalsbetten in Österreich.

Auch in Österreich ist diese Entwicklung zu beobachten. Besondere Anstrengungen zum Abbau der Spitalsbetten und zur Verkürzung von Krankenhausaufenthalten wurden im Zuge der Psychiatriereform unternommen. In Österreich nahm die Bettenzahl in den Sonderkrankenanstalten für Psychiatrie von 11.851 im Jahr 1972 auf 6.061 im Jahr 1990 ab (vgl. Forster 1994). Bereits in den 1970er- und 1980er-Jahren wurden erste österreichweite Krankenanstaltenpläne entwickelt, die u. a. einen kontinuierlichen Abbau von Akutbetten in den Spitälern bewirkten. 1997 wurde im Zuge der Gesundheitsreform der österreichische Krankenanstalten- und Großgeräteplan als verbindliche Grundlage für Planungen und Maßnahmen in den rund 150 öffentlich finanzierten Spitälern vom Bund und den Ländern einvernehmlich beschlossen und seither mehrfach aktualisiert und inhaltlich erweitert.

Die Umorientierung von stationären zu ambulanten Hilfen führte zum Ausbau von sozialen, pflegerischen und medizinischen Diensten im extramuralen Bereich. Die unterschiedlichen Hilfen bestanden zunächst unkoordiniert nebeneinander. Es entstand der dringende Bedarf, die KundInnen bei der Inanspruchnahme und Koordination der Dienste zu unterstützen.

Die einfachste Variante der Unterstützung ist auch heute noch die Vermittlung der benötigten Dienste an die KundInnen. Fachkräfte, die Case ManagerInnen, sorgen dafür, dass KundInnen und Dienstleistungen zueinander finden („broker model").

Zunehmend entstanden spezialisierte Modelle von Case Management, die sich z. B. auf den speziellen Bedarf an Dienstleistungen von körperlich eingeschränkten Menschen („rehabilitation model") oder auf chronisch psychisch kranke Menschen („strength model") konzentrierten.

Im England der 1980er-Jahre wurde Case Management in den Sozialämtern der Gemeinden eingesetzt, um eine wirtschaftlich effizientere Arbeitsweise im Gesundheitswesen zu erreichen. SozialarbeiterInnen erhielten zur Betreuung pflegebedürftiger Menschen ein Budget in Höhe von zwei Dritteln der Kosten für ein Pflegeheim. In diesem finanziellen Rahmen organisierten sie für ihre KundInnen extramurale oder teilstationäre Betreuung. Das Ergebnis bestätigte die Kostenwirksamkeit des Case Managements. Viele KundInnen konnten trotz ihrer Pflegebedürftigkeit weiter zu Hause leben und eine Übersiedlung in ein Heim vermeiden. Für diesen Aufgabenbereich wurde 1991 in Großbritannien anstelle von „Case Management" die amtliche Bezeichnung „Care Management" festgesetzt.

Die Begriffe „Case Management" und „Care Management" sind mehrdeutig.

In Großbritannien wie in den USA werden die Begriffe Case und Care Management mehrdeutig und oft austauschbar verwendet. Sie lassen sich nicht klar voneinander trennen. Bei manchen AutorInnen kann man allerdings eine unterschiedliche Gewichtung feststellen. Als Orientierung zur Unterscheidung von Case und Care Management können folgende Ansätze von Michael Ewers (1995) sowie Gary Albrecht und Karen Peters (1995) hilfreich sein:

Kernaussage !!!

> Case Management ist eine spezifische Arbeitsweise, mit deren Hilfe psychosoziale und medizinisch-pflegerische Dienste für bestimmte Personen oder Zielgruppen koordiniert werden. Die Unterstützung für die KundInnen liegt in der Hilfestellung bei der Auswahl und Inanspruchnahme der vielfältigen Angebote. Das heißt, im Case Management erhält die einzelne Person mit ihren individuellen Bedürfnissen die unmittelbare organisatorische Unterstützung.

Kernaussage

Care Management kümmert sich um die bedürfnis- und bedarfsorientierte Versorgung in einer bestimmten Region, z. B. in einer Gemeinde oder einem Bezirk, für eine spezifische Bevölkerungsgruppe, beispielsweise pflegebedürftige alte Menschen.

Beispiel

Kunde M. wird nach einer Oberschenkelhalsfraktur aus dem Krankenhaus entlassen. Der Kunde lebt allein und bezieht eine Mindestrente. Er ist nicht schmerzfrei und in seiner Mobilität teilweise eingeschränkt. Die Erfassung des Leistungsbedarfs ergibt, dass der Kunde auch nach dem Krankenhausaufenthalt medizinische Behandlung zur Schmerzbekämpfung, Physiotherapie zur Förderung der Mobilität und Heimhilfe zur Unterstützung im Haushalt benötigt.

Die Case Managerin des Krankenhauses informiert den Hausarzt über die bevorstehende Entlassung des Kunden und vermittelt ihm eine Organisation, die Physiotherapie wie auch Heimhilfe anbietet. Die Finanzierung der medizinischen Behandlung und der Physiotherapie übernimmt die Sozialversicherung, die Kosten der Heimhilfe müssen wegen des niedrigen Einkommens des Kunden zum Teil vom Sozialhilfebudget der Gemeinde getragen werden. Die Case Managerin stellt dafür einen entsprechenden Antrag.

Die Case Managerin trifft alle Maßnahmen für eine wirkungsvolle Weiterbetreuung des Kunden, sie sorgt für einen erfolgreichen Start nach der Entlassung.

Die Case Managerin der betreuenden Organisation übernimmt dann das konkrete Management. Sie informiert den Hausarzt über die Übernahme der Betreuung des Kunden, vereinbart mit dem Kunden einen Betreuungsplan und stimmt die Hausbesuche der Physiotherapeutin sowie der Heimhelferin auf den Tagesablauf des Kunden ab.

Erst die koordinierten therapeutischen und unterstützenden Maßnahmen von Hausarzt, Therapeutin und Heimhelferin verändern die Gesundheitssituation von Herrn M.

Die Begriffe „Case Management" und „Care Management" werden in der Fachliteratur sehr unterschiedlich definiert und gleichwertig mit Begriffen wie z. B. „Managed Care", „Pflegemanagement" oder „Unterstützungsmanagement" verwendet. Um in der Vermittlung des Grundlagenwissens zu diesem Thema Missverständnisse und Verwirrungen auszuschließen, wird in der Folge nur noch der Begriff „Case Management" verwendet.

In Österreich sind es unter anderem die Beratungszentren für Pflege und Betreuung zu Hause des Fonds Soziales Wien sowie die Tiroler Gesundheits- und Sozialsprengel, die Case Management als Service für die KundInnen in ihrem Leistungsportfolio zentral verankert haben.

3.2.2 Case Management in der Pflege

Case Management wird in den letzten Jahren in vielen Bereichen des Gesundheits- und Sozialwesens eingesetzt, zum Beispiel in der Pflege, der Rehabilitation, der Psychiatrie, der Behindertenhilfe, der Familienhilfe, der Kinder- und Jugendhilfe, der Bewährungshilfe und der Medizin sowie in Krankenversicherungen. Die nachfolgenden Ausführungen beschränken sich ohne Anspruch auf Vollständigkeit auf das Case Management in der Pflege.

Überleitungspflege

Viele KundInnen werden nach einem Krankenhausaufenthalt kurz- oder langfristig pflegebedürftig.

Kernaussage

> Mit dem Case Management lassen sich an der Schnittstelle zwischen stationärer und extramuraler Versorgung all jene Vorbereitungen treffen, die eine sichere Weiterbetreuung garantieren.

Häufig können dadurch gerade für ältere und chronisch kranke Menschen Verlegungen in Pflegeheime oder Wiederaufnahmen ins Krankenhaus vermieden werden.

Spitäler haben aufgrund der leistungsorientierten Krankenhausfinanzierung (siehe Kapitel 1), die eine frühzeitige Entlassung der KundInnen vorsieht, großes Interesse an funktionierendem Case Management.

Case Management verhindert gesundheitsschädliche Lücken in der Betreuung.

Case Management verhindert einen Einbruch in der Fortsetzung der Pflege und Betreuung nach einer stationären Behandlung. Eine zeitliche Lücke in der Versorgung kann einen Rückfall in die Akuterkrankung oder einen zusätzlichen gesundheitlichen Schaden zur Konsequenz haben und eine neuerliche Spitalsaufnahme notwendig machen („Drehtüreffekt").

Case Management kümmert sich auch um Wohnung, informelle Hilfe und Finanzierung.

Um dies zu verhindern, muss das Case Management eine wirkungsvolle Weiterführung professioneller Pflege- und Betreuungsleistungen sowie medizinischer und therapeutischer Behandlungen regeln. Zu klären sind auch Fragen nach einer Umgestaltung der Wohnung, der Unterstützungsmöglichkeiten durch informelle Hilfen und der Finanzierung.

Beispiel

Mangelhaftes Case Management im Sinne der Überleitungspflege könnte für Herrn M. folgende Situation ergeben:

Die Betreuung zu Hause beginnt für Herrn M. erst drei Tage nach seiner Rückkehr aus dem Krankenhaus. Da er sich unzureichend ernährt und zu wenig trinkt, wird sein Kreislauf instabil. Wegen seiner Schmerzen nimmt er Schonhaltungen ein, die Muskelverspannungen und Kontrakturen verursachen. Die mangelnde Bewegung und die damit einhergehende reduzierte Atmung führen schließlich zu einer Lungenentzündung: Herr M. muss umgehend zurück ins Spital.

Hauskrankenpflege

KundInnen in der Hauskrankenpflege mit physischen, psychischen oder sozialen Einschränkungen sind im Regelfall nicht in der Lage, ihren Alltag ausreichend zu bewältigen. Sie benötigen neben der Hauskrankenpflege weitere Dienste wie Essen auf Rädern, Heimhilfe, Therapie und/oder Nachbarschaftshilfe. Case Management bedeutet die Organisation und Abstimmung der Dienste – mit dem Ziel, den KundInnen die gewohnte Lebensweise und Tagesstruktur zu sichern und sie in die Selbstständigkeit zurückzuführen.

Kernaussage

Case ManagerInnen müssen sich immer die Frage stellen, welche Hilfen wann, durch wen, wo und wie erbracht werden müssen.

Am Beispiel von Herrn M. kann dies unter anderem bedeuten:

Beispiel

Herr M. braucht aufgrund der Schmerzen und seiner Bewegungseinschränkung Unterstützung bei der Körperpflege, beim An- und Ausziehen, bei der Aufrechterhaltung des Haushaltes, bei der Besorgung der Lebensmittel und beim Kochen.

Zwei Faktoren sind für die Case Managerin der Organisation die Grundlage ihres Handelns, nämlich der Lebensrhythmus von Herrn M. und seine Schmerzsituation. Vor seinem Krankenhausaufenthalt war es Herr M. gewohnt, abends zu duschen, bis spät in die Nacht fernzusehen oder zu lesen. Morgens genießt er es, lange im Bett zu bleiben. Der Tagesablauf im Krankenhaus und seine Schmerzen haben diesen Rhythmus irritiert. Diese Irritation ist als zusätzliche Belastung für Herrn M. zu verstehen.

Erst wenn Herr M. durch die medizinische Behandlung schmerzfrei ist, wird er wieder in seinen früheren, gewohnten Tagesrhythmus zurückkehren können. Bis dahin werden Pflege-, Betreuungs- und Therapiemaßnahmen so geplant, dass sie zeitlich dann durchgeführt werden können, wenn sich Herr M. weitgehend schmerzfrei fühlt.

Deshalb kommt die Pflegeperson abends und unterstützt Herrn M. bei der Körperpflege und bei der Vorbereitung für die Nacht. Die Heimhelferin wird sich erst am späten Vormittag um den Einkauf, den Haushalt und um die Zubereitung der Mahlzeiten kümmern. Herr M. weiß selbst am besten, zu welcher Tageszeit er über die größten Energien zum Üben mit der Physiotherapeutin verfügt. Wird er in einem Physikalischen Institut therapiert, dann müssen Termine vereinbart und eine Fahrgelegenheit organisiert werden.

In der Folge kann Herr M. informelle Hilfe in Anspruch nehmen: Angehörige oder FreundInnen, die in der Lage sind, Betreuungsleistungen wie die Versorgung der Wäsche, den Einkauf oder die Reinigung der Wohnung zu übernehmen. Eine genaue Aufgabenteilung zwischen der Heimhelferin und den Personen des informellen Hilfesystems muss vereinbart werden.

Dieses relativ einfache Beispiel zeigt, dass KundInnen nur dann eine reale Chance haben, in die Selbstständigkeit zurückzukehren und ein unabhängiges Leben zu führen, wenn formelle und informelle Hilfssysteme erfolgreich vernetzt werden. Ein positives Verständnis von Pflege ist nur dann gegeben, wenn eine möglichst vollständige Rehabilitation angestrebt wird.

3.2.3 Kernfunktionen des Case Managements

Der Nutzen des Case Managements wird auch in Österreich zunehmend erkannt. Die Pflegepersonen im stationären wie auch im ambulanten Bereich fühlen sich immer häufiger für die Organisation und den Ablauf des Pflegeprozesses verantwortlich.

Es genügt nicht, die Pflegeplanung auf die Bewältigung der physischen Defizite der KundInnen zu reduzieren, wie dies manche Pflegepersonen– vor allem im stationären Bereich – gewohnt sind.

Über die Kernfunktionen des Case Managements besteht in der Fachliteratur weitgehend Einigkeit. In der Folge werden exemplarisch die Regelkreise von David Moxley (1989) und Marie Weil (1991) dem Pflegeprozess (GuKG 1997) gegenübergestellt:

David Moxley (Funktionen)	**Marie Weil** (Schlüsselkomponenten)	**GuKG** (Pflegeprozess)
	1. Ausfindigmachen und Auswahl von KundInnen	
1. Assessment: Einschätzung, Abklärung	2. Individuelle Einschätzung und Diagnose	1. Pflegeanamnese
2. Planning: Planung von Ressourcen	3. Planung der Dienstleistung und Bestimmen von Ressourcen	
3. Intervention generell: Durchführung	4. Heranführen der KundInnen an von ihnen benötigte Dienste	2. Pflegemaßnahmen
	5. Implementation und Koordination der Dienstleistungen	
4. Monitoring: Kontrolle, Überwachung	6. Kontrolle der Erbringung von Dienstleistungen	
	7. Anwaltliches Handeln	
5. Evaluation: Bewertung, Auswertung	8. Evaluation	3. Pflegeevaluation

Damit Zusammenhänge zum Pflegeprozess leichter hergestellt werden können, werden die Kernfunktionen von Case Management kurz erklärt:

1. Ausfindigmachen und Auswahl von KundInnen

Der Zugang zum jeweiligen Case Management kann auf unterschiedliche Weise erfolgen. KundInnen können in andere Einrichtungen zu- oder überwiesen werden. Ein Gesundheits- und Sozialzentrum kann KundInnen vom Krankenhaus zugewiesen bekommen, diese können aber das Zentrum auch direkt telefonisch oder persönlich kontaktieren.

2. Pflegeanamnese und Pflegediagnose: individuelle Einschätzung (Assessment)

Die umfassende Einschätzung der Situation (Assessment) ist die Basis des Case Managements.

Case Management basiert auf einer möglichst vollständigen Erfassung und Einschätzung der Situation einer Person oder Familie in deren Lebenswelt (siehe Abschnitt 4.2.2). „Assessment" ist ein ausführlicher, systematischer Prozess – mit dem Ziel, umfassende Informationen zu erhalten und eine tragfähige Beziehung zu den KundInnen aufzubauen. Auf dieser Basis wird der individuelle Versorgungsbedarf festgestellt. Dabei wird unterschieden, welche Leistungen von den KundInnen selbst oder von ihren Angehörigen erbracht werden können und welche von professionellen Diensten übernommen werden müssen.

Eine erfolgreiche individuelle Einschätzung kann nur auf der Grundlage einer positiven Zusammenarbeit mit den KundInnen geschehen.

Als Unterstützung dienen je nach Aufgabenbereich unterschiedliche Erhebungsinstrumente. Für die Pflegeanamnese bieten sich dazu die bewährten Modelle zur Erfassung von physischen, psychischen und sozialen Bedürfnissen an, zum Beispiel „Activities of Daily Living" (ADL) von Katz et al. (1963), „Instrumental Activities of Daily Living" von Lawton und Brody (1969) oder „Aktivitäten und existenzielle Erfahrungen des Lebens" (AEDL) von Krohwinkel (1992).

Ein Teilergebnis des „Assessments" sind die (Pflege-)Diagnosen. Diagnosen sind Klassifikationen möglicher physischer, psychischer und sozialer Störungen und reduzieren sich im Regelfall auf die Beschreibung von Defiziten.

Normierte Pflegediagnosen sind für das Case Management in der Hauskrankenpflege nur begrenzt anwendbar. Sie berücksichtigen zwar teilweise die Selbstpflegekompetenz der KundInnen, können aber keinen Bezug zu deren komplexem sozialen Umfeld herstellen. Deshalb sollte den frei formulierten Diagnosen der Vorzug gegeben werden.

Das Case Management in der Hauskrankenpflege hat den Anspruch, angemessene Pflegequalität zu wirtschaftlichen Bedingungen anzubieten. Das heißt, die Pflegequalität muss in einem vertretbaren Vergleich zu den Pflegekosten stehen. Um dies zu erreichen, wird besonderes Augenmerk auf die zur Verfügung stehenden und noch auszuschöpfenden personellen und finanziellen Mittel gelegt. Diese Informationen liefert ein professionell erarbeitetes „Assessment".

Kernaussage

Einer der wichtigsten Merksätze im Case Management ist: Pflegeplanung wird immer auf der gemeinsamen Grundlage von „Anamnese" und „Diagnose" vorgenommen.

3. Pflegeplanung: Planung von Dienstleistungen und Bestimmen von Ressourcen

Für die Erstellung des Pflegeplans werden alle Beteiligten einbezogen.

Im Anschluss an das „Assessment" wird unter konsequenter Einbindung der KundInnen ein Versorgungsplan (Pflegeplan) erstellt. Der bedeutendste Unterschied zwischen einem Pflegeplan, wie er von Pflegepersonen gewöhnlich gehandhabt wird, und einem Versorgungsplan im Case Management ist der interdisziplinäre Ansatz: Nicht nur die Pflegepersonen selbst, sondern alle am Betreuungsprozess Beteiligten – Pflegeperson, HeimhelferIn, SozialhelferIn, TherapeutInnen, Arzt/Ärztin, Verwandte und FreundInnen – werden in die Planung einbezogen. Für jede geplante Betreuungsmaßnahme werden konkrete Ziele festgelegt, an denen später der Erfolg gemessen werden kann.

4. Pflegemaßnahmen: Heranführen der KundInnen an die benötigten Dienste, Implementation und Koordination der Dienstleistungen

Das Case Management leistet einzelne Dienste oder Behandlungen nicht selbst. Es führt die Dienste bzw. die an der Versorgung beteiligten Personen zusammen und stimmt die zu erbringenden Maßnahmen auf die Bedürfnisse der KundInnen ab (Implementation).

Case ManagerInnen überwachen den Verlauf und informieren sich über die Fortschritte, Probleme und Beschwerden der KundInnen. Außerdem bemühen sie sich um erfolgreiche Zusammenarbeit von formellen und informellen Betreuungspersonen zum Wohle der KundInnen. Sie erkennen und beseitigen Qualitätsmängel. Auch die Kontrolle der Einhaltung des festgelegten Finanzrahmens ist ein wichtiger Faktor für die Beurteilung der Dienstleistungsqualität (Monitoring).

Beispiel

Bei Herrn M. wird es darauf ankommen, dass die Case Managerin die Pflegeperson, die Therapeutin und die Heimhelferin motiviert, ihre Maßnahmen perfekt aufeinander abzustimmen. Die Therapeutin kann die Pflegeperson und die Heimhelferin anleiten, während ihrer Arbeit einige Bewegungsübungen mit Herrn M. durchzuführen – bei der Körperpflege, beim Aufstehen etc.

Die Art der Durchführung der Pflege- und Betreuungsmaßnahmen ändert sich mit dem Fortschritt der therapeutischen Behandlung.

Beispiel

Ist Herr M. schmerzfrei und so weit beweglich, dass er sich in der Wohnung sicher mit einer Gehhilfe bewegen kann, wird es z. B. nicht mehr notwendig sein, ihn bei der Körperpflege zu unterstützen.

Dieses zielorientierte Zusammenwirken ist deshalb besonders wichtig, da die Leistungen der Therapeutin von der Sozialversicherung nur für eine bestimmte Anzahl von Behandlungen finanziert werden und die Zuschüsse der öffentlichen Hand für die Pflegeperson und die Heimhelferin ebenfalls nur für eine vorgegebene Anzahl von Leistungsstunden genehmigt sind.

Beispiel

Aufgrund seines Einkommens wäre es Herrn M. nicht möglich, diese Leistungen selbst zu finanzieren.

5. Pflegeevaluation

Am Ende des jeweiligen Programms steht die Auswertung. In zielorientierter Zusammenarbeit wird überprüft und bewertet, was erreicht wurde. Bewertet werden Ergebnisse, also die Folgen der durchgeführten Leistungen. Das Ausmaß des Erfolges ist an veränderten körperlichen und psychischen Zuständen bzw. am Verhalten der KundInnen feststellbar. Das konkrete Ausmaß der Verbesserung wird an der Annäherung an die Zielsetzung aus dem Versorgungsplan gemessen.

In vielen Pflegediensten neigt man dazu, die erreichte Qualität der Arbeit selbst zu bewerten. Im Case Management wird aber stets nach dem Prinzip der NutzerInnenorientierung (siehe Abschnitt 3.2.4) vorgegangen.

Das bedeutet: Ein zentrales Kriterium der Evaluation ist die KundInnenzufriedenheit. Wie bei jeder Dienstleistung ist auch bei der Hauskrankenpflege die Bewertung der angebotenen Leistung durch die KundInnen sehr wichtig (siehe Kapitel 2.1). Deshalb ist die Mitwirkung der KundInnen ein wichtiger Bestandteil der Evaluation.

Anders als in der herkömmlichen Pflegeplanung verlangt die Evaluation im Case Management auch die Bewertung der Qualität in der Zusammenarbeit zwischen den Diensten und den einzelnen ProfessionistInnen.

3.2.4 Prinzipien des Case Managements

Die Gestaltung von Dienstleistungen im Gesundheits- und Sozialwesen lässt sich nach bestimmten Prinzipien betrachten.

Kernaussage

> Prinzipien sollen die Case ManagerInnen dabei unterstützen, die richtigen Dinge zu tun (strategisch) und zu wissen, wie man die Dinge richtig tut (operativ).

Die wichtigsten Prinzipien (vgl. Wendt 1997) sind:

- NutzerInnenorientierung
- Handeln nach Vereinbarung
- prozedurale Fairness
- Produktorientierung
- Qualitätsmanagement
- Versorgungsmanagement
- Koordination und Kooperation
- Rationalisierung und Rationierung

NutzerInnenorientierung

Diese orientiert sich im Gegensatz zur Angebotsorientierung am Dienstleistungsbedarf der KundInnen.

Kernaussage

> Bei der Klärung des Dienstleistungsbedarfs stehen die Ziele der KundInnen im Vordergrund.

In der Regel sind Menschen bestrebt, ihr Leben selbstständig und unabhängig zu führen. Aus diesem Grund muss die Unterstützung in der Förderung der Selbstpflegekompetenz, das heißt in der Hilfe zur Selbsthilfe liegen.

Beispiel

Gemeinsam mit seiner Case Managerin im Spital hat Herr M. überlegt, Heimhilfe und Hauskrankenpflege von einer bestimmten Organisation in Anspruch zu nehmen. Der angebotene Heimhilfedienst schließt die Versorgung des Haushalts und der Wäsche ein, nicht jedoch den Einkauf und die Zubereitung der Mahlzeiten. Dafür bietet die Organisation Herrn M. den Dienst Essen auf Rädern an.

Herr M. hat jedoch die Möglichkeit, die Versorgung der Wäsche von seinen Angehörigen übernehmen zu lassen und die Heimhilfe zu bitten, kleine Mahlzeiten zuzubereiten und den Einkauf zu übernehmen.

Da sich der erste Anbieter in diesen Fragen wenig flexibel zeigt, beschließen Herr M., seine Case Managerin und seine Angehörigen, sich einer anderen Organisation zuzuwenden. Mit dieser wird ein detaillierter Plan ausgearbeitet. Der Heimhilfedienst orientiert sich an den vorhandenen Fähigkeiten und Ressourcen von Herrn M. Die Heimhelferin übernimmt den Einkauf, und Herr M. kann sich das Frühstück selbst zubereiten. Eine kleine Abendmahlzeit kocht die Heimhelferin von Montag bis Freitag vor, Herr M. kann sie sich selbst wärmen. Essen auf Rädern wird nur für die Mittagsmahlzeiten von Montag bis Mittwoch bestellt, Donnerstag und Freitag ist eine Nachbarin gegen einen Kostenbeitrag bereit, für Herrn M. mittags mitzukochen. Am Wochenende versorgen die Angehörigen Herrn M. mit Hausmannskost. Sie übernehmen auch die Wäschepflege.

Während die erste Organisation sich rein angebotsorientiert verhalten hat und nicht bereit war, dem Kunden entgegenzukommen, zeigt sich der zweite Anbieter nutzerInnenorientiert. Herr M. hat jetzt die Möglichkeit, zu wählen, welche Leistungen er in welchem Ausmaß von wem erhält. Er entscheidet bei der Gestaltung der Leistungen aktiv mit und bleibt somit während des gesamten Prozesses mitgestaltender Partner – nicht Objekt der Pflege, sondern Subjekt. Die Unterstützungsleistungen berücksichtigen die Bedürfnisse von Herrn M. in seiner aktuellen Lebenswelt und in seinem sozialen Umfeld.

Handeln nach Vereinbarung

Kernaussage

> Damit KundInnen ihre Rechte wahrnehmen und im Pflege- und Betreuungsprozess mündig mitwirken, sind transparente, d.h. für alle einsichtige Vereinbarungen zu treffen.

Information und Beratung müssen vorausgehen, um zu einer Verständigung über Ziele, Mittel und Wege zu kommen. Die Vereinbarungen werden in Form von Verträgen bindend festgehalten.

Beispiel

Herr M. schließt einen Vertrag mit der von ihm gewählten Organisation über die Inanspruchnahme der Leistungen „Heimhilfe" und „Hauskrankenpflege" ab.

Der Inhalt dieser Vereinbarungen beschreibt,

- welche konkreten Leistungen die HeimhelferInnen und die Gesundheits- und Krankenpflegepersonen erbringen,
- zu welchem Zeitpunkt (Uhrzeit) und in welchem Zeitausmaß (Stunden) die Hausbesuche erfolgen,
- den Beginn und das voraussichtliche Ende der Pflege und Betreuung,
- den Nutzen (Ziel/Erfolg/Ergebnis/Outcome) der Pflege und Betreuung für die KundInnen,
- die Kosten sowie die Zahlungsmodalitäten.

Über die konkrete Vorgangsweise bei der Betreuung hinaus können Vereinbarungen

- datenschutzrechtliche Bestimmungen beinhalten,
- Auskunft über Ansprechpersonen geben,
- Beschwerdewege und Qualitätskriterien der Dienstleistungen oder auch
- Handlungsverfahren auf der Basis von Pflege- und Betreuungsmodellen beschreiben.

Als zusätzliche Vereinbarungen in den extramuralen Diensten können die Pflege- und Betreuungsdokumentationen gelten, die in enger Zusammenarbeit mit den KundInnen geführt werden.

Prozedurale Fairness

Kernaussage

> Einen Prozess fair zu managen, bedeutet, auf die Selbst- und Mitbestimmung aller Beteiligten zu achten.

Gleichbehandlung, Wahrung der Privatsphäre, umfassende Information und Einhaltung der Rechtsvorschriften sind ebenso Prinzipien des Handelns wie Bedürfnisorientierung und Klärung der Verantwortlichkeiten.

Den KundInnen, die Rat, Hilfe oder Betreuung suchen, muss unvoreingenommen und wertfrei begegnet werden. KundInnen müssen darauf vertrauen können, dass sie unabhängig von ihrer Herkunft, Religion oder ihrer wirtschaftlichen und sozialen Situation behandelt werden und ihre individuelle Situation im Pflege- und Betreuungsprozess berücksichtigt wird. „Jemandem helfen heißt nicht, seine Lebensführung akzeptieren. Heißt aber auch nicht, eine bestimmte (gesunde, sozial angepasste) Lebensweise als Voraussetzung für humanen Beistand verlangen" (Wendt 1997, S. 71).

KundInnen sind KoproduzentInnen des Pflegeerfolges. Die freie, selbstbestimmte Entscheidung verlangt verständliche Information.

Pflege und Betreuung finden in der persönlichen und intimen Sphäre von Menschen statt, und dies ist, außer im Notfall, nur nach Vereinbarung vertretbar. Die KundInnen müssen, um sich frei und selbstbestimmt für Dienstleistungen entscheiden zu können, umfassende und vor allem für sie verständliche Informationen erhalten.

Produktorientierung

Wenn sie eine pflegerische oder soziale Dienstleistung erbringen (Produktion), sind die Fachkräfte auf die aktive Mitarbeit ihrer KundInnen (oder von deren Angehörigen) angewiesen. Die Mitwirkung der KundInnen ist daher ein Teil des Pflege- und Betreuungserfolges. Sie sind durch ihren Beitrag KoproduzentInnen des Pflege- und Betreuungsergebnisses.

Das Produkt ist eine komplexe Dienstleistung, mit der einer Nachfrage und einem Auftrag entsprochen wird. Das Produkt kommt also einem bestimmten Bedarf nach, den nicht der Anbieter/die Organisation definiert.

Beispiel

Herr M. beauftragt eine Organisation mit den Dienstleistungen „Heimhilfe" und „Hauskrankenpflege" (Produkt), um trotz seiner Selbstpflegedefizite (Bedürfnisse) zu Hause leben zu können. Nicht die Organisation entscheidet, welche Leistungen und Maßnahmen (Bedarf) zur Deckung der Selbstpflegedefizite erbracht und gesetzt werden, sondern Herr M. selbst.

Die Produktion einer Dienstleistung erfordert den Einsatz von personellen und finanziellen Mitteln sowie Sachgütern. Die Kosten für das Personal, administrative und organisatorische Erfordernisse sowie Pflegehilfsmittel müssen von den KundInnen selbst, von der Sozialversicherung und vielfach aus dem Budget der Sozialhilfe getragen werden.

Kernaussage

Case Management unterliegt aus diesem Grund einer hohen wirtschaftlichen Verantwortung.

Gesundheits- und Sozialberufe sind daher gefordert, den Aufwand ihres Handelns laufend zu überprüfen.

Fachkräfte erbringen ihre Leistungen mit finanziellen Mitteln der KundInnen sowie anderer Institutionen und sind daher verpflichtet, den Nutzen ihres Aufwandes nachzuweisen.

Qualitätsmanagement

Qualität ist personen- und situationsbezogen und orientiert sich am Einzelfall.

Das Case Management gewährleistet die Qualität der Pflege und Betreuung personen- und situationsbezogen. Die Bestimmung der Qualität orientiert sich immer am Einzelfall:

Kernaussage

Qualität ergibt sich aus der Übereinstimmung zwischen den Erwartungen der KundInnen und den tatsächlich erbrachten Leistungen.

Beispiel

Herr M. erhofft sich von der Case Managerin im Spital, dass sie ihm eine Organisation vermittelt, die in der Lage ist, die von ihm benötigten Dienstleistungen seinen Vorstellungen entsprechend anzubieten. Herr M. erwartet sich, dass er die Pflege- und Betreuungsleistungen unmittelbar nach seiner Rückkehr aus dem Krankenhaus erhält.

Er geht davon aus, dass ihn nicht mehr als drei oder vier Personen betreuen, die pünktlich und freundlich sind. Er möchte seine Gewohnheiten bei der Körperpflege und bei der Ernährung berücksichtigt wissen und in allen Behandlungen, die eine physische und psychische Nähe bedingen, Sorgfalt, Geduld und Sensibilität spüren.

Er will sicher sein können, dass alle Maßnahmen, wie z. B. die Mobilisation, ohne Gefahr (Sturz) und fachlich korrekt durchgeführt werden. Schließlich ist es Herrn M. wichtig, zu wissen, dass die Dienste der Organisation für ihn auch finanziell leistbar sind.

Die Voraussetzung für Qualität sind die Rahmenbedingungen, wie z. B. Aus- bzw. Weiterbildung und das Besprechen der Planungen. Die Ergebnisqualität zeigt das Erreichen der Ziele an.

Pflege- und Betreuungspersonen können allerdings nur dann pünktlich, freundlich und geduldig sein und sich auf die individuelle Situation der KundInnen einlassen, wenn sie zwischen den einzelnen Einsätzen nicht unter Zeitdruck stehen und für schwierige Betreuungssituationen in der Organisation eine angemessene Unterstützung (z. B. Supervision) erhalten. Das heißt, die Rahmenbedingungen (Strukturqualität) einer Organisation sind eine Voraussetzung zur Produktion von Qualität.

Strukturqualität wird u. a. bestimmt durch ausreichende Personalkapazitäten, kundInnen- und mitarbeiterInnenorientierte Dienst- und Einsatzpläne und funktionale Ausstattung, wie Dienstkleidung, Kommunikationsmittel (Pager, Handy) und genügend Pflegehilfsmittel.

Fachpersonal kann dann kompetent Maßnahmen setzen, wenn es über entsprechende Aus-, Fort- und Weiterbildung verfügt und in der Organisation Möglichkeiten zur Bearbeitung der Pflege- und Betreuungsplanungen gegeben sind, wie z. B. Fallbesprechungen oder Teambesprechungen.

Beispiel

Herr M. möchte wenige Betreuungspersonen und naturgemäß eine baldige Verbesserung seiner Situation erkennen können. Dies kann nur dann gelingen, wenn die Organisation die Einsätze der Hausbesuche effizient abstimmt. Genauso bedeutsam ist die Schaffung positiver, zufriedenstellender Beziehungen in der Zusammenarbeit mit Herrn M., den beteiligten Fachkräften sowie den Personen aus seinem sozialen Umfeld.

Für die Schaffung positiver, zufriedenstellender Beziehungen in extramuralen Diensten – die **Prozessqualität** – müssen die MitarbeiterInnen sorgen. Sie erzeugen Qualität und kontrollieren diese vorzugsweise in Abstimmung mit den KundInnen selbst.

Die **Ergebnisqualität** definiert, in welchem Maße die mit den KundInnen vereinbarten Ziele erreicht wurden (siehe Abschnitt 3.2.3, Evaluation).

Versorgungsmanagement

In der Pflege und Betreuung kommt es darauf an, die Versorgung von KundInnen von vornherein so zu gestalten, dass optimale Ergebnisse erreicht werden. Es muss organisiert, geplant, gestaltet und kontrolliert werden, und zwar unter Berücksichtigung von

- Kenntnissen und Fähigkeiten von Menschen,
- vorhandenen Ressourcen,
- Rahmenbedingungen und
- speziellen Situationen.

Kernaussage

Pflege- und Betreuungsprozesse unter diesen Vorgaben in Gang zu bringen und zu steuern, kann mit dem Begriff „Management“ zusammengefasst werden.

Management steht stellvertretend (synonym) für den Begriff der Betriebsführung.

In der Pflege und Betreuung muss sichergestellt sein, dass die KundInnen im Rahmen der vorhandenen Ressourcen jene Dienste und Leistungen erhalten, die sie brauchen. Dienstleistungen und Ressourcen stehen in unmittelbarem Zusammenhang und sind voneinander abhängig.

Beispiel

Herr M. ist aufgrund seines niedrigen Einkommens (Mindestpension) auf die finanzielle Unterstützung aus dem Budget der Sozialhilfe angewiesen. Da seine Gemeinde nur ein geringes Sozialhilfebudget für pflegebedürftige Menschen zur Verfügung hat, kann sich Herr M. die benötigten Dienste nicht oder nur teilweise leisten. Zum Glück erhält Herr M. von seinen Angehörigen eine finanzielle Unterstützung. Gemeinsam mit Herrn M. setzt die Case Managerin Prioritäten und entscheidet, welche und wie viele der Leistungen für die vorhandenen finanziellen Mittel eingekauft werden können.

Ein häufiger Managementfehler ist, dass die Organisation die Leistungen trotz angemessener Ressourcen unangemessen plant und durchführt.

Beispiel

Zum Beispiel könnte es zum Schaden von Herrn M. sein, wenn die Betreuung zu spät beginnt, unausgebildetes Personal fachliche Fehler begeht oder eventuell am Wochenende aus Personalmangel Betreuungslücken entstehen.

In diesem Fall werden die Ressourcen nicht optimal genützt. Versorgungsmanagement bedeutet vor allem, dass vorhandene Einrichtungen und deren Dienstleistungsangebote wirtschaftlich (effizient) und wirkungsvoll (effektiv) genützt werden.

Kooperation und Koordination

Case Management soll dem losen Nebeneinander von Diensten entgegenwirken. Kommunikation schafft die Voraussetzung für Kooperation, Koordination und Vernetzung.

Kernaussage

Kooperation bedeutet Zusammenarbeit, Koordination bedeutet Abstimmung mehrerer Dienste oder Maßnahmen untereinander. Ziel von kooperativem und koordiniertem Vorgehen im extramuralen Bereich ist die Optimierung der Dienstleistung zugunsten der KundInnen.

Die Fachkräfte müssen mit allen Beteiligten kooperieren.

Im direkten Prozess von Pflege, Therapie und Betreuung genügt es nicht, wenn die einzelnen handelnden Fachkräfte nur mit den KundInnen kooperieren. Sie müssen, um selbst erfolgreich zu sein, ihr Handeln mit allen Beteiligten abstimmen. Das heißt, durch andauernde Kooperation und Koordination wird faktisch eine Vernetzung von Diensten und Einrichtungen erreicht.

Beispiel

Im Fall von Herrn M. muss eine Brücke geschlagen werden zwischen dem Krankenhaus, den extramuralen Diensten, dem Hausarzt und der Physiotherapeutin. Die im Krankenhaus begonnene Behandlung muss für Herrn M. zu Hause übergangslos fortgesetzt werden. Die Grundbedürfnisse wie Ernährung oder Körperpflege wurden im Krankenhaus durch Versorgungs- bzw. Hotelleistungen befriedigt. Diese müssen zu Hause von einer Organisation übernommen werden.

Die Aufgabe der Case Managerin ist es, bereits im Spital mit Herrn M. zu klären, ob er schon einen Arzt/eine Ärztin seines Vertrauens (Hausarzt/Hausärztin) hat oder ob diese/r in seinem Wohnbezirk erst gefunden werden muss. Dies gilt ebenso für die weiterführende Therapie. Im Wohnbezirk (lokal) von Herrn M. bieten acht Organisationen extramurale Pflege und Betreuung an. Die Case Managerin kennt alle Organisationen und die Qualität ihrer Leistungsangebote. Sie gibt Herrn M. umfassende Information und unterstützt ihn bei der Wahl der Organisation und des physiotherapeutischen Instituts. Die Case Managerin arbeitet mit Herrn M. zusammen – sie kooperiert.

Nach Absprache mit Herrn M. kontaktiert die Case Managerin die gewählte Organisation, das physiotherapeutische Institut und den Hausarzt. Sie übermittelt die wichtigsten Informationen und stellt die Verbindung zwischen dem behandelnden Arzt im Krankenhaus und dem Hausarzt, der behandelnden Therapeutin sowie jener des physikalischen Instituts her. Ferner organisiert sie einen Termin mit der zuständigen Fachkraft der Organisation und Herrn M. Die Case Managerin führt Dienste und handelnde Personen mit Herrn M. zusammen – sie koordiniert.

Der/die Case ManagerIn erschließt für den Kunden/die Kundin Dienste, organisiert sie und knüpft Kontakte zu den dienstleistenden Einrichtungen bzw. Personen. Die Aufgabe des Heranführens von Diensten an die KundInnen ist oft recht umfangreich und setzt voraus, dass sich Case ManagerInnen gut im System der Dienste und mit Leistungsberechtigungen auskennen.

Case ManagerInnen bauen, schon bevor sie für einzelne KundInnen tätig werden, möglichst weit reichende und dichte Netze von Beziehungen zu Einrichtungen und Fachkräften – **formelle Netze** – auf. Sie stellen damit sicher, dass sie bei Bedarf die richtigen AnsprechpartnerInnen haben und wissen, wo Hilfen zur Verfügung stehen.

Case ManagerInnen müssen Netze zu Diensten und Fachkräften schon vorher aufbauen und sich auch um informelle Netze kümmern.

Von formellen Netzen sind die **informellen Netze** zu unterscheiden: Familie, Nachbarschaft, Freundeskreis oder berufliche Kontakte geben dem einzelnen Menschen soziale Unterstützung und Sicherheit. Wenn Menschen informell nicht zurechtkommen, sind sie auf formelle Unterstützung angewiesen. Eine Aufgabe von Case ManagerInnen ist es, Mängel an informeller Unterstützung auszugleichen.

Orientierungen der Zusammenarbeit	
Kooperation mit den KlientInnen	Koordination der Dienste
Koordination für die KlientInnen	Kooperation der Fachkräfte

(nach Wendt 1997, S. 86)

Rationalisierung und Rationierung

„Zeit und Mittel sind sowohl im persönlichen Leben von Menschen als auch in der sozialen Arbeit, in der Pflege und in der Medizin prinzipiell begrenzt.“
(Wendt 1997, S. 90)

In den extramuralen Diensten wie auch im gesamten Gesundheits- und Sozialwesen müssen Leistungen wirtschaftlich erbracht werden. Deshalb sind die vorhandenen Mittel (Geld, Personal, Sachmittel) so einzusetzen, dass sich der Aufwand mit den erreichten Erfolgen in der Pflege und Betreuung rechtfertigen lässt. Begrenzte Zeit und Mittel möglichst zweckmäßig zu verwenden (Rationalisierung), bedeutet, sich auf Wesentliches zu beschränken und Prioritäten zu setzen.

Ausgehend von den vorhandenen Mitteln, entscheiden Case ManagerInnen mit den KundInnen über die Inanspruchnahme von Leistungen. Gleichzeitig entscheiden sie auch, welche Leistungen nicht in Anspruch genommen werden, und prüfen, welche Folgen dies haben könnte. Rationalisieren heißt, dass alle Aktivitäten im Pflege- und Betreuungsprozess auf ihre Zweckmäßigkeit überprüft werden.

Teil der Rationalisierung ist die Rationierung: die planmäßige und sparsame Zuteilung eines Guts bzw. einer Dienstleistung. So rationiert zum Beispiel das Pflegegeldgesetz die finanziellen Ausgaben durch Unterscheidung von sieben Pflegegeldstufen.

Beispiel

Herr M. erhielt aufgrund seiner Bewegungseinschränkungen und der damit verbundenen Hilfsbedürftigkeit vom begutachtenden Arzt der Pensionsversicherung die Pflegestufe 3 zugesprochen. Diese Geldleistung und der minimale Beitrag aus seinem Einkommen reichen nicht aus, um ein Leistungspaket zu schnüren, das ihm eine sichere Pflege und Betreuung zu Hause garantiert. Deshalb erhält er einen Beitrag aus dem Sozialhilfebudget der Gemeinde. Die Höhe des Kostenbeitrages ist rationiert und orientiert sich an den Pflegegeldstufen. Herrn M. wird eine festgesetzte Anzahl an Leistungsstunden für die Pflege und Betreuung zu Hause zuerkannt.

Das Wesentliche für Herrn M. ist, möglichst bald schmerzfrei zu sein und mit einer wirkungsvollen Physiotherapie zu beginnen. Die medizinische Behandlung übernimmt seine Krankenversicherung, die ihm auch eine festgesetzte Zahl an therapeutischen Behandlungen bewilligt hat. Bis Herr M. sich wieder selbst versorgen kann, muss eine angemessene Pflege und Betreuung gegeben sein. Die vorhandenen Mittel aus dem Pflegegeld, seinem Einkommen und der Sozialhilfe erlauben den Einsatz der Heimhilfe zur Grundversorgung des Haushaltes und jenen der Hauskrankenpflege für die Körperpflege und Mobilisation.

Mit dem Einsatz der Heimhilfe und der Hauskrankenpflege wurden Prioritäten gesetzt. Eine andere Alternative wäre gewesen, statt der Heimhilfe täglich Essen auf Rädern zu konsumieren und zwei Tage der Woche in einem Tageszentrum zu verbringen. Herr M. und die Case Managerin hätten sich auch für den Einsatz eines täglichen Besuchsdienstes und täglich Essen auf Rädern sowie zweimal wöchentlich Hauskrankenpflege entscheiden können.

In der eigenen Wohnung nach den persönlichen Gewohnheiten zu leben und das damit verbundene Wohlbefinden von Herrn M. tragen wesentlich zum Erfolg der therapeutischen und medizinischen Behandlung bei. Die Pflege sozialer Kontakte, die im Tageszentrum oder durch den Besuchsdienst im Vordergrund gestanden hätte, muss demgegenüber hintangestellt werden. Diese Leistungen können aufgrund der begrenzten Mittel nicht in Anspruch genommen werden.

Die Entscheidung, darauf zugunsten der Heimhilfe und Hauskrankenpflege zu verzichten, ist richtig, denn es sind deshalb keine unmittelbaren negativen Folgen für Herrn M. zu erwarten. Herr M.

wird, nachdem er schmerzfrei und mobil ist, nicht nur für sein körperliches Wohlbefinden selbst sorgen, sondern auch seine sozialen Beziehungen wieder pflegen können.

Zum Üben

1. Welche Vorteile hat das Prinzip „Alles aus einer Hand"?
2. Welche Auswirkungen hat fehlende Kooperation und Koordination für KundInnen in der Hauskrankenpflege?
3. Was versteht man unter „Case Management"?
4. Welche Kernfunktionen übernimmt das Case Management?
5. Wozu dienen die Prinzipien des Case Managements nach W. R. Wendt?
6. Wie lauten diese Prinzipien?

4 Pflege und Betreuung zu Hause – Grundlagen der Handlungskompetenz

Hauskrankenpflege ist eine Fachdisziplin, die umfassendes Pflegewissen voraussetzt. Die Pflegepersonen arbeiten mit Menschen aus verschiedenen Altersgruppen und aus verschiedenen sozialen Schichten. Bei der Pflege zu Hause begegnen sie Menschen mit somatischen und psychischen Erkrankungen sowie körperlichen und geistigen Behinderungen. Sie pflegen akut kranke, langzeit- und chronisch kranke Menschen, die zu Hause leben, ganz privat, in ihrer Lebenswelt.

Kernaussage

> Die Pflegepersonen in der Hauskrankenpflege zeichnen sich dadurch aus, dass sie die Lebensbedingungen in der Umwelt der KundInnen so zu gestalten verstehen, dass die Voraussetzungen für eine menschenwürdige Existenz gegeben sind.

Verständnis für persönliche Lebensweisen, Stärken und Schwächen sind Herausforderungen der Hauskrankenpflege.

Eine Herausforderung für Pflegepersonen ist der Versuch, die Menschen in ihrer persönlichen Lebensart zu verstehen, indem sie sich für die Lebensräume der KundInnen interessieren und deren Ressourcen und Defizite in ihr Handeln einbeziehen. Sie konzentrieren sich auf die physischen, psychischen und sozialen Probleme der KundInnen und suchen Mittel und Wege, um diese zu lösen.

Die Arbeit für und mit diesen Menschen fordert und fördert die fachliche Vielseitigkeit der Pflegepersonen – und sie macht erfinderisch in Bezug auf Informations- und Wissensquellen. Voraussetzung ist solides Pflegewissen, das auf die unterschiedlichsten Pflegesituationen übertragen werden kann. Pflegesituationen in der Hauskrankenpflege finden in Küchen, Wohnzimmern, Schlafzimmern, Badezimmern und Toiletten der KundInnen statt.

4.1 Pflegeverständnis ist Dienstleistungsverständnis

Lernziel

Dieses Kapitel unterstützt und begleitet die LeserInnen bei der Auseinandersetzung mit den spezifischen Anforderungen an das Pflegeverständnis in der Hauskrankenpflege und zeigt die Parallelen zum Dienstleistungsverständnis.

Das Pflegeverständnis ist die Grundlage des pflegerischen Handelns in der Hauskrankenpflege und muss von den Pflegepersonen im Denken und im Nachdenken (Reflektieren) über ihr Tun entwickelt werden. Ein

Pflegeprinzip wie „warm, satt, sauber“ setzt ein anderes Denken und Handeln voraus als etwa das Pflegeprinzip „Hilfe zur Selbsthilfe“.

Kernaussage

> Das Pflegeverständnis von einzelnen Pflegepersonen oder -gruppen muss laufend am Verständnis für die Lebenswelt der KundInnen, am persönlichen Selbstverständnis und am Pflegeprozess selbst überprüft und weiterentwickelt werden. Pflegeverständnis ist keine persönliche Sichtweise von Pflege und kann deshalb nicht beliebig gelebt werden, sondern orientiert sich an Pflegetheorien und -modellen und besonders an den Erwartungen der KundInnen.

In der Hauskrankenpflege ziehen die Anbieterorganisationen vermehrt die vorhandenen Pflegemodelle als Orientierung heran, um Pflegeleitbilder zu erarbeiten. Diese dokumentieren die angestrebte Qualität der Dienstleistung sowie die Sichtweise und die Werte der Anbieterorganisation. Ein Pflegeleitbild gibt Auskunft über die Frage: Welche Art von Pflege wollen und können wir den KundInnen anbieten?

Pflegeverständnis ist die Art des Denkens und das damit verbundene fachliche und persönliche Handeln der Pflegepersonen. Ein grundsätzlich übereinstimmendes Pflegeverständnis der Pflegepersonen in einer Organisation sichert die Umsetzung von Pflegeleitbildern. Das Pflegeverständnis für die Hauskrankenpflege zeigt die folgenden charakteristischen Merkmale:

- Die Pflegepersonen nehmen die KundInnen grundsätzlich in ihrem örtlichen und sozialen Umfeld wahr und beschränken ihre Beobachtungen nicht nur auf deren physische und psychische Defizite. Sie kennen und verstehen die Bedeutung der äußeren Einflüsse auf die Gesundung und das Wohlergehen der KundInnen.
- Das jahrzehntelange Leben in einem sozialen Umfeld mit all seinen bereichernden und Sicherheit gebenden Beziehungsnetzen, die Beziehung mit einem Lebenspartner/einer Lebenspartnerin sind fester Bestandteil im Leben eines Kunden/einer Kundin, der im Pflegeprozess stets berücksichtigt werden muss.
- Art und Umfang der kostenintensiven Hauskrankenpflegeleistungen werden von der finanziellen Situation der KundInnen bestimmt. Ausschlaggebend ist auch, welchen Wert diese Leistungen für die KundInnen darstellen. Die Pflegeperson muss sich im Klaren darüber sein, dass alle Mittel und Gegenstände, die sie verwendet, das Privateigentum der KundInnen sind.
- Alle Handlungen, die gesetzt werden, müssen für die KundInnen verständlich sein und einen Nutzen erkennen lassen. Handlungen und Tätigkeiten werden zeitsparend und fachlich korrekt durchgeführt, denn alle Unzulänglichkeiten steigern die Kosten und belasten die wirtschaftliche Lage der KundInnen.

- Pflegepersonen sind in der Lage, abzuschätzen, welcher Lebensstandard mit dem vorhandenen Haushaltsbudget der KundInnen finanziert werden kann und wie viel Geld für die Pflege zur Verfügung steht bzw. welche Leistungen damit erbracht werden können.
- Das Pflegeverständnis in der Hauskrankenpflege ist geprägt vom KundInnenverständnis der Pflegepersonen und ihrer partnerschaftlichen Verantwortung. Dem häufigen Wunsch, fürsorglich zu sein und gleichzeitig persönliche Überlegenheit und Stärke auszuspielen, kann und darf in der Hauskrankenpflege kein Raum gegeben werden.
- Pflegepersonen nützen die biografischen Informationen zur Abstimmung der Pflegeinterventionen und zur Prognostizierung der Pflegeerfolge. Biografisches Wissen kann zur Erklärung von Verhaltensmustern der KundInnen wesentlich beitragen. Dies erleichtert den Pflegepersonen die Kommunikation und ihr eigenes Verhalten bei der Arbeit mit den KundInnen.
- Pflegepersonen verstehen, dass manche KundInnen kein Interesse daran haben, ihre Gesundheitssituation zu verbessern. Dies kommt dann vor, wenn sich KundInnen durch Krankheit oder chronische Abhängigkeit einen Vorteil versprechen.

Beispiel

Ein Kunde mit einem Ulcus cruris wird während der Behandlung und Pflege regelmäßig von seiner Tochter besucht, die für ihn Einkäufe übernimmt und die Wäsche versorgt. Der Kunde genießt die Besuche der Tochter und weiß, dass sie nach Abheilen seines Ulcus, wie bereits vor seiner Krankheit, nur selten kommen wird.

Sein Bedürfnis nach sozialen Kontakten, nach Kommunikation und Wertschätzung deckt er, indem er versucht, den Heilungsprozess des Ulcus zu verzögern oder sogar zu verhindern. Sein Bedürfnis nach Unabhängigkeit in der Bewegung und anderen Lebensaktivitäten hat niedrigere Priorität als jenes der sozialen Anerkennung durch seine Tochter.

4.2 Verständnis für die Lebenswelt der KundInnen

Lernziel

Dieser Abschnitt gibt einen Einblick in die Lebenswelten, Lebenssituationen und das Verhalten von KundInnen – mit dem Ziel, den Einstieg in ein Praktikum oder in eine berufliche Praxis zu erleichtern.

Die Arbeit in der Hauskrankenpflege findet in Lebenswelten statt, die für Pflegepersonen häufig fremd und aufgrund ihrer eigenen Lebensvorstellungen oft nicht verständlich oder nachvollziehbar sind. Für einen erfolgreichen Pflegeprozess kommt es darauf an, dass die Pflegepersonen die Lebenswelt der KundInnen akzeptieren und sie als ein Feld mit wertvollen Ressourcen verstehen.

Pflegepersonen müssen fremde oder unverständliche Lebenswelten akzeptieren sowie Werte und das Erleben von KundInnen rasch erfassen können.

Kernaussage

> In allen Pflegeprozessen ist es unumgänglich, einzelne Lebenssituationen zu beurteilen, um Schlussfolgerungen für den Pflegeverlauf ziehen zu können. Die Einschätzung einer Lebenssituation darf nicht verwechselt werden mit dem Urteilen über Menschen in ihren Lebenswelten.

Der Zugang zu den KundInnen fordert von den Pflegepersonen ein rasches Erfassen der Normen und Werte der KundInnen, die je nach Generation, Geschlecht, Kulturkreis und Biografie sehr unterschiedlich sein können. Sie bewegen sich in der Lebenswelt, genauer in der Wirklichkeit der KundInnen, und erkennen, wie diese ihre Krankheit und ihr Alter erleben und wie sie sich in diesen Lebenssituationen verhalten.

4.2.1 Normen und Werte in den Beziehungen von Menschen

Normen sind Erwartungen an Verhaltensweisen, die in einem bestimmten Rahmen das menschliche Zusammenleben von Menschen verbindlich regeln. Der Mensch wird sozial handlungsfähig durch die Übernahme von bestimmten Normen und Werten. Viele Bereiche des öffentlichen Lebens sind dadurch geregelt, dass die Menschen eine Vorstellung davon haben, welche Erwartungen andere in ihr Verhalten setzen und wie andere sich verhalten sollen.

Diese sozialen Normen sind nicht unbedingt schriftlich festgelegt. Trotzdem weiß jeder relativ sicher, welche Verhaltensweisen unerwünscht oder erwünscht sind. Von einer Pflegeperson wird erwartet, dass sie den KundInnen höflich begegnet, denn es sind die Freundlichkeit und Umsicht der Pflegepersonen, die für KundInnen höchste Priorität haben. Die Pflegeperson hat beim Betreten der Wohnung zu grüßen, verschmutzte Schuhe auszuziehen usw.

Andererseits können soziale Normen in Form von Rechtsvorschriften, Dienstanweisungen, Hausordnungen u. Ä. geregelt sein.

Beispiel

Eine Pflegeperson in der Hauskrankenpflege nutzt die Situation einer alten verwirrten Frau aus und entwendet Geldbeträge. Neben den strafrechtlichen Konsequenzen muss die Pflegeperson mit fristloser Kündigung und Verlust ihrer staatlichen Berufsanerkennung rechnen.

Um einen Pflegeerfolg zu sichern, gilt es möglichst rasch die Werte und Normen der KundInnen zu erkennen und die Pflegehandlungen darauf abzustimmen. KundInnen und Pflegepersonen können naturgemäß unterschiedliche Wertauffassungen zu speziellen Lebensbereichen wie Religion oder Gesellschaft haben. Es geht nicht darum, dass die Pflegepersonen die Werte der KundInnen in ihr Weltbild übernehmen, sondern vielmehr um den Auftrag, sie beim Leben ihrer Werte zu unterstützen.

Beispiel

Eine atheistische Pflegeperson betreut einen praktizierenden Katholiken und wird ihn in Anerkennung seiner religiösen Werte bei verschiedenen Gewohnheiten unterstützen. Dies kann die Organisation einer Fahrgelegenheit zur Kirche, der Anruf beim Seelsorger oder das Bereitlegen des Rosenkranzes sein.

Werte, Normen und Rituale geben den Menschen Halt und Sicherheit. Ihre Unterstützung wird den Pflegeprozess positiv beeinflussen.

Beispiel

Eine katholische Pflegeperson, die einem jüdischen Kunden koscheres Essen anbietet, hat trotz anderer religiöser Werte einen positiven Beitrag für eine ausgewogene Pflegebeziehung geleistet und KundInnenorientierung bewiesen.

Gesellschaftliche Werte, insbesondere in den Vorstellungen der Geschlechterrollen, haben ebenfalls wesentlichen Einfluss auf die Pflegebeziehung.

Beispiel

Ein Pfleger, der eine Kundin betreuen soll, die sich einen Mann als Pfleger nicht vorstellen kann, wird einem ablehnenden und befangenen Verhalten gegenüberstehen. Die Auswirkungen dieser Situation auf die Pflegebeziehung hängen von der Interpretation des Verhaltens durch den Pfleger und dessen Reaktion ab.

Pflegepersonen müssen bemüht sein, Werte und Normen der KundInnen aus ihrem Verhalten abzuleiten, denn Menschen haben Werte verinnerlicht, sie sind ein Teil von ihnen und für sie selbstverständlich. Man kann nicht erwarten, dass KundInnen über ihre Haltungen, Einstellungen und Vorstellungen ohne besonderen Anlass sprechen. Direkt danach zu fragen, kann für die Zusammenarbeit eher hinderlich als förderlich sein, da es sich um einen sehr persönlichen und intimen Bereich des Menschen handelt.

4.2.2 Die Lebenswelt des Menschen

Eine Voraussetzung für eine erfolgreiche Pflege zu Hause ist das Verständnis und die Anerkennung der Lebenswelt der KundInnen. Für die Pflegepersonen bedeutet verständnisvolles und wertschätzendes Handeln eine besondere Herausforderung, da von ihnen der Pflegeerfolg abhängt. Die Nähe in den verschiedenartigsten Lebenssituationen muss von den Pflegepersonen mitgelebt werden. Nicht immer finden sich wohlgeordnete und angenehme Wohn- und Familienverhältnisse. Es ist auch nicht möglich, unaufgeräumte, schmutzige Räume, gestresste Angehörige oder alkoholisierte PartnerInnen zu ignorieren.

Wertschätzung und Anerkennung der Lebenswelt sind für den Pflegeerfolg wesentlich. Nicht immer ist diese Lebenswelt angenehm.

Kernaussage

Pflegepersonen sind sich bewusst, dass sie sich bei jedem Hausbesuch in die private und intime Welt eines Menschen begeben. Ein umfassendes Bild über diese Lebenswelt entsteht nicht sofort, es wird erst im Laufe der Zeit mit zusätzlichen Informationen oder Erlebnissen konkreter und muss immer wieder angepasst werden.

Neben der Wohnsituation und den konkreten sozialen Beziehungen prägen noch andere Charakteristika die Lebenswelt der KundInnen: Leben in der Stadt oder am Land, Leben mit der Kirche, Leben in einer bestimmten sozialen Schicht, Hobbys und Interessen, finanzielle Mittel, die Biografie, Erfolge und Misserfolge im Leben, Partnerschaft und Sexualität, das Leben in einer stabilen oder instabilen Welt, Grundstimmungen und Atmosphären.

All diese Faktoren prägen die Lebenswelt der KundInnen und wirken sich auf die Arbeit in der Hauskrankenpflege aus. Pflegepersonen, die im ländlichen Bereich in der Hauskrankenpflege arbeiten, werden andere Aufgabenschwerpunkte haben und andere Herausforderungen erleben als solche, die in einer Klein- oder Großstadt arbeiten.

Hauskrankenpflege im ländlichen Bereich ist beispielsweise geprägt von sozialer Kontrolle, von der praktischen Mitarbeit und der finanziellen Unterstützung der Angehörigen. Hauskrankenpflege im städtischen Bereich ist mehr mit Einsamkeit und Anonymität konfrontiert.

4.2.3 Krankheitserleben

KundInnen erleben ihre Krankheit unterschiedlich, je nachdem, in welchem Umfeld sie sich gerade befinden. Im Krankenhaus finden Kun-

Das Krankheitserleben ist je nach Umfeld sehr unterschiedlich. Im Krankenhaus ist es eher passiv, zu Hause suchen Menschen eher nach Möglichkeiten der Bewältigung.

dInnen meistens keine Anreize und kaum Möglichkeiten, Strategien zu entwickeln, mit denen sie ihre krankheits- und altersbedingten Defizite selbst bewältigen können. Sie ziehen sich gerne zurück und vertrauen auf die Beseitigung von Schmerzen und anderen Symptomen durch die ÄrztInnen und das Pflegepersonal. Einfache Wünsche, wie z B. nach Fußpflege oder FriseurIn, werden erst gar nicht geäußert, sondern auf die Zeit nach dem Krankenhausaufenthalt verschoben.

Chronisch kranke Menschen, die zu Hause leben, beklagen häufig dieselben Krankheitssymptome und Defizite des Alters wie im Spital. Sie stehen diesen Einschränkungen aber nicht unbedingt resigniert gegenüber, sondern suchen selbst nach Möglichkeiten, um das tägliche Leben zu bewältigen und erträglich zu machen.

Beispiel

Ein aus dem Krankenhaus entlassener Kunde sagt z. B.: „Ich habe zwar immer noch Schmerzen und kann immer noch nicht ohne Unterstützung gehen, aber ich bin wieder mein eigener Herr.“

Mit dieser Aussage erklärt der Kunde, dass ihm seine physischen Defizite bewusst sind, dass er aber den Eindruck hat, durch die Rückkehr in seine Wohnung wieder selbstbestimmt leben zu können. Das Leben in den eigenen Wänden gibt ihm Lebensmotivation, und diese wird ein wichtiger Beitrag für einen erfolgreichen Pflegeprozess sein.

Krankheit als Ungerechtigkeit

In der Hauskrankenpflege begegnet man auch vielen Menschen, die ihre Krankheit als Ungerechtigkeit und Bestrafung erleben:

Beispiel

„Ich habe mein ganzes Leben hart gearbeitet und alles für meine Familie getan, und jetzt bin ich an den Rollstuhl gefesselt, das habe ich nicht verdient.“

Solche KundInnen beklagen ihre Krankheit in der Familie, bei FreundInnen und Bekannten, für die sie dadurch zunehmend zur Belastung werden. Die Konsequenz sind Rückzugstendenzen der Mitmenschen und die Gefahr der sozialen Isolation für die KundInnen. Eine Reduktion solcher informellen Netze bedeutet für die Pflegepersonen den Verlust von Ressourcen in der Hauskrankenpflege. Angehörige und FreundInnen werden ihre Unterstützungen vermindern, weshalb vermehrt auf professionelle Dienste zurückgegriffen werden muss, was letztlich zu einer zusätzlichen finanziellen Belastung für die KundInnen führt.

Die Grundstimmung eines unverdienten Schicksals ist im Pflegeprozess selten veränderbar, sondern verlangt von den Pflegepersonen sensible und gut überlegte Kommunikationsformen zu den KundInnen und den Personen des sozialen Netzes. Es gilt genau einzuschätzen und abzuwägen, wann passive und wann reaktivierende Pflegeinterventionen gesetzt werden müssen.

Krankheit als Prüfung

Andere KundInnen erleben Krankheit und Alter als Prüfung und sehen, häufig aus religiösen Gründen, einen tiefen Sinn darin, das tägliche Leben zu bewältigen und den Mitmenschen möglichst wenig zur Last zu fallen. Sie verfügen über eine hohe Toleranzgrenze gegenüber ihren Bedürfnissen.

Beispiel

Eine Pflegeperson sagt über einen Kunden: „Er hat immer Schmerzen und ist trotzdem so geduldig, zufrieden und dankbar."

In diesem Fall ist Vorsicht geboten. Gerade bei KundInnen, die in ihrer Krankheit Lebenssinn suchen und finden und deshalb dankbar und zufrieden scheinen, neigen Pflegepersonen dazu, ihre Wahrnehmung und ihre Beobachtung zurückzunehmen. Reduzierte Aufmerksamkeit ist der Beginn von Pflegefehlern. Diese Gefahr ist in der Hauskrankenpflege besonders groß, da sich der Beobachtungszeitraum auf die Hausbesuche reduziert und gerade solche KundInnen mit hoher Wahrscheinlichkeit im Ernstfall zu spät Hilfe anfordern werden.

Bei zufriedenen KundInnen neigt man zu Unaufmerksamkeit. Sie ist die Quelle von Pflegefehlern.

Krankheit als Mittel zum Zweck

Nicht selten kommt es vor, dass KundInnen ihre Krankheit pflegen und kein Interesse an einer Verbesserung ihres Gesundheitszustandes haben. Dies ist dann der Fall, wenn die Krankheit einen Vorteil oder Nutzen bringt, der für die KundInnen höheren Wert hat als die Verbesserung der Gesundheit.

Sie verwenden die Krankheit als Mittel zum Zweck, beispielsweise für erhöhte Aufmerksamkeit, vermehrte menschliche Zuwendung und soziale Kontakte. Sie haben das Gefühl, nur durch ihre Leiden im Mittelpunkt der Familie und des Bekanntenkreises zu stehen. Die Ursache für dieses Verhalten kann z. B. mangelndes Selbstwertgefühl sein. Manchen KundInnen fehlt der Mut, sich über ihre Persönlichkeit zu definieren, und deshalb tun sie dies über ihre Krankheit.

Krankheit kann verwendet werden, um Aufmerksamkeit und Zuwendung zu erfahren. Solche KundInnen müssen in ihrem Selbstwertgefühl bestärkt werden.

Die Pflege für KundInnen, die ihre Krankheit als Mittel zum Zweck einsetzen, ist für die Pflegepersonen eine der größten Herausforderungen. Es gilt den Beweis anzutreten, dass die gewünschten persönlichen Ziele auch mit dem Einsatz von Gesundheit und Selbstständigkeit erreicht werden können. Die Pflegepersonen unterstützen die KundInnen bei der Entwicklung ihres Selbstwertgefühls.

Pflegebedürftige Kinder

Die kleinste Zielgruppe in der Hauskrankenpflege ist jene der kranken Kinder. Je nach Art und Schwere der Erkrankung erleben Kinder einen häufigen Wechsel zwischen Spital und Zuhause und sind durch Eltern, ÄrztInnen, Pflegepersonen u. a. fremdbestimmt. Oft müssen sie seelische, soziale und körperliche Schmerzen und Nöte durchleben, ohne sie verständlich kommunizieren zu können. Mit ihnen leiden die Eltern, Großeltern, FreundInnen und SchulkollegInnen und fühlen sich „aus der Bahn geworfen".

Pflegebedürftige Kinder wissen um das normale Leben und vermissen es. In der Regel wollen sie rasch gesund werden und haben zugleich Angst vor den notwendigen, unangenehmen medizinischen und therapeutischen Maßnahmen, von denen sie keine klare Vorstellung haben und die für sie umso bedrohlicher wirken.

Kinder erwarten Sicherheit von nahen Bezugspersonen. Pflegepersonen müssen die Eltern zur Pflege ermuntern, sich aber auch um Freiräume für sie bemühen.

Kinder verlangen nach emotionaler Sicherheit und körperlicher Unversehrtheit. Weder im Krankenhaus noch in der Hauskrankenpflege lassen sich diese beiden Bedürfnisse zu ihrer Zufriedenheit decken. Auch die Hoffnung auf Gesundung hilft ihnen kaum weiter, da sie noch wenig Verständnis für zeitliche Abläufe haben. Kranke Kinder erwarten Sicherheit primär von den Eltern und anderen nahen Bezugspersonen. Deshalb ist in der Hauskrankenpflege darauf zu achten, dass das Naheverhältnis zwischen dem Kind und den Eltern nicht von der Pflegeperson gestört oder unterbrochen wird, da Kinder dies als Verrat erleben. Die Pflegepersonen müssen alles daran setzen, dass die Pflege des Kindes so umfassend wie möglich von den Eltern selbst erbracht wird. Zur Verhinderung von physischen und psychischen Überforderungen müssen sie allerdings Lösungen finden, die den Eltern Pausen und Freiräume sichern.

Viele Eltern sind durch die intensive Pflege ihres Kindes selbst zu PflegeexpertInnen geworden, und Pflegepersonen können von ihnen zum Wohle des Kindes profitieren. Niemand kennt die Eigenheiten, Verhaltensmuster, Ängste und Wünsche so gut wie die Eltern. Jede Familie muss ihren eigenen Weg finden, um mit der Erkrankung oder Behinderung ihres Kindes umzugehen. Pflegepersonen können sie dabei ein Stück begleiten und unterstützen. Die pflegerischen Aufgaben konzentrieren sich vor allem auf Information, Beratung und Anleitung der Eltern und in nur geringem Ausmaß auf die Durchführung medizinisch-technischer Tätigkeiten.

Die Pflege kranker Kinder zu Hause und die Unterstützung der Eltern setzt selbstverständlich Fachwissen aus der Kinder- und Jugendlichenpflege voraus. Die Pflege kranker und behinderter Kinder und Jugendlicher in der Familie und ihrem sozialen Umfeld hat sich als eigene Fachdisziplin entwickelt.

Zum Nachlesen

Weiterführende Literatur: Ertl, R./Kratzer, U. (2010): Kinderhauskrankenpflege. Design einer Dienstleistung und Profil der ExpertInnen.

Psychisch kranke Menschen

Zur Pflege psychisch kranker Menschen ist das spezifische Wissen aus der psychiatrischen Gesundheits- und Krankenpflege unumgänglich.

Beispiel

Für Menschen, die z. B. an einer Psychose leiden, kann die Wohnung ihren schützenden Charakter verlieren. Der psychotische Mensch erlebt sich dann preisgegeben an einen oder mehrere Räume, ohne Grenzen. Die Wohnung ist ihm nicht mehr vertraut und macht ihm Angst. Er spürt das Eindringen schädigender Strahlen, hört die Gespräche feindlicher NachbarInnen, vermutet Abhöranlagen u. Ä.

Solche KundInnen versuchen, in der Wohnung Grenzen zu ziehen, indem sie sich verbarrikadieren, Fenster abdichten, Steckdosen verkleben und Zusatzschlösser und Riegel montieren. Pflegepersonen werden bei ihren Hausbesuchen die Wohnungen immer wieder in veränderten, aber auch typischen Variationen erleben.

Nicht immer wird die Pflegeperson dabei als FeindIn oder unerwünschter Eindringling erlebt. Es kann auch sein, dass die KundInnen die Wohnungstüren öffnen, ohne zu zögern, und die Pflegepersonen als FreundInnen empfangen.

Weil den KundInnen die Trennung von Nähe und Ferne, Fremdheit und Vertrautheit, Innen und Außen durcheinandergeraten ist, richten sie oft ein Chaos an. Es ist die Aufgabe der Pflegepersonen, die KundInnen wieder behutsam in eine Wohnordnung zurückzuführen.

Behinderte Menschen

Die Probleme, die von behinderten Menschen am häufigsten genannt werden, sind die Angst vor Inkontinenz, schroffe Reaktionen von PassantInnen und VerkäuferInnen und unerwartete Begegnungen mit Bekannten, die sie schon lange nicht mehr gesehen haben. Aber auch Konfrontationen mit sich selbst (z. B., sich unvorbereitet im Spiegel zu sehen), bauliche Barrieren und ständige Abhängigkeit von anderen Personen können Angst auslösen.

Sprachbehinderte Menschen sind oft frustriert, weil sie wegen ihres mangelnden Ausdrucksvermögens unterschätzt und wie Kinder behandelt werden.

Hauskrankenpflege im Rahmen der Behindertenbetreuung ist eine Leistung, die in der Regel nur bei akuten oder chronischen Erkrankungen nachgefragt wird, und sie beschränkt sich auf medizinisch-pflegerische Tätigkeiten. Pflegepersonen können in ihrer Ausbildung nicht ausreichend auf die speziellen Bedürfnisse, Wünsche und Verhaltensweisen der behinderten Menschen vorbereitet werden. Deshalb sind sie auf die enge Kooperation mit den ExpertInnen in der Behindertenarbeit angewiesen, z. B. den BehindertenbetreuerInnen. Die ExpertInnen schaffen mit ihrem Spezialwissen und der Beziehung zu den KundInnen für die Pflegepersonen die Voraussetzungen für die individuelle und situationsgerechte Durchführung von pflegerischen Maßnahmen.

4.2.4 Pflege durch Angehörige

Ein Großteil der Angehörigen entscheidet sich, pflegebedürftige Familienmitglieder allein oder mit Unterstützung durch ambulante Dienste zu Hause zu pflegen. Es gibt viele Söhne und vor allem Töchter, die es als selbstverständliche und moralische Verpflichtung ansehen, ihre pflegebedürftigen Angehörigen daheim zu versorgen. Andere tun dies aus einem Gefühl der Schuld heraus oder weil sie nicht möchten, dass fremde Personen in den Haushalt kommen.

Familiäre Beziehungen

Liebe, sozialer Druck, Machtgefühle, Anerkennung oder finanzielle Vorteile können Motive für Familienpflege sein.

Die Motivation Angehöriger, rund um die Uhr, jahrein, jahraus, oft bis an die Grenzen der eigenen Leistungsfähigkeit zu pflegen, kann sehr unterschiedlich sein. Positive emotionale Bindungen, der Druck des sozialen Umfeldes oder ein Gefühl der Stärke, Überlegenheit und Macht gegenüber dem/der Pflegebedürftigen können Anreize für die Familienpflege sein. Finanzielle Vorteile oder die Anerkennung der Menschen aus der Umgebung für die Selbstlosigkeit und die Opfer, die Familienpflege fordert, können ebenfalls Anlass für die Übernahme von Pflegeleistungen sein.

Nicht immer wird der Umstand, dass den pflegebedürftigen Angehörigen durch die Pflege in der Familie ein Pflegeheim erspart wird, von diesen gutgeheißen. Die Abhängigkeit von Mitgliedern der eigenen Familie ist oft schwerer erträglich, als in einem Pflegeheim zu wohnen und Leistungen zu erhalten, auf die ein Rechtsanspruch besteht.

Auch der Rollenwechsel, der von den Pflegenden und den Pflegebedürftigen in der Angehörigenpflege verarbeitet werden muss, bereitet oft Schwierigkeiten. LebenspartnerInnen werden zu „geschlechtslosen Pflegepersonen", dominante und Sicherheit gebende Ehemänner verwandeln sich in hilflose Geschöpfe, verständnisvolle und ausgleichende Töchter werden aggressiv und manchmal sogar gewalttätig.

Viele PartnerInnen sind Pflegende wider Willen, denn sie haben sich ihren Ruhestand erfreulicher vorgestellt. Sie sind enttäuscht und unzufrieden, ihre Pläne und Wünsche, die sie sich für die Zeit nach dem Beruf und der Verantwortung für Kinder gesetzt haben, nicht umsetzen zu können. Geplante Reisen können nicht unternommen werden, und sogar kleine Wünsche, wie bestimmte Sendungen im Fernsehen anzusehen, sind im Pflegealltag oft nicht möglich.

Seelische und körperliche Belastungen

Die gesundheitliche Verschlechterung und der altersbedingte Verlust von körperlichen und geistigen Fähigkeiten der Pflegebedürftigen löst bei den Angehörigen verständlicherweise Ängste aus und erinnert sie an ihr eigenes Älterwerden und an ihre Zukunft. Angst und Einsamkeit wachsen besonders in den Phasen der Sterbebegleitung.

Alter und Krankheit lösen bei Angehörigen Ängste aus, vor allem bei der Sterbebegleitung. Oft pflegen Angehörige ihre Kranken allein und fordern erst Hilfe an, wenn sie überfordert sind.

Menschen, die ihre Angehörigen pflegen, tun dies in vielen Fällen ohne Hilfe. Nicht selten steht der Gedanke im Vordergrund, dass die Inanspruchnahme von professioneller Hilfe dem Eingeständnis gleichkommt, versagt zu haben. Wenn dann Hilfe angefordert wird, sind die Pflegenden oft selbst bereits mit ihren Kräften am Ende. Sie fühlen sich physisch und psychisch überfordert und sozial benachteiligt.

Die körperlichen Anstrengungen besonders bei der Pflege von Menschen, die das Bett kaum mehr verlassen können, verursachen schmerzhafte Symptome und Erkrankungen wie Wirbelsäulen- und Gelenkschäden, Kopfschmerzen oder Muskelverspannungen. Rund-um-die-Uhr-Pflege daheim lastet meistens auf einer oder höchstens zwei Personen und führt auf Dauer zu erheblichem Schlafmangel mit der Folge von nervlicher Anspannung und Stresssymptomen bis hin zum Burn-out.

Die Bewunderung und Anerkennung aus dem Kreis der Bekannten, FreundInnen und NachbarInnen über den selbstlosen menschlichen Einsatz währt nur begrenzte Zeit. Bald verliert die Neuigkeit ihre Aktualität und die Rolle der pflegenden Angehörigen wird ein Teil des Alltags.

Die Pflege Angehöriger verlangt für lange Zeit große persönliche Opfer. Sie führt oft zu Überlastung und Rückzug.

Angehörige zu pflegen, erfordert eine überlegte Tagesplanung und oft ein enormes Maß an persönlicher Verfügbarkeit für den Pflegebedürftigen. Pflegende Angehörige begreifen am Anfang des Pflegeprozesses selten, dass dies ein Umstand ist, der sich über sehr lange Zeit nicht ändern und sich sehr wahrscheinlich noch verschlechtern wird. Werden ambulante Dienste nicht rechtzeitig zur Unterstützung angefordert, kommt es durch Überlastung oft zum Rückzug der Pflegenden aus dem gesellschaftlichen und sozialen Leben. Müdigkeit, Schmerzen und emotionale Anspannungen führen dazu, dass Einladungen abgelehnt und Ruhemöglichkeiten und ungestörte Momente gesucht werden, manchmal, um einfach nur unbeobachtet weinen zu können. Die Folgen sind Isolation, Einsamkeit und das Gefühl, vergessen, unverstanden und ungeliebt zu sein.

Die Überforderung pflegender Angehöriger führt darüber hinaus zu Schuldgefühlen gegenüber dem/der Pflegebedürftigen und der eigenen Familie. Sie fragen sich, ob sie allen Erwartungen gerecht werden können, und finden keinen Ausweg aus dem Spannungsverhältnis zwischen Verantwortungs- und Schuldgefühl einerseits und den eigenen Bedürfnissen andererseits. Gerade Frauen neigen dazu, sich Lebensregeln aufzustellen, die sie nicht zur Ruhe kommen lassen: „Sei perfekt! Gib dir Mühe! Sei stark! Beeil dich!"

Angehörige als ErbInnen und Menschen aus fremden Kulturen

Nicht alle Angehörigen nehmen die Rolle aufopfernder Pflegepersonen ein. Viele verstehen sich nur als KontrollorInnen und ErbInnen. Sie kümmern sich wenig um ihre Angehörigen, fühlen sich aber bemüßigt, hin und wieder nach dem Rechten zu sehen. Sie stellen Ansprüche, wollen aber weder, dass die KundInnen für ambulante Dienste mehr Geld ausgeben als unbedingt notwendig (denn das würde die Hinterlassenschaft schmälern), noch wollen sie selbst einen finanziellen oder persönlichen Beitrag für die Pflege leisten.

Die Art, wie Krankheit und Alter von den KundInnen erlebt wird, hängt vor allem von ihrem Kulturkreis und ihrer Biografie ab. Menschen aus anderen Ländern, mit anderen Muttersprachen und meist sehr außergewöhnlichen Lebensgeschichten haben das Bedürfnis nach ethnischer Identifikation und nach sozialer Integration. Die Pflegepersonen in der Hauskrankenpflege müssen sie dabei unterstützen. Dazu brauchen sie ethnokulturelle Kenntnisse und Kenntnisse der Biografie. Eine weitere Herausforderung für die Pflege dieser Menschen, vorzugsweise im Familienverband, können die Sprachbarrieren sein. Gerade die alten pflegebedürftigen Menschen anderer Kulturen beherrschen die ihnen fremde deutsche Sprache oft nicht ausreichend, um sich verständlich zu machen.

4.2.5 Alterserleben

Aus medizinisch-biologischer Sicht ist Altern ein unaufhaltsamer Veränderungsprozess, der Körperfunktionen beeinträchtigt und den Organismus in seinen Fähigkeiten reduziert. In der Hauskrankenpflege geht es neben der Feststellung des chronologischen und medizinischen Alters vor allem um das Erkennen des subjektiven Alterserlebens der KundInnen. Im Alter geraten Menschen oft in persönliche Krisen. Sie realisieren die Endlichkeit des eigenen Lebens und ziehen Bilanz. Die Ergebnisse dieser Bilanz haben wesentlichen Einfluss auf die Gestaltung des Pflegeprozesses.

Verunsicherung im Alter

In der Auseinandersetzung mit sich und ihrem Leben empfinden KundInnen sehr unterschiedliche Gefühle – bei manchen sind dies Resignation, Verzweiflung und Depression, bei anderen wiederum Ruhe und Zufriedenheit. Viele erleben das Alter als Verlust von Jugend, Schönheit, Kraft, Image und Prestige. Sie fürchten um ihre wirtschaftliche Sicherheit und haben Angst vor finanzieller und sozialer Armut und vor dem Verlust ihrer Autonomie und Unabhängigkeit. Sie denken an ihren schwindenden Einfluss auf ihre Umwelt. Sie haben Angst vor dem Tod und davor, allein und unbeweint zu sterben.

Eine Verschlechterung der Gesundheitssituation ist begleitet von Ängsten vor einer Einweisung in ein Krankenhaus oder Pflegeheim und vor dem Verlust der eigenen Wohnung. Oft kommt dann ein gewisser Verfolgungswahn auf: Angehörige werden als geldgierig oder als ErbschleicherInnen wahrgenommen, Pflege- und Betreuungspersonen als SaboteurInnen lieb gewordener Gewohnheiten oder gar als DiebInnen.

Alter als Chance

Andere KundInnen erleben das Alter als Chance. Viele alte Menschen genießen die Möglichkeit zum gesellschaftlichen Rückzug. Vielen Verpflichtungen in ihrem Leben sind sie nicht aus persönlicher Überzeugung nachgekommen, sondern nur, um berufliche Karriere zu machen oder soziale Nachteile zu verhindern. Sie nutzen das Alter und den Ausstieg aus dem Berufsleben sehr bewusst zum Ausruhen – „zum Faulsein"– und erleben das Alter auch im Falle von Einschränkungen als Befreiung von den Lasten und Strapazen des Alltags.

Sie genießen den Rückzug ins eigene Ich. Sie schätzen es, zu denken, zu handeln, den Tag zu gestalten, wie es ihnen gefällt, ohne Rücksicht auf anderer Leute Meinungen und Urteile. Die Frage „Was werden die Leute sagen?" verliert an Bedeutung. Vielmehr leisten sich solche KundInnen so manche „Verrücktheit".

Alter wird auch als Argument oder Notlüge genützt, um sich von verschiedenen Verpflichtungen zu lösen, z. B. von Reisen zu unliebsamen Verwandten oder von Einladungen, die schon längst ausgesprochen werden sollten, oder vor dem Zahnarztbesuch, der ja in diesem Alter ohnehin nicht weiter wichtig sei.

Alter verstehen

Um die Pflegeplanung bedarfs- und bedürfnisorientiert zu entwickeln sowie Form und Umfeld der Pflegeinterventionen festzulegen, müssen die Pflegenden in der Hauskrankenpflege wahrnehmen, wie die KundInnen Krankheit und Altern erleben. Der klare Blick für das Erleben der KundInnen erklärt meistens auch deren Verhalten in speziellen Situationen oder im täglichen Leben. Alles, was die KundInnen erzählen, ist wichtig und kann für die Pflegebeziehung und das pflegerische Handeln sinnvoll verwertet werden.

Für eine bedarfsgerechte Pflege muss man das Alterserleben kennen, denn das Verhalten hängt von diesem ab. Krankheiten führen oft zu Stresssymptomen und bestimmten Verhaltensweisen.

4.2.6 Verhalten von kranken und alten Menschen

Das Verhalten der KundInnen im Pflegeprozess wird davon abhängen, wie sie die Einschränkungen und Belastungen ihrer Krankheit sowie das Altsein und Altwerden erleben.

Krankheiten und das damit verbundene Einsetzen von Krisensituationen führen häufig zu stressähnlichen Symptomen. Ausgelöst durch das Krankheits- und Alterserleben, können sich verschiedene Verhaltensmuster entwickeln, die sich physisch, psychisch und sozial zeigen und beobachten lassen, wie z. B.

- Demut
- Aggression
- Sprachlosigkeit
- Redefluss

- notorisches Lügen aus dem Bedürfnis nach Anerkennung und Wertschätzung
- sich „in Szene setzen“
- Bewegungsverweigerung
- Vereinnahmung oder Ablehnung
- Hyperaktivität
- Zerstörungstendenzen
- Waschzwang
- Putzfimmel
- Wandertrieb
- Umkehr des Tag- und Nachtrhythmus
- Auslösen von Intrigen
- übertriebene Kooperation
- Widerstand
- Ängstlichkeit u. v. m.

Zur Betreuung benötigen die Pflegepersonen gute Kenntnisse über die verschiedenen Formen der Auseinandersetzung mit Krankheiten und Krisen. Viele AkteurInnen können diese Auseinandersetzung positiv oder negativ beeinflussen. Deshalb ist es wichtig, die Beziehungsnetze der KundInnen und deren Qualität konsequent und exakt zu erfassen.

Verhaltenswahrnehmung

Während der kurzen Anwesenheit der Pflegeperson muss aus dem Verhalten die nötige Unterstützung erkannt werden.

Für die Pflegepersonen ist es nicht immer leicht, die Einflussfaktoren zu erkennen und entsprechend zu reagieren, denn sie sind nur einen kleinen Teil des 24-Stunden-Tages mit den KundInnen zusammen. Nur in dieser Zeit besteht die Chance, aus den Verhaltensmustern der KundInnen und anderer anwesender Personen zu erkennen, wie die Situation der Pflegebedürftigkeit bewältigt wird und welcher Unterstützungsbedarf konkret besteht (Coping).

Aus dem stationären Bereich sind Pauschalbewertungen bekannt, wie: Eine zu pflegende Person „kommt mit ihrer Behinderung gut zurecht“, „kann ihre Erkrankung annehmen“ oder „hat sich mit ihrem Handicap abgefunden“. Diese allgemeinen und reduzierten Aussagen mögen für die Spitalssituation ausreichend und richtig sein, wo die KundInnen rund um die Uhr in stationärer Obhut und die Angehörigen und FreundInnen nur zu Besuchszeiten anwesend sind.

Erfahrungsgemäß verhalten sich Menschen bei einem Besuch im Krankenhaus anders als bei einem Besuch zu Hause.

Beispiel

Eine bei ihren Besuchen im Spital besorgte, hilfsbereite und verständnisvoll wirkende Tochter kann sich zu Hause durch ein Helfersyndrom oder durch Nervosität und Gereiztheit zu einer emotionalen Belastung für die pflegebedürftige Mutter wie auch für das Pflegepersonal entwickeln.

Die Beschreibungen von Verhaltensmustern der KundInnen müssen in der Hauskrankenpflege immer mit der Beschreibung der Situation verbunden sein:

- Es muss klar werden, zu welcher Zeit (vormittags, nachts) und in welcher Situation (beim Essen, beim Haarewaschen) und persönlichen Verfassung die KundInnen z. B. ein akzeptierendes oder ein resignatives, abwehrendes Verhalten zeigen.
- Es muss festgestellt werden, welche Einflüsse (Personen, Wetter, Atmosphäre, Schmerzen) das Verhalten beeinflussen.

Ohne diese Wahrnehmungen ist es nicht möglich, die KundInnen angemessen und hilfreich zu unterstützen. Die Schilderungen der KundInnen, der Angehörigen und FreundInnen sowie der Pflegenden werden wie in einem Puzzle zusammengesetzt und können erst dann ein ganzes Bild ergeben. Die Evaluation des Copingprozesses ist eine Bildbeschreibung und keinesfalls mit ein oder zwei Sätzen abgetan. Eine verallgemeinernde, pauschale Aussage macht Pflegepersonen nicht handlungsfähig und den Pflegeprozess nicht erfolgreich.

Erst Wahrnehmungen der verschiedenen Beteiligten ergeben ein Gesamtbild. Pauschalaussagen machen nicht handlungsfähig.

Schmerz

Schmerz wird von den KundInnen als körperliche, psychische und soziale Belastung empfunden. Jedes Schmerzgeschehen drückt sich im ganzen Körper und besonders in Gestik und Mimik der KundInnen aus. Menschen reagieren auf akute oder chronische Schmerzen unterschiedlich und wissen im Regelfall, wie sie ihre Schmerzsituation erträglich gestalten können.

Schmerz ist eine körperliche, psychische und soziale Belastung. Menschen reagieren unterschiedlich darauf. Pflegepersonen sollen die Erfahrungen der KundInnen bei der Schmerzbekämpfung einbeziehen.

Die meisten Menschen haben Schmerzerfahrungen und somit bereits gelernt, welche Maßnahmen ihnen – über die Einnahme von schmerzstillenden Medikamenten hinaus – guttun. Pflegepersonen bieten den KundInnen natürlich ihre Überlegungen zur Schmerzbekämpfung an, aber ebenso stützen sie sich auch auf die Erfahrungen der KundInnen und unterstützen sie in der Durchführung persönlicher Maßnahmen.

In der Hauskrankenpflege benötigen die KundInnen neben der Unterstützung durch eine medikamentöse Schmerzbehandlung ganz besonders gut durchdachte und geplante Hilfestellungen bei der Adaptierung der Wohnung und der Gestaltung des Tagesablaufs:

- technische Hilfen
- Steuerung von Licht und Dunkelheit

- Auswahl und Verwendung richtiger Textilien für Kleidung, Bettwäsche, Vorhänge
- bedürfnisorientierte Zeitplanung für Besuche und Therapien

Dies sind nur einige Beispiele, die den KundInnen Schmerzen erträglich machen.

Einmal mehr ist die Fähigkeit zur Kommunikation, zur Beobachtung und zur sensiblen Wahrnehmung des Verhaltens und der Reaktionen der KundInnen Grundvoraussetzung, um sie in ihren Leiden unterstützen zu können. Dabei ist immer zu bedenken, dass in der Hauskrankenpflege nur eine sehr begrenzte Zeit zur Kommunikation und Beobachtung zur Verfügung steht.

Ekel gegenüber den Pflegepersonen

Manche KundInnen empfinden Ekel gegenüber den Pflegepersonen. Mit viel Geschick kann die Pflegeperson bei der Überwindung des Ekels helfen. Ansonsten muss die Pflege beendet bzw. Ersatz gefunden werden.

Für viele Pflegepersonen unerwartet sind Reaktionen des Ekels der KundInnen gegenüber den Pflegepersonen. Ekelreaktionen der KundInnen kommen im Spital nur sehr selten, in der Hauskrankenpflege hingegen immer häufiger vor. KundInnen, denen vor den Pflegepersonen ekelt, meinen oft: „Ich weiß ja nicht, wo die Schwester gerade herkommt.“ Das Problem des Ekels haben meistens KundInnen, die selbst einen sehr hohen Hygienestandard pflegen, oder jene, die sich aus psychologischen Gründen vor fremden Personen und deren Interventionen schützen wollen.

Mit viel Geschick muss die Pflegeperson die Ursachen des Ekels eruieren, um ihr Verhalten entsprechend anzupassen oder für die KundInnen logische Argumente zu finden, die es ihnen möglich machen, ihre Empfindungen zu überwinden. Wenn zwischen den KundInnen und den Pflegepersonen keine Strategie zur Zusammenarbeit gefunden wird und die KundInnen ihre Ekelgefühle nicht ablegen können, kann die Pflege nicht fortgesetzt werden. In diesem Fall wird die Pflegeperson versuchen, die KundInnen so weit wie möglich in die Selbstpflege zu begleiten und Angehörige oder andere von den KundInnen akzeptierte Personen in die Pflege einzuführen.

4.3 Das Selbstverständnis der Pflegepersonen

Lernziel

Dieses Kapitel vermittelt eine Vorstellung darüber, welches Verhalten und Rollenverständnis von den Pflegenden erwartet wird.

Die Beschreibung von Besonderheiten und Belastungen soll die Entscheidung für oder gegen eine Tätigkeit in der Hauskrankenpflege erleichtern und vor negativen Überraschungen im Praktikum schützen.

Die Pflegepersonen in der Hauskrankenpflege haben das Bedürfnis, mündig zu sein, und streben nach Eigenverantwortung und Selbstständigkeit. Beides empfinden sie als sinnvoll und wohltuend und nicht als Belastung. Verantwortungsvolles Umgehen mit einem unerwarteten Freiraum im Arbeiten ist für sie selbstverständlich, und sie geraten nicht in Gefahr, diesen Freiraum unredlich und zum Schaden Dritter zu nutzen.

Pflegepersonen in der Hauskrankenpflege streben nach Selbstständigkeit und gehen verantwortungsvoll mit Freiräumen um.

Kernaussage

Pflegepersonen sind bereit, durch ihre Arbeit in die verschiedenen Lebenswelten der KundInnen einzutauchen und den gesellschaftspolitischen Kontext herzustellen. Sie verstehen es als berufsethischen Auftrag, gemeinsam mit den KundInnen für deren Lebensqualität ein Netz der Sicherheit aufzubauen und sich nicht selbst von (formellen oder informellen) Netzen und Systemen (Berufsgruppen, Gesundheits- und Sozialsystem) abhängig zu machen.

Das pflegerische Selbstverständnis vergegenwärtigt sich laufend die Grenzen und Möglichkeiten des Berufes und des beruflichen Handelns und ist geprägt von den Prinzipien des Case Managements (siehe Kapitel 3.2).

Das Handeln wird als unmittelbare Dienstleistung für die KundInnen verstanden und nicht als Assistenzleistung für andere medizinische oder therapeutische Berufe. Die Pflegepersonen sind aufgrund ihrer berufsethischen Haltung und fachlichen Kompetenz bereit, eigene Verantwortung zu übernehmen.

Erfolgreiche und mit ihrem Beruf zufriedene Pflegepersonen in der Hauskrankenpflege sind erfahrungsgemäß stabile, ausgeglichene Persönlichkeiten. Sie verfügen über eine liberale, tolerante und aufnahmebereite persönliche Haltung, die sie im privaten wie auch im beruflichen Leben einnehmen.

Die persönliche Psychohygiene ist ihnen ein wichtiges Anliegen, denn sie wissen, dass das eigene Wohlbefinden der Schlüssel zum beruflichen Erfolg ist. Die Währung für ihren Erfolg ist ein geglückter Pflegeprozess, der die KundInnen zufriedenstellt und ihnen eine Verbesserung der Lebenssituation bringt.

4.3.1 Motive der Pflegepersonen

Das wichtigste Motiv von Pflegepersonen, sich für die Arbeit in der Hauskrankenpflege zu entscheiden, ist das Interesse an Menschen und ihrem Leben in der realen Welt. Die Lebenswirklichkeit der KundInnen ist die Realität, in der sie arbeiten. Das Krankenhaus ist im Vergleich dazu eine künstliche Welt.

Ein weiteres Motiv ist der Wunsch nach Vielfalt und Abwechslung. Die Arbeit mit KundInnen unterschiedlichen Alters und Geschlechts, deren verschiedensten Krankheits- und Lebensgeschichten sowie ihren vielfältigen und bunten Lebensräumen lässt keine eintönige Routine aufkommen.

Die Pflegepersonen möchten die Bedürfnisse der Menschen kennen, und sie verstehen ihre Arbeit als Auftrag, Menschen auf ihrem Weg zu Mündigkeit, Autonomie und Unabhängigkeit zu unterstützen und ihnen zu einem selbstbestimmten Leben zu verhelfen. In außergewöhnlichen Lebenssituationen suchen und finden sie mit den KundInnen Alternativen zur Bewältigung ihrer Probleme, und sie verfallen nicht in die eitle Annahme, selbst am besten zu wissen, was gut für die KundInnen ist.

4.3.2 Wertschätzung des Berufes

Fragen nach der Wertschätzung des Berufes sind wichtig, weil sie Orientierung geben und Weiterentwicklung ermöglichen.

Die Frage nach dem Wert ihres Tuns ist eine der am häufigsten gestellten und auch eine der wichtigsten Fragen, die sich Pflegepersonen immer wieder stellen. Sie möchten wissen, welchen Wert die KundInnen, die KollegInnen und die Gesellschaft ihren Leistungen zuschreiben. Sie möchten wissen, welches Image und welches Prestige ihr Beruf bzw. ihr berufliches Handeln in der Bevölkerung genießt. Die Antworten auf diese Frage sind von großer Bedeutung, denn sie geben Sicherheit und Orientierung für die Arbeit und sie ermöglichen eine befriedigende berufliche und persönliche Weiterentwicklung.

KundInnen und Angehörige

Anerkennung und Kritik erfahren die Pflegepersonen vor allem direkt von den KundInnen und deren Angehörigen. Die KollegInnen, Vorgesetzten und andere in die Betreuung involvierte Berufsgruppen sind im Regelfall nicht gleichzeitig am Ort des Pflegegeschehens, ein Zusammentreffen mit ihnen ist wesentlich seltener. Die Pflegepersonen sind in der Regel mit den KundInnen und Angehörigen allein, wenn gepflegt und kommuniziert wird, und dies bedeutet, dass Lob und Anerkennung, zumindest für den Moment, konkurrenzlos entgegengenommen werden können und nicht mit anderen geteilt werden müssen.

Einige beispielhafte Aussagen von KundInnen, die Auskunft über ihre Erwartungen zum Verhalten und Handeln der Pflegepersonen, also der Prozessqualität, geben:

Beispiele

- „Bei Ihnen spüre ich die Spritze überhaupt nicht. Sie machen das ganz ausgezeichnet!“
- „Na, eine Schwester Stefanie, wie in der Fernsehserie, sind Sie ja gerade nicht!“
- „Sie müssen sich nicht immer entschuldigen, ich plane Ihre Verspätung ohnehin immer ein.“

- „Ich bitte Sie, seien Sie zu meiner Tochter freundlich, denn sonst ist sie ungehalten. Bitte bedenken Sie, dass ich sie 24 Stunden ertragen muss und dabei auch noch für ihre Hilfe dankbar sein soll."

KollegInnen und Vorgesetzte

Während sich die Bewertung der Pflegeleistung durch die KundInnen und die Angehörigen überwiegend auf die Prozessqualität bezieht, geben die Bewertungen der KollegInnen und Vorgesetzten Auskunft über die Ergebnisqualität.

In einer alle zwei Wochen stattfindenden Dienstbesprechung mit KollegInnen und der Pflegedienstleitung fallen zur Ergebnisqualität beispielsweise folgende Äußerungen:

Beispiele

- „Herr M. hat die Ernährungsberatung offensichtlich gut verstanden und umsetzen können. In seinem Kühlschrank finden sich die richtigen Lebensmittel und seine Blutzuckerwerte sind stabil. Gut gemacht, Schwester Gabi."
- „Frau G. konnte nach wie vor nicht überzeugt werden, dass ihr ein kurzer Spaziergang im Garten guttun würde."
- „Bei der Pflegevisite musste ich feststellen, dass der Wundheilungsprozess bei Frau S. stagniert."

Anerkennung und Kritik haben in der Hauskrankenpflege sehr hohe Relevanz und nehmen in der Beurteilung einer Organisation und ihrer MitarbeiterInnen einen wichtigen Stellenwert ein. Man geht davon aus, dass KundInnen, die zu Hause gepflegt werden, aufgrund der vertrauten Umgebung im Allgemeinen offen und angstfrei kommunizieren; umso wichtiger ist der professionelle Umgang mit Kritik und Beschwerden.

Vorsorge für den Erfolg

Die Pflegepersonen der Hauskrankenpflege agieren in ihrer Arbeit nicht nur selbstständig und eigenverantwortlich, sondern auch besonders vorsorglich. Wenn sie die KundInnen nach einem Hausbesuch verlassen, ist ihnen bewusst, dass die Verantwortung nicht automatisch an eine andere diensthabende Schwester übertragen wird, die, falls nötig, korrigierend eingreifen kann.

Sie haben im Pflegeplan alle potenziellen Probleme berücksichtigt und die entsprechenden Vorkehrungen getroffen. Die KundInnen sind über viele Stunden und meistens die ganze Nacht allein. Wenn sie sich trotzdem wohl und sicher fühlen, wissen die Pflegepersonen um den

Nutzen ihrer Arbeit und ihren beruflichen Wert und schätzen ihn berechtigterweise auch entsprechend hoch ein.

Dauerhafte Wertschätzung

Pflegende in der Hauskrankenpflege werden aufgrund der intensiven Beziehung zu den KundInnen sehr geschätzt.

Der äußerst hohe Stellenwert, den Pflegepersonen in der Hauskrankenpflege bei KundInnen, Angehörigen und anderen Berufsgruppen einnehmen, hat mehrere Ursachen.

Er resultiert einerseits aus der sehr intensiven Beziehung zu den KundInnen. Diese Beziehung kommt durch den Wochen, Monate oder Jahre andauernden Pflegeprozess und durch die Integration der Pflegepersonen in die Lebenswelt der KundInnen zustande.

Lange Pflegebeziehungen schaffen eine Vertrauensgrundlage zwischen den KundInnen und den Pflegepersonen. Daher ist auch ein Wechsel der Pflegeperson bei den KundInnen meist nicht erwünscht und führt oft zu emotionalen Schwierigkeiten. Vertrauen zwischen KundInnen und Pflegepersonen ist ein Kapital für die Pflegebeziehung, das erarbeitet werden muss und sich nur langsam entwickelt. Einmal erreicht und gut gepflegt, ist das Vertrauen ein weiterer Grund für die hohe Wertschätzung der Arbeit in der Hauskrankenpflege.

Andererseits wird der Nutzen der Pflegearbeit von den KooperationspartnerInnen, wie ÄrztInnen, TherapeutInnen und Angehörigen, höher eingeschätzt als die Spitalspflege. Das lässt sich dadurch erklären, dass die Pflegenden als EinzelarbeiterInnen mit einer fundierten Beziehung zu den KundInnen gesehen werden und nicht als MitarbeiterInnen eines Teams einer Station.

Auch der Erfolg der Pflege bleibt in der Hauskrankenpflege letztlich den Pflegepersonen vorbehalten, während im Krankenhaus der Pflegeerfolg nur als Unterstützung für den medizinischen Erfolg gilt.

4.3.3 Berufliches Situationsverständnis – das Arbeitsumfeld

Die Hauskrankenpflege wird als sehr abwechslungsreich, vielfältig, kreativ und anspruchsvoll erlebt. Der Grund dafür ist der weite Spannungsbogen der Aufgaben, wie Management, Organisation, Information und Beratung, Durchführung medizinisch-technischer Tätigkeiten bis hin zu Validation, Biografiearbeit u. v. m.

Was ist das Besondere an Hauskrankenpflege?

Wie im vorigen Abschnitt (siehe Abschnitt 4.3.2) beschrieben, ist die vertrauensvolle Pflegebeziehung ein Teil des Kapitals für einen zufriedenstellenden Pflegeprozess. Ein weiterer, ebenso wichtiger Teil ist die Umsetzung der individuellen Pflege auf Basis der KundInnenorientierung. Dafür ist ein Maximum an fachlichem Wissen und Können der Pflegepersonen Voraussetzung.

In der Hauskrankenpflege kann aufgrund der unterschiedlichen Lebensstandards, Gewohnheiten und Wohnbedingungen der KundInnen nur sehr eingeschränkt mit allgemeingültigen Standards gearbeitet werden, wie sie aus dem stationären Bereich bekannt sind. Die Pflegenden müssen sich gleichzeitig an den persönlichen Standards der KundInnen und an ihren eigenen berufsethischen Standards orientieren. Das bedeutet, dass gemeinsam mit den KundInnen ein für beide PartnerInnen verträgliches und förderndes Pflegemilieu geschaffen werden muss.

Aus berufsethischen Standards und aus den Standards der KundInnen muss ein verträgliches Pflegemilieu geschaffen werden.

Kernaussage

Die ganzheitliche Orientierung der Pflege kann nur in der Gemeinsamkeit mit den KundInnen gelingen und bedeutet für die Pflegepersonen, sich vom „Flickwerk" der Pflege zu verabschieden. Die Pflegenden müssen die Gesamtheit der Pflegesituation im Blick haben und dürfen ihre Beobachtungen und ihre Verantwortung nicht auf eine einzelne Aufgabe reduzieren.

Das Bedenken und Überblicken der gesamten Pflege- und Betreuungssituation der KundInnen ist für viele Pflegepersonen zunächst ungewohnt und muss in der Praxis erlernt werden, bis es selbstverständlich ist – besonders unmittelbar nach einem Wechsel aus dem stationären in den ambulanten Bereich.

Beispiel

Eine Pflegeperson, die bei einem aidskranken Kunden Medikamente injiziert und Verbände wechselt, muss darüber hinaus wissen, welche anderen Dienste bei diesem Kunden eingesetzt sind und welche Aufgaben von diesen Diensten übernommen werden.

Unzureichende hygienische Maßnahmen, einseitige Ernährung oder körperliche Überanstrengung können die Wirkung von Medikamenten negativ beeinflussen oder aufheben.

Physische, psychische und soziale Interventionen müssen im Sinne einer ganzheitlichen Orientierung aufeinander abgestimmt werden. Diese Maßnahmen werden aber meistens von verschiedenen Personen oder Berufsgruppen durchgeführt und deshalb ist die interdisziplinäre Kommunikation und Dokumentation der Pflege, Betreuung und Therapie eine essenzielle Voraussetzung für die Verbesserung oder Stabilisierung der Gesundheitssituation der KundInnen.

Verschiedene Einflüsse können die Wirkung von Medikamenten aufheben. Alle Interventionen müssen aufeinander abgestimmt sein. Dafür ist interdisziplinäre Zusammenarbeit notwendig.

Wo entsteht Hauskrankenpflege?

Hauskrankenpflege umfasst eine Vielfalt an Aufgaben, und um diese zu erfüllen, sind die Pflegepersonen an vielen verschiedenen Orten. Hauskrankenpflege findet in den Häusern und Wohnungen der KundInnen, in der Straßenbahn, in Ordinationen, im Sanitätsfachhandel, in Sozialstationen, in Autos, im Supermarkt, in Apotheken, bei Gericht, bei der Sachwalter- und Patientenanwaltschaft, bei Ämtern und Behörden, bei Sozialversicherungen, in Krankenhäusern, im Park, in der Seelsorge etc. statt:

Beispiele

- Wohnungen werden an die Bedürfnisse der KundInnen angepasst – Pflegemilieus werden geschaffen …
- In den Straßenbahnen wird die Pflegesituation des/der letzten KundIn reflektiert und über jene des/der nächsten KundIn nachgedacht, manchmal werden Notizen gemacht und manchmal wird einfach nur durchgeatmet …
- In den Ordinationen werden mit den ÄrztInnen Vereinbarungen zur Zusammenarbeit getroffen, die nächsten pflegerischen und medizinischen Schritte überlegt, Rezepte/Verordnungen/Anordnungen eingeholt und Informationen ausgetauscht …
- Im Sanitätsfachhandel wird informiert und beraten, Hilfsmittel werden besorgt …
- In Sozialstationen werden KundInnen und Angehörige beraten und informiert, Hausbesuche organisiert, Pflegeprozesse geplant und reflektiert …
- In Autos werden die Strecken zwischen den KundInnen bewältigt, Heil- und Pflegemittel transportiert, es wird gefunkt, dokumentiert und manchmal wird eine Pause eingelegt und ein kleiner Imbiss eingenommen …
- Im Supermarkt und Reformhaus werden Lebensmittel für Diätmenüs gesucht und gekauft …
- In Apotheken werden Medikamente besorgt, Dosiervorbereitungen in Auftrag gegeben …
- Bei Gericht werden fachpflegerische Stellungnahmen oder Zeugenaussagen gemacht …
- Mit SachwalterInnen werden finanzielle und organisatorische Vereinbarungen getroffen …
- In Ämtern und Behörden werden Formalitäten und bürokratische Verpflichtungen erledigt …
- Bei Sozialversicherungen werden Bestätigungen, Bewilligungen und Informationen eingeholt …
- In Krankenhäusern werden Informationen ausgetauscht, Entlassungen vorbereitet, Nachbetreuungen für zu Hause geplant …
- Im Park wird über die Vergangenheit, die Gegenwart und die Zukunft gesprochen …
- Mit der Seelsorge werden die psychischen Bedürfnisse und seelischen Unterstützungsmöglichkeiten überlegt …

Welche Eigenschaften hat Hauskrankenpflege?

Innovativ und kreativ

Hauskrankenpflege ist innovativ und kreativ, wenn es darum geht, mit den KundInnen Wohnungen auf ihre Bedürfnisse hin zu adaptieren oder zu helfen, ihre Gewohnheiten zur Verbesserung ihrer Gesundheitssituation zu verändern. Innovation und Kreativität sind auch gefragt, wenn Menschen in ein Leben mit alten und neuen sozialen Kontakten zurückgeführt werden wollen oder wenn das soziale Umfeld stabilisiert werden muss.

Spontan und geplant

Spontaneität und geplantes Vorgehen gleichermaßen sind dann notwendig, wenn eine bestehende Pflegesituation in sehr kurzer Zeit verändert werden muss. Dies kann z. B. durch das Ausfallen von pflegenden Angehörigen, das Eintreten einer zusätzlichen Erkrankung, plötzlich defekte Haushaltsgeräte, den Verlust von finanziellen Mitteln oder den Tod eines geliebten Menschen der Fall sein.

Beispiel

Eine pflegende Tochter, die plötzlich in ein Spital eingewiesen wird und anschließend einen mehrwöchigen Rehabilitationsaufenthalt benötigt, kann eine Pflegesituation nicht nur im Hinblick auf die Durchführung von Pflegehandlungen beeinflussen, sondern auch die KundInnen aus dem – oft schwer erkämpften – Gleichgewicht bringen.

Aber auch eine kaputte Waschmaschine kann bei inkontinenten KundInnen mit wenig Wäschereserven katastrophale Auswirkungen haben.

Bürokratisch und unbürokratisch

Medizinische Hauskrankenpflege erfordert nicht selten bürokratischen und gleichzeitig unbürokratischen Einsatz. Er ist erforderlich, wenn sich die KundInnen noch in einem akuten Krankheitsstadium befinden und die Pflege umgehend einsetzen muss. Die Genehmigung der Medizinischen Hauskrankenpflege durch die zuständige Sozialversicherung nimmt im Regelfall – auch bei rascher Bearbeitung – einige Tage in Anspruch.

Bürokratischer und unbürokratischer Einsatz ist erforderlich, wenn die Pflege umgehend beginnen muss.

Um keine Versorgungslücken entstehen zu lassen, müssen ÄrztInnen und Pflegepersonen die Behandlung und Pflege oft ohne die formal erforderlichen schriftlichen Genehmigungen beginnen: ein unbürokratischer Beginn der Hauskrankenpflege, deren bürokratische Anforderungen verspätet erfüllt werden.

Sensibel

Nur sensible Pflegende können erkennen, ob die KundInnen auf dem gemeinsamen Weg des Pflegeprozesses gut mitgehen können, das

Um festzustellen, ob der Pflegeprozess das richtige Tempo hat und ob die Art der Betreuung stimmt, ist Sensibilität vonnöten.

Tempo zurückgenommen oder gesteigert oder die Art der Betreuung verändert werden muss. Manchmal möchten KundInnen in ihrer Genesung schneller vorankommen, verfügen aber noch nicht über ausreichende physische Kräfte. Ein anderes Mal könnten zwar aus organischen Gründen alle Reaktivierungspotenziale ausgeschöpft werden, aber die KundInnen sind dazu psychisch noch nicht bereit. Nach langer Abhängigkeit haben sie vielleicht Angst, auf den berühmten „eigenen Beinen" zu stehen.

Sensibilität ist hier die wichtigste Voraussetzung, um den KundInnen sicher und bestimmt die richtigen Informationen zu geben, sie verständlich zu beraten und klar die Grenzen und Möglichkeiten der Dienstleistung zu erklären.

Vielfältig

Die Pflegenden müssen in der Wahl ihrer Maßnahmen aus einem großen Reservoir schöpfen können, sowohl was die Möglichkeiten als auch die Art und Weise der Durchführung betrifft.

Beispiel

Angenommen, eine Kundin legt großen Wert auf eine regelmäßige Haarwäsche. Seit ihr allerdings einmal Haarshampoo in die Augen gekommen ist und sie in der Folge an einer schweren, schmerzhaften Entzündung der Bindehaut litt, hat sie Angst vor der Prozedur. Eine Pflegeperson weiß in diesem Fall mehrere alternative Lösungsmöglichkeiten anzubieten, um die Kundin zu beruhigen und ihr die Angst zu nehmen. Die Kundin soll die Haarwäsche in einem ersten Schritt frei von Angst und später als angenehm und wohltuend erleben. Sie soll das Gefühl haben, dass alles ganz einfach war, und sich wundern, dass sie nicht selbst auf diese Lösung gekommen ist.

Rücksichtsvoll

Die KundInnen schließen mit den Organisationen einen formellen Betreuungsvertrag ab. Viele KundInnen wünschen sich aber trotz dieser formellen Vereinbarung ein informelles Auftreten der Pflegepersonen und der Organisation. Sie wollen nicht, dass NachbarInnen oder andere Personen ihres sozialen Umfeldes über die Inanspruchnahme der Hauskrankenpflege Bescheid wissen. Die Gründe dafür sind vielfältig und meistens sehr persönlich. Das bedeutet, dass die MitarbeiterInnen einer Organisation zu den Hausbesuchen unauffällig, also ohne auffällige Dienstautos und Dienstkleidung, erscheinen müssen.

Individuelle Pflege bedeutet, die Gewohnheiten der KundInnen zu berücksichtigen, z. B. beim Essen und Trinken, beim Anziehen, in der Pflege sozialer Kontakte und insbesondere in der Lebensaktivität „als Mann oder Frau leben". Individuelle Pflege stellt die KundInnen mit ihren Bedürfnissen, Wünschen und Erwartungen in das Zentrum des Handelns. Gleichzeitig sind die fachpflegerischen Standards Grundlage des Tuns, um eine verantwortbare Pflege zu gewährleisten.

Beispiel

Eine Pflegeperson wird einem an Diabetes mellitus erkrankten Kunden, auch auf dessen Wunsch hin, keine für die Krankheit schädlichen Lebensmittel besorgen oder Menüvorschläge akzeptieren, die mit Sicherheit eine Verschlechterung der Erkrankung erwarten lassen.

Ein gehbehinderter Mann verabredet sich jeden Mittwochnachmittag mit einer Prostituierten, und selbstverständlich werden zu diesem Zeitpunkt keine Hausbesuche geplant.

Begrenzt

Hauskrankenpflege hat ihre organisatorischen und fachlichen Grenzen, über die die KundInnen bereits am Beginn der Pflege verständlich und umfassend informiert werden müssen. Zum Beispiel sind Organisationen in den seltensten Fällen in der Lage, KundInnen rund um die Uhr zu pflegen. Dazu gibt es kaum ausreichend Personal und auch keine gesicherte Finanzierung. Deshalb stellt die 24-Stunden-Hauskrankenpflege nach wie vor eine Ausnahme für finanzkräftige KundInnen dar.

Hauskrankenpflege ist auf wenige Stunden pro Tag begrenzt. Die KundInnen müssen darüber informiert werden.

Eine weitere Grenze der Hauskrankenpflege sind aufwändige medizinische Behandlungen. Intensivpflege, wie sie aus dem akut-stationären Bereich bekannt ist, kann zu Hause nur im Ausnahmefall umgesetzt werden. Meistens fehlen dazu die räumlichen, technischen, finanziellen und personellen Voraussetzungen (= Strukturqualität).

Wohltuend und distanziert

Hauskrankenpflege kann aber für KundInnen und Angehörige eine unendliche persönliche Erleichterung sein und positive Wirkung auf das tägliche Leben haben. Da gibt es jene KundInnen, die durch diese Dienstleistung ihren Lebensabend zu Hause verbringen können, pflegende Angehörige, die Pause machen und die Verantwortung teilen können, und kranke oder behinderte Kinder, die zu Hause bei ihren Eltern bleiben können.

Die Pflegepersonen stehen den KundInnen durch die langen Pflegeperioden, das Arbeiten in der Privatheit und das Wissen vieler persönlicher und intimer Details sehr nahe. Trotzdem müssen sie jene Distanz wahren, die gegenüber den KundInnen immer Respekt und Wertschätzung erkennen lässt und sie in ihrer Rolle bestätigt. Die KundInnen werden mit ihren Namen angesprochen, pseudovertrauliche Anreden wie „Oma“, „Opa“, „Muatterl“ oder „Vaterl“ sind tabu.

Obwohl Pflegepersonen den KundInnen sehr nahe stehen, muss respektvolle Distanz gewahrt werden.

Komplex und einfach

Hauskrankenpflege ist eine sehr komplexe Dienstleistung in einem sehr komplexen System. Für den Laien scheint Hauskrankenpflege aber eine sehr einfache und unkomplizierte Dienstleistung zu sein. Die Pflegepersonen fahren von Haus zu Haus, von KundIn zu KundIn und pflegen. Sie messen Blutdruck, wechseln Verbände, geben den Hilfskräften Anweisungen, und wenn sie unsicher oder ratlos sind, rufen sie den Hausarzt/die Hausärztin an.

Wer sich in der Hauskrankenpflege auskennt, weiß jedoch: Wenn eine Leistung einen so einfachen und unkomplizierten Eindruck macht, ist sie gut und professionell gemacht. Denn das bedeutet, dass die KundInnen den notwendigen Aufwand, den Einsatz und die Energie im Hintergrund, die erforderlich sind, um die Voraussetzungen für die Leistungen vor Ort zu schaffen, nicht wahrnehmen.

„Einfach und komplikationslos“ bedeutet, dass ausgezeichnete Planungen und Vorbereitungen die reibungslose Durchführung der Dienstleistung sichergestellt haben. Die KundInnen sollten die Komplexität des Dienstes nicht und schon gar nicht negativ spüren, denn dies würde sie verunsichern, nervös machen und den Fortschritt ihres Pflegeprozesses behindern.

Informativ und anregend

Pflegepersonen müssen die relevanten Entwicklungen im Gesundheitsbereich verfolgen.

Hauskrankenpflege ist informativ, da der berufsethische Auftrag von den Pflegepersonen fordert, ihr Wissen immer auf den neuesten Stand der wissenschaftlichen und allgemeingültigen Erkenntnisse zu bringen. Die besondere Herausforderung der Fachdisziplin Hauskrankenpflege ist die Vielseitigkeit der Arbeit.

Pflegepersonen können sich nicht mit der Weiterbildung in nur einem „Fach“ – z. B. innere Medizin – begnügen. Sie treffen auf Menschen mit allen möglichen Erkrankungen und Leiden. Allerdings gibt es Pflegeschwerpunkte und primäre Zielgruppen. Die größte Zielgruppe ist die der alten und hochbetagten Menschen, mit jenen Abhängigkeiten und Defiziten, die das hohe Alter mit sich bringt.

Pflegende in der Hauskrankenpflege müssen die Entwicklung der gesundheitlichen Probleme der Bevölkerung laufend beobachten und prognostizieren können, welche Pflegeanforderungen auf sie zukommen.

Neben den gesundheits- und krankenpflegerischen Wissensgebieten müssen sich Pflegepersonen auch laufend über die Veränderungen im Gesundheits- und Sozialsystem, die relevanten Gesetze und Finanzierungsmodelle sowie die Konkurrenz und die Erwartungen der KundInnen informieren.

Beispiel

Eine Pflegeperson, die einen Kunden/eine Kundin mit Morbus Crohn betreut, muss diesem/dieser z. B. sagen können, ob diese Erkrankung häufig vorkommt oder nicht, ob es Selbsthilfegruppen zur Unterstützung gibt, und falls ja, wo. Sie könnte es auch als ihre Aufgabe sehen, eine solche zu gründen.

In einem anderen Fall ist es erforderlich, bei der Besorgung von Medikamenten in der Apotheke zu klären, welche Medikamente im Preis billiger als die Rezeptgebühr sind, oder den Kunden/die Kundin bei den Formalitäten für die Befreiung von der Rezeptgebühr zu unterstützen.

Die Erzählungen der KundInnen, besonders im Rahmen der Biografiearbeit, versetzen die Pflegenden oft in eine andere Zeit, und sie erleben durch die Schilderungen eine andere Generation, Menschen mit einer anderen Sozialisation und andere Lebenswelten. Sie werden dadurch an Erfahrungen teilhaben, die das eigene Leben auf wertvolle Weise bereichern können.

Team- und öffentlichkeitsorientiert

Hauskrankenpflege ist Teamarbeit in der Organisation, also im Hintergrund des Pflegeprozesses, z. B. bei Fall- oder Dienstbesprechungen in den Einsatzzentralen (siehe Abschnitt 4.4.5). In der Pflegesituation vor Ort aber sind die Pflegenden allein und leisten im Regelfall als Fachpersonen Einzelarbeit. Sie argumentieren, treffen Entscheidungen und müssen diese auch ungeteilt verantworten, d. h. allein und nicht gemeinsam mit anderen KollegInnen.

Schließlich exponiert sich Hauskrankenpflege in der Öffentlichkeit. Die Pflegenden nehmen vielfach eine offizielle Rolle ein, z. B. beim Tag der offenen Tür, durch das Vorstellen der Leistungen und Angebote ihrer Organisation bei Messen, Kongressen oder Gesundheitsveranstaltungen.

Wann entsteht Hauskrankenpflege?

Hauskrankenpflege entsteht, wenn Menschen die Leistung aufgrund eines definierbaren und messbaren Pflegebedarfes benötigen und diese bei einem Anbieter angefordert wird.

Hauskrankenpflege ist nur möglich, wenn die KundInnen auch in Abwesenheit der Pflegenden sicher sind.

Sie kann nur entstehen, wenn durch eine begrenzte, aber bedarfsorientierte Pflegezeit sichergestellt und verantwortet werden kann, dass die KundInnen auch in der Zeit, die sie allein verbringen, ein sicheres Leben zu Hause führen können. Das Risiko ist kalkulierbar und darf nicht höher sein, als z. B. in einem Krankenhaus an einer Sekundärinfektion zu erkranken oder dort aus dem Bett zu fallen (siehe Kapitel 2.3: Dienstleistungsverständnis, KundInnenorientierung, Beschwerdemanagement).

Hauskrankenpflege entsteht durch Kooperationen mit

- KundInnen
- Angehörigen
- ÄrztInnen
- TherapeutInnen
- OrthopädInnen und BandagistInnen
- SozialarbeiterInnen
- Case ManagerInnen
- ApothekerInnen
- JuristInnen
- RichterInnen und AnwältInnen
- PatientenanwältInnen
- SachwalterInnen
- BeamtInnen
- Pflegepersonen
- FreundInnen/NachbarInnen/HausmeisterInnen
- SeelsorgerInnen
- MitarbeiterInnen aller sozialen Dienste, wie Essen auf Rädern/Besuchsdienst/Reinigungsdienst/Wäschepflegedienst
- Kammern und Interessenvertretungen wie Gewerkschaften/Berufsverbänden

Die KundInnen suchen sich die Anbieter mehr und mehr selbst aus. Qualifizierte Pflege ist daher zunehmend gefragt. Die Pflegepersonen sind ständig in der Öffentlichkeit tätig. Mit ihrem Verhalten tragen sie zum Ansehen der Hauskrankenpflege bei.

Pflegepersonen lernen im Laufe ihrer Hauskrankenpflegepraxis, dass für eine erfolgreiche Arbeit die Kommunikation und Zusammenarbeit mit den oben beispielhaft aufgezählten Einrichtungen und Personen unumgänglich ist.

Die KundInnen bewerten Alter und Krankheit zunehmend als eine gestaltbare Lebensphase und nicht mehr als unveränderbares Schicksal, das Isolation und das Leben in einer Randgruppe der Gesellschaft bedeutet. Dazu gehört, dass sie mündig und selbstsicher Information und Beratung einfordern, um ihre Entscheidungen treffen zu können. Sie wollen die Differenzierung der Leistungen verstehen und die Einrichtungen, bei denen sie die Angebote beziehen, selbst bestimmen. Dadurch wächst der Bedarf an qualifizierter Hauskrankenpflege.

4.3.4 Verhalten der Pflegeperson

Rollen in der Öffentlichkeit

Pflegepersonen in der Hauskrankenpflege werden täglich in der Öffentlichkeit wahrgenommen, in Häusern, in Verkehrsmitteln, in Ämtern usw. Mit ihrem Auftreten nehmen sie mehrere Rollen zugleich wahr. Sie repräsentieren eine Berufsgruppe, agieren anwaltlich für die KundInnen, sind lobbyistisch sowohl für die Gruppe von pflegebedürftigen Menschen als Ganzes wie auch für einzelne KundInnen aktiv. Mit ihrem Verhalten leisten sie einen spezifischen Beitrag zur Pflege des Ansehens ihrer Organisation, der Dienstleistung und insbesondere ihres Berufsstandes.

Kernaussage

> Für das Ansehen und den Einfluss der Pflegepersonen in der Hauskrankenpflege ist es wichtig, dass die Pflegenden zwischen ihrer Rolle im direkten Pflegeprozess mit den KundInnen und jener in der Öffentlichkeit unterscheiden. Um bei den KundInnen, ihrem beruflichen Umfeld und in der Öffentlichkeit ernst genommen zu werden, müssen Pflegepersonen auf soziale Urteile über ihre KundInnen auch im privaten Kreis verzichten.
>
> Eine offene und doch feste Grundhaltung, Objektivität, Sachlichkeit und Sensibilität in der Analyse von Pflegesituationen und Arbeitsbeziehungen ist die Basis aller Verhaltensregeln.

Die Pflegepersonen in der Hauskrankenpflege agieren nicht ständig im Rahmen eines hierarchischen Systems, eines Pflegeheimes oder Krankenhauses. Sie sind in vielen Situationen vor Ort auf sich allein gestellt und müssen selbstständig agieren.

Die Zusammenarbeit mit ÄrztInnen, SachwalterInnen oder pflegenden Angehörigen, mit Krankenhauspersonal oder MitarbeiterInnen anderer an der Pflege beteiligten Organisationen fordert von den Pflegenden, sich auf ganz verschiedene GesprächspartnerInnen einzustellen und dabei fachlich sicher zu argumentieren, um im Sinne der KundInnen und zu deren Wohl zu arbeiten.

Rollen in der Pflege

Das Repertoire der Rollen, die die Pflegenden einnehmen können, ist in der Hauskrankenpflege aufgrund der vielen verschiedenen Lebenswelten und Familiensysteme besonders vielfältig. Das Verhalten der Pflegenden bewegt sich zwischen vielen Rollen: bestimmende Autorität, Fürsorgende, Vertrauensperson, FörderIn, HelferIn, KompensatorIn, Kind, LückenbüßerIn, BeschützerIn ...

Zur Herstellung einer zufriedenstellenden Pflegebeziehung müssen die Pflegenden erkunden, welches Verhalten, welche Rolle in einer spezifischen Situation angenommen wird und wie sich dies auf die Pflegebeziehung und das Umfeld der KundInnen auswirkt.

Kernaussage

> Im Pflegeprozess muss grundsätzlich hinterfragt werden, ob der Pflegeperson eine bestimmte Rolle zugewiesen oder aufgezwungen wird und ob sie diese Rolle annimmt oder ob sie selbst den

> KundInnen und deren Angehörigen ihre selbst gewählte und gelebte Rolle aufdrängt. Während des gesamten Pflegeprozesses muss das persönliche Rollenverhalten immer wieder neu überdacht werden.

Der Pflegeprozess kann auch durch die KundInnen positiv beeinflusst werden.

Dabei ist die Pflegeperson nicht immer nur „Gebende". Auch die KundInnen tragen einen erheblichen Teil zum Gelingen bei. Sie können durch Anerkennung, Anteilnahme und Verständnis für die berufliche Situation der Pflegenden, ihre Lebenserfahrung, ihren Einfluss in der Familie u. v. m. die Zusammenarbeit im Pflegeprozess sehr positiv beeinflussen.

Dabei müssen sich die Pflegepersonen immer dessen bewusst sein, dass die Leistung Hauskrankenpflege von den KundInnen gekauft und bezahlt oder zumindest mitfinanziert wird. Dieser Umstand stärkt die Position der KundInnen und macht die professionellen HelferInnen zu Gästen, die eine Dienstleistung erbringen.

4.3.5 Besonderheiten und Belastungen in der Pflegesituation

Mobilität

Pflegepersonen in der Hauskrankenpflege sind „Fahrende", denn sie müssen aufgrund der vielen täglichen Arbeitsstellen und wechselnden Pflegeorte mobil sein, mit öffentlichen Verkehrsmitteln, Dienst- oder Privatautos, mit Mopeds, Fahrrädern oder, vor allem im städtischen Bereich, auch zu Fuß.

Pflegende müssen „wetterfest" sein, denn sie sind zu jeder Jahreszeit und bei jeder Witterung unterwegs. Außerdem sind sie gute AutofahrerInnen und verfügen auch über einen ebenso guten Orientierungssinn.

Der zeitliche Abstand zwischen den Pflegeorten wird von den Pflegepersonen manchmal als angenehm empfunden, da er Raum zwischen den Begegnungen mit den einzelnen KundInnen schafft. Diese Zeit gibt ihnen die Möglichkeit, die Pflegesituation, die gerade verlassen wurde, kurz zu reflektieren, sie für den Augenblick abzuschließen und sich auf die nächste Situation gedanklich vorzubereiten.

Ausstattung

Die Pflegenden haben immer eine Grundausstattung für ihre Arbeit im Gepäck. Taschen, Rucksäcke oder sperrige Hilfsmittel wie Hebehilfen müssen zu den Domizilen der KundInnen mitgenommen und getragen werden.

Es ist wichtig, für die jeweiligen Einsätze die richtigen Pflegehilfsmittel, Materialien und administrativen Unterlagen mitzuführen. In der Zusammenstellung der Grundausstattung ist darauf zu achten, dass alles Benötigte eingepackt wird und das Gepäck dennoch ein tragbares Gewicht nicht überschreitet, sodass keine körperlichen Beschwerden oder Schäden auftreten.

Für die Zusammensetzung der Grundausstattung gibt es keine standardisierten Vorgaben. Die Auswahl der mitgeführten Materialien ergibt sich aus dem Pflegebedarf der KundInnen und kann sich laufend ändern. Viele Organisationen haben ein Standardpaket zusammengestellt, das den MitarbeiterInnen im Notfall eine pflegerische Intervention ermöglicht. Im Detail können sie selbst über die endgültige Zusammenstellung ihrer Ausstattung entscheiden.

Am Beginn der Hauskrankenpflegepraxis ist es gewöhnungsbedürftig, selbst für die erforderliche Pflegeausstattung verantwortlich zu sein. Die Pflegenden müssen die Materialien aus der Organisation selbst mitbringen oder in Apotheken, im Sanitätsfachhandel, bei OrthopädInnen oder ÄrztInnen u. a. beschaffen. Dazu gehören gute Kenntnisse des Angebots, der Preisgestaltung und der Finanzierungsmöglichkeiten von Pflegehilfsmitteln und Heilbehelfen.

Die Zusammenstellung der Pflegeausstattung verlangt Kenntnisse des Angebots und der Finanzierungsmöglichkeiten.

Anpassungsfähigkeit

Die Pflegepersonen müssen sich mehrmals täglich ohne besondere Vorbereitungszeit auf die unterschiedlichen Lebenswelten der KundInnen einstellen. Die Lebensumstände der pflegebedürftigen Menschen müssen im Pflegeprozess täglich neu wahrgenommen und berücksichtigt werden.

Die Pflegenden müssen sich mehrmals täglich auf verschiedene KundInnen einstellen, auf deren aktuelle Lebenssituation geachtet und reagiert werden muss.

Beispiele

Ein ungeliebter Sohn kehrt nach vielen Jahren unerwartet aus dem Ausland zurück und setzt alles daran, die Mutter in ein Pflegeheim zu bringen, um Ansprüche auf ihre Wohnung erheben zu können.

Eine Telefonrechnung wurde nach mehrmaliger Mahnung nicht bezahlt und die Telefongesellschaft sperrt den Anschluss.

Eine inkontinente Kundin verweigert hygienische Maßnahmen und die Verwendung von Kontinenzhilfen, obwohl sich Angehörige und Freunde wegen der Geruchsbelästigung bereits zurückziehen.

Die Pflegepersonen müssen die aktuellen Lebenssituationen der KundInnen erkennen und klärend darauf reagieren, denn alle Ereignisse haben Auswirkungen auf den Pflegeprozess. Es genügt nicht, die Beobachtungen auf Blutdruckwerte, Laborbefunde, den Wundheilungsprozess oder die Dokumentation von Flüssigkeitsbilanzen zu reduzieren.

Information

Der Anspruch der KundInnen und Angehörigen an Information und Beratung über Pflegeangebote bzw. Pflegealternativen ist hoch und auch berechtigt. Sie wollen nicht nur am Beginn der Pflege wissen, was sie im

Pflegeprozess erwartet, sondern möchten laufend über alle Handlungen und deren Zielsetzungen informiert und aufgeklärt sein. In gleichem Maße haben auch andere an der Pflege und Betreuung beteiligte Personen Anspruch auf Information und Erklärung und fordern diese auch ein.

Beispiel

Der Sachwalter möchte wissen, wofür das Geld verwendet wird; der Hausarzt möchte über Mobilitätsfortschritte informiert werden; die Angehörigen möchten, dass preisgünstigere Einmalhandschuhe verwendet werden; die Einsatzleitung versteht nicht, warum die Wegzeit nicht eingehalten werden kann; usw.

Die Pflegepersonen stehen unter kontinuierlichem Argumentationsdruck, und immer, wenn sie sich in ihren Handlungen und Entscheidungen fachlich unsicher fühlen, geraten sie leicht in eine defensive Rolle.

Kommunikation

Pflegende kommunizieren fast ständig – auch unterwegs. Informieren, Fragen und gegenseitiger Austausch erfolgen überall dort, wo Hauskrankenpflege passiert – bei den KundInnen, in Ordinationen, auf der Straße ... Kommunikation in der Hauskrankenpflege bedeutet vorzugsweise Telekommunikation – per Handy, Fax und E-Mail – sowie eine umfassende Dokumentation.

Das Gespräch mit KooperationspartnerInnen, wie ÄrztInnen, SachwalterInnen, KollegInnen, HeimhelferInnen oder PflegehelferInnen, wird oft schnell gebraucht und gesucht. Dabei ist besonders aus Gründen des Datenschutzes und der beruflichen Verschwiegenheit gut zu überlegen, wo, wie und mit wem kommuniziert wird.

Beispiel

Eine Pflegeperson, die in einem Autobus per Handy mit dem Hausarzt und auch für viele Fahrgäste gut verständlich die diagnostischen und therapeutischen Details einer namentlich genannten Kundin beraten hat, wurde von der Organisation gekündigt und sofort dienstfrei gestellt. Die Reinigungsfrau der Kundin war in der Nähe gesessen und hatte sich bei der Organisation beschwert.

Kooperation

Die Gestaltung der Pflegeinterventionen muss mit den KundInnen und deren Angehörigen „ausgehandelt" werden. Pflegepersonen sind Gast an den Pflegeorten und brauchen daher für ihr Handeln und für die

Verwendung aller für die Pflege notwendigen Sachmittel das Einverständnis der KundInnen – auch bei scheinbar einfachen Verrichtungen.

Beispiel

Die Vereinbarungen reichen beispielsweise bei der Haarwäsche vom geplanten Termin und von der Wahl des Shampoos über die Technik der Kopfmassage und der Wärmeregulation des Föhns bis zur Benützung von Bürste und Kamm.

In vielen Fällen arbeiten die Pflegepersonen unter Anleitung der KundInnen. Denn in der Hauskrankenpflege ist das persönliche Wohlbefinden der KundInnen ein permanentes Anliegen und ein generelles Ziel, das den Pflegeprozess positiv beeinflusst. Da nur die KundInnen selbst über ihr Wohlergehen befinden und entscheiden, können auch nur sie selbst die Pflegenden anleiten.

Das persönliche Wohlbefinden der KundInnen steht im Mittelpunkt. Daher arbeiten Pflegepersonen oft unter der Anleitung der KundInnen.

Eine Ausnahme bildet die Pflege von Kindern, geistig behinderten Menschen und Menschen mit fortgeschrittenen demenziellen Erkrankungen. In diesen Fällen kooperieren die Pflegepersonen mit jenen Personen, die den engsten emotionalen und sozialen Kontakt haben, denn diese kennen die pflegebedürftigen Menschen am besten.

Risiko

Besonders kritisch ist für Pflegepersonen die Einschätzung des Risikos, ob sichere Pflege und Betreuung zu Hause möglich, unter fachlicher Perspektive vertretbar und insgesamt zu verantworten ist („kalkuliertes Risiko"). Mit einer begrenzten Pflegezeit muss die Gesundheits- und Lebenssituation der KundInnen verbessert und stabil gehalten werden. Diese Einschätzung ist besonders heikel, wenn die Dienste sehr spät angefordert werden, bei den KundInnen bereits hohe Abhängigkeit in mehreren Lebensaktivitäten besteht und ihre Ressourcen knapp und unsicher sind (siehe Kapitel 2.3: Dienstleistungsverständnis, KundInnenorientierung, Beschwerdemanagement).

Die Einschätzung des Risikos, ob Pflege zu Hause möglich und verantwortbar ist, ist besonders heikel. Da viel Unvorhergesehenes passiert, müssen die Pflegepersonen sehr flexibel sein. Einsatztouren müssen oft kurzfristig umgeplant werden.

Erschwerend für die Arbeitssituation in der Hauskrankenpflege ist auch das hohe Maß an „Unvorhergesehenem". Die Anzahl der Hausbesuche kann sich aufgrund von Krankenhaus- oder Pflegeheimeinweisungen, Todesfällen, Übersiedlungen der KundInnen oder durch KundInnen oder Angehörige stornierte Dienste täglich ändern. Auch Einsatztouren müssen wegen Krankenständen, Autopannen, Verkehrsstaus, Abwesenheiten von MitarbeiterInnen oder wegen anderer nicht planbarer Umstände oft kurzfristig umorganisiert werden. Die wenigsten Organisationen können sich einen Bereitschaftsdienst leisten, der diese unvorhergesehenen Situationen abfedern würde. Von den Pflegepersonen wird deshalb höchste Flexibilität erwartet.

Verantwortung

Die Pflegenden tragen die Verantwortung für ihr Handeln, ihre Entscheidungen und, nicht zu vergessen, für ihr Verhalten in allen Situationen im Regelfall allein. Die Beratungsmöglichkeiten mit Vorgesetzten, KollegInnen, ExpertInnen oder anderen an der Pflege beteiligten Personen sind meistens nicht sofort abrufbar, sondern müssen häufig erst geplant werden, wie z. B. ein gemeinsamer Hausbesuch mit dem Arzt/der Ärztin oder eine Fallbesprechung mit dem Team.

Jede Pflegeperson in einer Organisation ist nicht nur für die Zufriedenheit der KundInnen, sondern auch für das Beschwerdemanagement mitverantwortlich. Dabei kommt es nicht darauf an, wer eine Beschwerde einbringt, für die Organisation ist der Inhalt der Beschwerde relevant.

4.4 Der Pflegeprozess (Verständnis von Pflege)

Lernziel

Das folgende Kapitel hebt die Besonderheiten des Pflegeprozesses in der Hauskrankenpflege hervor.

Es weckt das Verständnis dafür, dass der Pflegeprozess zu Hause in ein System verschiedenster Einrichtungen und AkteurInnen eingebettet ist und daher eine spezielle Anwendung der bekannten Pflegeinstrumentarien erfordert.

Für die Gestaltung eines zufriedenstellenden Pflegeprozesses ist das positive Zusammenwirken von mehreren Faktoren ausschlaggebend. An erster Stelle steht die Menschen- und Bedürfnisorientierung der Organisation und ihrer MitarbeiterInnen. Die Menschen- und Bedürfnisorientierung ist prinzipiell eine Frage der persönlichen Haltung und Werte sowie der fachlichen Kompetenz der Pflege- und Betreuungspersonen. Pflegepersonen, die aus dem Repertoire an Pflegetheorien und -modellen das Richtige für die Dienstleistung auswählen können und es verstehen, gemeinsam mit den KollegInnen im Team zu arbeiten, werden

- die Pflegehandlungen kompetent durchführen und
- in den Pflegebeziehungen zwischen den KundInnen und den Pflegenden eine hohe Qualität erreichen.

In den folgenden Kapiteln werden die spezifischen Merkmale des Pflegeprozesses in der Hauskrankenpflege thematisiert.

4.4.1 Menschen- und Bedürfnisorientierung

Menschen- und Bedürfnisorientierung kennzeichnen die individuelle Pflege. Die KundInnen werden als Individuen mit ihren Bedürfnissen wahrgenommen. Zur Wahrnehmung von menschlichen Bedürfnissen brauchen Pflegepersonen

- eine ausgeprägte Begabung zur Beobachtung,
- Sensibilität,
- eine wertschätzende Haltung sowie
- ein ausgewogenes Maß an Offenheit und Vertrauen gegenüber den KundInnen.

In der Hauskrankenpflege sind die Bedürfnisse der KundInnen der Ausgangspunkt zur Bemessung des Pflege- und Betreuungsbedarfes. Dies setzt voraus, dass Pflegepersonen den Begriff „Bedürfnis" verstehen, fachlich erklären können und darüber hinaus den Unterschied zu Wünschen herstellen können.

Was ist ein Bedürfnis?

Ein Bedürfnis unterscheidet sich vom Wunsch insofern, als sich Bedürfnisse auf organismische Zustände beziehen (z. B. Durst), Wünsche hingegen auf Situationen, von denen sich der Mensch die Befriedigung der Bedürfnisse verspricht. Die Art der Flüssigkeit, mit der das Bedürfnis befriedigt bzw. der organismische Mangelzustand „Durst" behoben werden kann (z. B. Wasser, Cola oder Bier), entspricht dem Wunsch.

Beispiel

Das Beispiel „Durst" zeigt auch, dass Bedürfnisse über unterschiedliche „Elastizitäten" verfügen. Das bedeutet, dass bei manchen Bedürfnissen Kompensationen oder zeitliche Verschiebungen eher möglich sind als bei anderen. Trinken bzw. die Zufuhr von Flüssigkeit kann nicht kompensiert und kaum aufgeschoben werden, ohne zu einem organischen Schaden zu führen (Dehydration). Ein Spaziergang an der frischen Luft kann allerdings z. B. durch Bewegungsübungen am Balkon kompensiert und auch aufgeschoben werden.

Kernaussage

In der Hauskrankenpflege sind die Kenntnisse über die Entstehung und Elastizität von Bedürfnissen sowie die Folgen im Falle der Nichtbefriedigung von Bedürfnissen die Grundlage für die Feststellung des Pflege- und Betreuungsbedarfes.

Wissenschaftliche Untersuchungen bestätigen, dass Bedürfnisse, die nicht befriedigt werden, zu mehr oder weniger großen Schäden und Beeinträchtigungen führen. Deshalb ist die fundierte Erfassung der Bedürfnislagen eine äußerst verantwortungsvolle Aufgabe der Pflegepersonen. Sie bedienen sich dazu einschlägiger Instrumentarien, z. B.

„Aktivitäten des täglichen Lebens“ oder „Lebensaktivitäten“, die aus der Gesundheits- und Krankenpflege bekannt sind.

Lebensaktivitäten bedingen einander

Lebensaktivitäten bedingen einander wechselseitig. Das heißt: Bei KundInnen, die in einer Lebensaktivität von Pflege abhängig sind und bei denen diese Abhängigkeit nicht oder nur unzureichend durch Pflegeinterventionen kompensiert wird, folgt eine weitere Abhängigkeit in einer anderen Lebensaktivität (Ertl/Schrems 1997).

Beispiel

Wenn jemand in der Lebensaktivität „Ausscheiden“ von der Unterstützung einer Person abhängig ist, aber nicht richtig gepflegt wird, dann wirkt sich dies auch auf die Lebensaktivitäten „Körpertemperatur regeln“ und auf „Ruhen und Schlafen“ aus. Die Erklärung: Wenn jemand inkontinent ist und am Abend eine unzureichende Intimpflege erhält, dann kann die Folge ein Nässegefühl sein, das körperliches Kältegefühl erzeugt; dieses kann wiederum dazu führen, dass Räume nicht gelüftet werden und durch den entstehenden Sauerstoffmangel und die Geruchsbelästigung der Schlaf beeinträchtigt wird.

Bei einem Kunden/einer Kundin, der/die unter Inkontinenz leidet, kann es zu einem großen Problem werden, wenn er/sie aufgrund seiner/ihrer Mobilitätseinschränkung die Wohnung nicht mehr verlassen will und zur Verhinderung von nassen Einlagen sehr wenig trinkt. Es ist dann nicht einfach, bei täglich höchstens zwei Hausbesuchen eine sichere Pflege für 24 Stunden zu gewährleisten.

Die Pflegepersonen in der Hauskrankenpflege müssen immer bedenken, dass ein ungedeckter Pflegebedarf in einer Lebensaktivität negative Auswirkungen auf die Bedürfnislage in einer bzw. mehreren anderen Lebensaktivitäten hat. Das führt nicht nur zu Beeinträchtigungen für die KundInnen, die zusätzliche Unterstützung benötigen, sondern erhöht auch die Kosten – und für die Konsequenzen kann die Pflegeperson verantwortlich gemacht werden.

4.4.2 Pflegegeschehen und -beziehung

Die Organisation und Durchführung des Pflegegeschehens in der Hauskrankenpflege, d. h. in der Privatsphäre der KundInnen, erfordert besonderes Geschick, Umsicht und Fachkompetenz. Es reicht nicht, eine Injektion technisch korrekt verabreichen zu können. Vielmehr geht es darum, dass Pflegepersonen in der Lage sind, unter den individuellen Umständen in den Wohnungen der KundInnen Pflegehandlungen fachlich angemessen durchzuführen.

Sorgfältige Planung

Der Arbeit in der Hauskrankenpflege wird oft die Notwendigkeit der Improvisation nachgesagt. Das ist falsch! Nur Pflegepersonen, die meinen, die Annehmlichkeiten des Krankenhauses in die Wohnungen der KundInnen transferieren zu müssen, empfinden das Pflegegeschehen in der Hauskrankenpflege als Improvisation.

Hauskrankenpflege hat ein anderes Arbeitsfeld und muss keinem Vergleich mit einem Spital standhalten. Das Pflegegeschehen ist ein integrativer Bestandteil des Wohnens und gewohnten Lebens der KundInnen. Es ist die Aufgabe der Pflegenden, Voraussetzungen zu schaffen, die in diesem speziellen Arbeitsfeld ein korrektes und fachlich vertretbares Handeln ermöglichen.

Pflege muss sich in die Lebenssituation, die Wohnungsausstattung und die Abläufe des täglichen Lebens der KundInnen sanft und reibungslos einfügen. Nicht vorhandene Pflegehilfsmittel oder Heilbehelfe müssen mit den KundInnen ausgewählt und organisiert werden. Die Verwendung von pflegerischen Verbrauchsgütern ist genau zu überlegen. Nicht immer sind alle Mittel notwendig, an deren Gebrauch man sich im Krankenhaus gewöhnt hat.

Die Gefährdungen für die KundInnen sind andere als im akut-stationären Bereich. Dabei stehen nicht wie im Spital die gefürchteten Sekundärinfektionen im Vordergrund. Viel dramatischer können sich soziale Isolation, nicht verarbeitete Trauerphasen oder wirtschaftliche Nöte für die KundInnen auswirken.

Rücksichtnahme

In der Gastrolle eine Dienstleistung zu erbringen, die geprägt ist von körperlicher Nähe, gegenseitiger Abhängigkeit und vom Handeln mit fremdem Eigentum in individuell ausgestatteten Räumen, fordert die Pflegepersonen fachlich und vor allem emotional.

Beispiele

„Darf ich Ihre Toilette benützen?“ „Kann ich mir ein Glas Wasser nehmen?“ „Darf ich bei Ihnen telefonieren?“ „Können Sie uns einen Wohnungsschlüssel überlassen?“ „Wären Sie damit einverstanden, wenn wir Ihr Bett bereits heute frisch beziehen?“ „Möchten Sie, dass Ihre Tochter bei der Körperpflege anwesend ist?“

Diese Fragen zeigen, wie sehr sich die Pflegewelt der Hauskrankenpflege von der im Spital unterscheidet. Vermeintliche Banalitäten, wie der Griff zum Wasserglas an einem heißen Sommertag oder die Benützung des Telefons, da man der Einsatzleitung sofort etwas mitteilen möchte, mehr noch das häufig unterschiedliche Verständnis von Hygiene fordern einen taktvollen Umgang und respektvolle Kommunikation. Beides ist die Basis für die sinnvolle und notwendige PartnerInnenschaft zwischen den Pflegenden und den KundInnen.

Die Wünsche von stark pflegebedürftigen KundInnen werden leicht übergangen, da sie sich schlecht artikulieren können. Manchmal wollen sie auch nicht die Harmonie durch ihre Forderungen gefährden.

Häufig werden KundInnen mit hoher Pflegebedürftigkeit betreut. Sie könnten meist über die Gestaltung des Pflegegeschehens entscheiden. Ihre Vorstellungen und Wünsche werden aber aufgrund ihrer hohen Abhängigkeit allzu leicht übergangen. Sie haben Artikulationsschwierigkeiten und zu wenig physische und psychische Kraft, um sich gegen Pflegehandlungen zu wehren oder zu beschreiben, wie sie diese gerne durchgeführt hätten.

Manchmal sind sie auch zu dankbar, dass sich jemand um sie kümmert und mit ihnen spricht, und wollen diese Harmonie nicht gefährden, indem sie Vorgaben machen, mehr oder anderes fordern. In solchen Fällen werden etwa zu schnell durchgeführte Pflegehandlungen oder dabei auftretende Schmerzen als kleineres Übel in Kauf genommen.

Annäherung an gewohntes Leben

Professionelle Pflege zu Hause bedeutet, dass Pflegende trotz eingeschränkter Kommunikationsmöglichkeiten mit den KundInnen sensitiv nachvollziehen können, welches Leben in der Wohnung früher bzw. vor der Pflegebedürftigkeit stattgefunden hat. Eine Annäherung und Anpassung des Pflegegeschehens an Routinen und Gewohnheiten der KundInnen lohnt in vielerlei Hinsicht. Dies gibt Sicherheit, und die daraus entstehende Motivation ist das Kapital zur Förderung der Selbstpflegekompetenz.

Bei alten und chronisch kranken Menschen ist das vorrangige Ziel der Pflege, die Gesundheitssituation stabil zu halten. Für sie bietet die Gestaltung des Pflegegeschehens auf der Basis ihrer Lebensgewohnheiten einen Zugewinn an Wohlbefinden. Die Beibehaltung eines persönlichen und weitreichend autonomen Lebensraums wie der eigenen Wohnung ist besonders für pflegebedürftige Menschen ein wichtiger Faktor, um ihr Selbstwertgefühl zu bewahren.

Grundlage der Pflege ist die Pflegebeziehung. Sie ist vielen Belastungen ausgesetzt.

Ausgangsbasis und Grundlage des Pflegegeschehens ist die Beziehung zwischen Pflegepersonen und KundInnen – die Pflegebeziehung. Eine Beziehung, deren Entwicklung außergewöhnlich vielen äußeren Einflüssen und Strapazen ausgesetzt ist: dem Verhalten der PartnerInnen, Angehörigen, FreundInnen, der Verschlechterung der Erkrankung, Todesfällen in der Familie oder im Freundeskreis oder Meinungsverschiedenheiten im Pflegeteam, um nur einige zu nennen.

Langfristige Beziehung

Hauskrankenpflege ist keine Dienstleistung, die für die KundInnen nur über Stunden, Tage oder ein bis zwei Wochen erbracht wird. Meist beanspruchen die KundInnen die Leistung über Monate oder Jahre. Das Sich-Einlassen auf eine Pflegebeziehung ist also keine kurzfristige Investition oder ein absehbarer Energieaufwand, sondern der Beginn einer langfristigen Zusammenarbeit in einem privaten Arbeitsfeld mit einem Anfang, einer Dauer und einem Ende.

Pflegebeziehungen dauern in der Regel Monate oder Jahre. Die Beziehung beginnt schon vor der ersten Begegnung, denn bereits vor dem ersten Besuch bilden sich Vorstellungen und Emotionen.

Die Beziehung zwischen den Pflegepersonen und den KundInnen beginnt nicht erst bei der ersten Begegnung oder beim ersten Gespräch, sondern in jenem Moment, in dem die Pflegepersonen die ersten Informationen über die KundInnen durch Dritte erhalten und sich gedanklich mit ihnen beschäftigen.

Für die Pflegenden ist es wichtig, dass ihnen die subjektiven Einflüsse bewusst sind, die Informationen, von wem immer sie kommen mögen, auf ihre Meinung und ihre Haltung gegenüber den KundInnen haben. Ein Arzt/eine Ärztin, ein/e pflegende/r Angehörige/r, ein/e NachbarIn, Kinder oder eine Pflegeperson aus dem Spital werden unterschiedliche Wahrnehmungen zur Situation der KundInnen haben, deren Verhalten individuell verschieden empfinden und den Pflegebedarf unterschiedlich einschätzen.

Die Pflegenden haben bereits Vorstellungen und Bilder vor Augen, bevor sie das erste Mal die Wohnung eines Kunden/einer Kundin betreten. Schon vor der ersten Begegnung haben sich Emotionen oder Vorurteile wie Mitleid, Skepsis, Ekel, Aggression gebildet, die es beim ersten Besuch zu kontrollieren gilt.

Sich einzulassen auf den anderen und gleichzeitig sinnvoll Abgrenzungen zu finden, einzugehen auf Situationen der Isolation und Einsamkeit, auf den Umgang mit randständigen, vielleicht aggressiven und abwehrenden Personen, auf die Welt desorientierter Menschen, auf die Alltagstragik alter Menschen oder Paare, auf den Prozess einer chronischen Krankheitssituation mit ihren zahlreichen Krisen, das alles macht die Beziehungsarbeit der Pflegepersonen anspruchsvoll und ermöglicht ihnen gleichzeitig, Erfahrungen zu sammeln, die nicht alltäglich sind.

Kein standardisiertes Umfeld

In einem standardisierten Umfeld wie einer Krankenhausstation bzw. einem Krankenzimmer sind Sympathie und Antipathie die wesentlichen Kriterien für die Bildung von Beziehungen zwischen Pflegepersonen und KundInnen. Das Empfinden, grob oder sensibel, fachlich korrekt oder inkompetent behandelt zu werden, löst Angst oder Sicherheit aus.

Die Pflegepersonen im Spital können ihr jeweiliges Defizit beeinflussen, wenn sie es erkennen. Sie können sich bemühen, die technisch-pflegerischen Handlungen korrekter, routinierter durchzuführen bzw. freundlicher zu sein und ihre Gesprächskultur positiv und kundInnenorientiert weiterzuentwickeln.

In der Hauskrankenpflege ist dies auch möglich, allerdings sind die äußeren Einflüsse auf die Beziehung vielfältiger und machen das Beziehungsnetz komplexer. Nicht in jedem Fall sind störende oder behindernde Einflüsse von der Pflegeperson selbst zu beeinflussen.

Beispiele

Das unabsichtliche Zerbrechen einer Vase, die ein bedeutendes Erinnerungsstück des Kunden/der Kundin war, kann eine Beziehung auf Dauer stören oder so belasten, dass unüberbrückbare Schwierigkeiten entstehen und die Zusammenarbeit abgebrochen werden muss.

Das Grüßen und Wechseln einiger freundlicher Worte mit der Nachbarin/dem Nachbarn kann fatale emotionale Auswirkungen haben, wenn der Kunde/die Kundin mit diesem/dieser seit Jahren im Streit liegt.

Einerseits ist die Stimmigkeit, die in der Pflegebeziehung erreicht wird, der Schlüssel zu Veränderungen in der Gesundheitssituation und zum Wohlbefinden der KundInnen. Andererseits fordert die Pflege der Pflegebeziehung Durchhaltevermögen und jenes Maß an Distanz, das kreative, pflegerische Impulse erst ermöglicht.

Pflegemilieu schaffen

Die Gestaltung des Pflegemilieus ist der wichtigste Aushandlungsprozess zwischen Pflegeperson und KundIn.

In Wohnungen ein Pflegemilieu zu schaffen, in dem die Pflegeperson die Durchführung ihrer Tätigkeiten fachlich rechtfertigen kann und die KundInnen dennoch nicht das Gefühl des Einbruchs in ihr privates Umfeld haben, darin liegt das Können in der Hauskrankenpflege. Jede Veränderung im privaten Umfeld der KundInnen durch eine dritte Person ist ein persönlicher Eingriff und stellt für die KundInnen eine räumliche und persönliche Irritation dar. Die Gestaltung des Pflegemilieus ist einer der ersten und der wichtigsten Aushandlungsprozesse zwischen der Pflegeperson und den KundInnen.

Beispiel

Das Deponieren von Pflegeutensilien, Dokumentationsmappen u. Ä., das Umstellen von Einrichtungsgegenständen oder anderen persönlichen Dingen kann und darf nur mit dem Einverständnis der KundInnen geschehen.

Pflege ist nicht nur durch Handlungen und die Person, die sie durchführt, präsent, sondern Pflege braucht Platz. Es gilt allerdings zu bedenken, dass dies von den KundInnen wie der Einzug eines/einer nicht frei gewählten Mitbewohners/Mitbewohnerin empfunden wird.

Die Pflegenden müssen beobachten, wodurch die Stimmung der KundInnen beeinflusst wird.

Das Pflegemilieu wird auch durch die mitgebrachte Atmosphäre und Ausstrahlung der Pflegepersonen, BesucherInnen und Angehörigen gestaltet und beeinflusst. Um zu erfassen, welche Personen und Situationen das Verhalten und die Stimmung der KundInnen positiv oder negativ verändern, müssen die Pflegenden genau beobachten und gezielt kommunizieren.

Falls KundInnen aufgrund ihrer Krankheitssituation nicht mehr in der Lage sind, Entscheidungen zur Gestaltung des Pflegemilieus zu treffen, bedeutet dies nicht, dass die Pflegeperson die Wohnung uneingeschränkt nach ihren Vorstellungen verändern kann. Sie darf nur mit äußerster Zurückhaltung in die Wohnwelt des Kunden/der Kundin eindringen. Besonders bei alten Menschen mit demenziellen Symptomen gilt es, ihre Raum- und Lebenswelt möglichst unverändert zu belassen. Denn dies ist das Startkapital für gutes Einverständnis und effiziente Arbeit.

Intimsphäre respektieren

Der/die von den KundInnen selten frei gewählte „MitbewohnerIn" hat oft den Auftrag, intimste Handlungen wie die Körperpflege, insbesondere das Waschen des Genitalbereiches, für sie zu übernehmen. Das Ausführen dieser Tätigkeiten bedeutet einen teilweisen Verlust der Autonomie und macht vor allem die körperlichen Defizite bewusst.

Beispiel

Pflegende bewegen sich auch dann in der Intimsphäre der KundInnen, wenn sie beispielsweise ein Telefongespräch mit einem/einer PartnerIn mithören oder, auf Wunsch, Liebesbriefe von früher vorlesen.

Die intimen Grenzüberschreitungen im Spital können von den KundInnen oft besser verarbeitet werden, da klar ist, dass sie sich nur für die begrenzte Zeit eines Krankenhausaufenthaltes unterordnen müssen. Verletzungen der Intimsphäre zu Hause machen hingegen die Wirklichkeit einer möglicherweise langfristigen oder dauernden Abhängigkeit schmerzlich bewusst.

Aus diesem Grund ist ein Höchstmaß an Sensibilität bei allen körperlichen Annäherungen und Berührungen erforderlich. Die Pflegenden müssen mit den KundInnen klären oder durch Beobachtung erforschen, wie, wann und durch wen intime Pflegehandlungen durchgeführt werden sollen.

Alte oder hochbetagte Menschen können im seltensten Fall durch die Pflege in ein unabhängiges Leben zurückgeführt werden. Die Pflegenden können aber durch ihr Pflegeverständnis und fachliches Repertoire den KundInnen die Chance geben, dieses Leben in Abhängigkeit und eingeschränkter Autonomie als erträglich und lebenswert zu empfinden.

Unausgesprochenes erkennen

Nicht immer können die KundInnen ihre Bedürfnisse artikulieren und aussprechen, was ihnen angenehm und wohltuend wäre. Die Pflegen-

Wenn KundInnen ihre Bedürfnisse nicht mitteilen können, müssen Pflegende trotzdem versuchen, zu verstehen. Die Wohnung bietet dafür viele Hilfen.

den müssen die KundInnen trotzdem zu verstehen versuchen. Erfahrene Pflegepersonen berichten immer wieder, dass besonders dann, wenn emotionale oder physische Kommunikationsprobleme bestehen, die Wohnung der KundInnen eine Menge an Unterstützungen und Hilfen zur Kommunikation bietet. Blumen, Vögel am Fenster, der alte Lehnsessel, in dem schon der verstorbene Ehemann saß, Fotos, Kleidung oder die Kaffeetasse sprechen eine eigene Sprache. Diese Hilfen müssen wahrgenommen werden, dann können Pflegende auch leichter feinfühlig reagieren.

Beispiel

Ein pflegebedürftiger Kunde, der nur noch zweimal täglich das Bett verlässt und dann für ein bis zwei Stunden im Rollstuhl sitzt, weint immer dann, wenn er aus dem Fenster schaut. „Er starrt aus dem Fenster und weint." Es vergeht einige Zeit, bis die Pflegenden den Zusammenhang zwischen der Gemütsbewegung des Kunden und dem Fenster erkennen. Heute sitzt er fast den ganzen Tag im Rollstuhl, füttert im Winter die Vögel am Fenster und hat selbst zwei Wellensittiche.

Eine hochbetagte Frau kann die Wohnung nicht mehr allein und nur mehr im Rollstuhl verlassen. Sie sitzt viele Stunden des Tages teilnahmslos in ihrem Sessel oder liegt auf der Couch. Immer trägt sie das Foto ihres vor Jahren verstorbenen Mannes mit sich. Sie ist lustlos, isst und trinkt zu wenig, redet kaum. Nie hätte sie selbst sagen können, dass sie nie die Möglichkeit hatte, sich von ihrem Mann zu verabschieden, denn damals lag sie im Krankenhaus. Nach vielen Wochen, als sie die ersten Symptome von Dehydration und Orientierungslosigkeit zeigt, erkennt eine Pflegende den Zusammenhang zwischen dem Foto und dem Verhalten der Kundin. Heute wird die Kundin bei ihren Besuchen auf dem Friedhof zweimal monatlich von einem Besuchsdienst unterstützt. Sie isst und trinkt wieder, kann hin und wieder das Foto weglegen und beginnt, aus ihrem Leben zu erzählen.

Erscheinungsbild und Auftreten

Das Erscheinungsbild der Pflegeperson ist ein weiterer wesentlicher Erfolgsfaktor für eine komplikationsarme und für alle Beteiligten zufriedenstellende Pflegebeziehung.

Pflegepersonen haben kein normiertes Temperament und kein einheitliches Aussehen. Sie haben unterschiedliche Auffassungen von Selbstpflege und Psychohygiene und verschiedenste Vorlieben bei Kleidung, Schmuck oder Essen. Aber es gibt in den meisten Anbieterorganisationen Richtlinien, Dienstanweisungen oder Vereinbarungen, die das äußere Erscheinungsbild der Pflegepersonen vereinheitlichen oder zumindest normieren sollen – und das mit gutem Grund.

Die Vorgaben der Organisationen für das Auftreten der Pflegepersonen in der Öffentlichkeit und bei den KundInnen können sehr unterschiedlich sein und sind vor allem in der Unternehmenskultur begründet. Bereits bei der Auswahl neuer MitarbeiterInnen spielen deren äußeres Erscheinungsbild und Umgangsformen eine wesentliche Rolle für die Entscheidung über eine Aufnahme in die Organisation.

Bei den meisten Organisationen gibt es Normen für das äußere Erscheinungsbild. Die Vorgaben hängen dabei von der Unternehmenskultur ab; die MitarbeiterInnen sollen auch die Unternehmensphilosophie repräsentieren können, da das Personal der wichtigste Werbeträger des Unternehmens ist.

Für die Anbieter von Hauskrankenpflege ist es ausschlaggebend, dass die MitarbeiterInnen, unabhängig von ihrer fachlichen Kompetenz, auch die Organisation und deren Unternehmensphilosophie repräsentieren können.

Das Personal in der Hauskrankenpflege ist der wichtigste Werbeträger für die Organisationen, und deshalb wird auf das Erscheinungsbild und Auftreten der Pflegepersonen besonders geachtet. Ähnlich wie im Krankenhaus werden Arbeitskleidung, Schmuck, Kosmetik und Umgangsformen vereinbart.

Es gibt Pflegende, die in einheitlichen, manchmal uniformähnlichen Dienstkleidungen auftreten. Es gibt andere, die ihre Hausbesuche in Privatkleidung und ganz unauffällig machen. Beide haben ihre KundInnen. Die leicht Erkennbaren werden von jenen bevorzugt, die gerne erzählen, dass zu ihnen eine „Schwester von der Caritas" kommt; die Unauffälligen von jenen, die niemanden wissen lassen möchten, dass sie auf Pflege angewiesen sind. Letztere haben oft gute Gründe: So wollen an Aids erkrankte Menschen manchmal anonym bleiben. Sie möchten sich nicht durch einen täglich offiziellen Besuch einer Pflegenden den Fragen von NachbarInnen und anderen Personen aus der Umgebung aussetzen.

Die Erwartungen und Vorstellungen der Organisationen zum äußeren Erscheinungsbild der Pflegenden stimmen aber nicht immer mit jenen der KundInnen überein. Eine schmucklose uniformierte Pflegeperson mag auf manche KundInnen langweilig oder unpersönlich wirken. Andere fühlen sich gerade bei ihnen sicher und verbinden die Uniform mit Fachkompetenz. Es ist also nicht ganz einfach, einen einfühlsamen Mittelweg in der äußeren Erscheinung und im Auftreten zu finden, bei dem sich KundInnen sowie Pflegepersonen wohlfühlen.

Wichtig für die Pflegenden ist, die KundInnen nicht zu belasten. Gerüche wie Zigarettenrauch, starkes Parfum oder Schweiß werden besonders bei bettlägerigen KundInnen als unangenehm empfunden, können zu Übelkeit und in der Folge zu abweisendem Verhalten führen. Die begehrten langen Nägel aus dem Nagelstudio sind vor allem für alte Menschen ein irritierender Anblick und machen ihnen Angst, verletzt zu werden.

Eine Pflegeperson, die sich und ihre Umgebung beobachtet, spürt, ob ihr Erscheinungsbild und Auftreten einer guten Pflegebeziehung angemessen ist, sie fördert oder stört.

4.4.3 Die Anwendung von Pflegetheorien in der Hauskrankenpflege

In der Gesundheits- und Krankenpflege wird dem Erlernen und Verstehen von Pflegetheorien und der Anwendung von Pflegemodellen große Bedeutung beigemessen. In allen einschlägigen Ausbildungen wird gelehrt, dass Pflege nicht zufällig passiert, sondern einen theoretischen Bezug im Handeln benötigt und zielorientiert, geplant sowie durchdacht durchgeführt werden muss. Theoriegeleitetes Arbeiten ist Ausdruck von Professionalität und des Bedürfnisses, den KundInnen eine definierte, qualitätsvolle Pflege zu bieten.

In der Hauskrankenpflege muss die Pflegetheorie zur Regionalpolitik und zur Unternehmenskultur passen.

Hauskrankenpflege muss sich in der Wahl ihrer Pflegetheorien an der politischen Position des Landes und der Kultur der eigenen Organisation (Unternehmensphilosophie) orientieren. Wie im Abschnitt 1.3.1 ausgeführt, müssen die in der Pflege erlernten Theorien auf ihre Vereinbarkeit mit der regionalen Pflegepolitik und der Kultur der Anbieterorganisation überprüft werden.

Auswahl des Pflegemodells

Entscheidet sich eine Organisation, die wirtschaftlich schwächeren Menschen als ihre Ziel- bzw. KundInnengruppe zu wählen, und die politische Haltung des jeweiligen Landes betont die Eigenverantwortung der Menschen, dann muss auch die Pflegegruppe ein Modell suchen, das die Grundversorgung mit geringen finanziellen und personellen Ressourcen gewährleistet. Pflegemodelle, die aufgrund ihres theoretischen Ansatzes aufwendige, personal- und kostenintensive Maßnahmen – wie etwa Gesundheitsförderung oder Validation – vorsehen, kommen in einem solchen Fall nicht in Betracht.

Andere Organisationen bemühen sich mit ihren Dienstleistungen um KundInnen, die aufgrund ihrer Bedürfnisse einen spezifischen Pflege- und Betreuungsbedarf haben. Das können beispielsweise an Aids erkrankte oder psychisch kranke Menschen sein. Sucht eine Organisation eine finanzkräftige Klientel, muss wiederum ein anderes Pflegemodell gewählt werden, das deren Erwartungen gerecht wird.

Verschiedene Pflegemodelle benötigen auch verschiedene zeitliche Rahmenbedingungen. Pflegemodelle, die beispielsweise die Förderung der Selbstpflege der KundInnen oder das Anleiten und Miteinbeziehen der Angehörigen zum Ziel haben, brauchen am Beginn des Pflegeprozesses mehr Zeit und hoch qualifiziertes Personal. Insgesamt verkürzt sich jedoch die durchschnittliche Verweildauer der KundInnen in der Hauskrankenpflege.

Pflegemodell und Medizinische Hauskrankenpflege

Beschränkt eine Organisation ihr Angebot auf die Medizinische Hauskrankenpflege, dann beträgt die Pflegedauer für die KundInnen vier bis acht Wochen. Die Aufgaben für die Pflegepersonen reduzieren sich auf die Durchführung vorwiegend medizinisch-technischer Tätigkeiten, und sie agieren gemäß dem GuKG ausschließlich im mitverantwortlichen Tätigkeitsbereich: Sie arbeiten nur auf Anordnung des Arztes/der Ärztin, und im Vordergrund steht die korrekte Durchführung der angeordneten Handlungen.

Für die Medizinische Hauskrankenpflege ist ein eigenes Pflegemodell im Allgemeinen nicht sinnvoll, denn sie wird als Assistenzleistung für den Arzt/die Ärztin erbracht. Sie hat sich demnach auch an dessen/deren Werten, Normen, fachlichen Vorgaben und ethischem Hintergrund zu orientieren. Die Anwendung eines Pflegemodells würde unvermeidbar zu fachlichen und berufsethischen Konfrontationen zwischen den ÄrztInnen und den Pflegenden führen.

Anders verhält es sich, wenn die Medizinische Hauskrankenpflege Teil eines ganzheitlich orientierten Leistungspaketes in Zusammenarbeit mit anderen Berufsgruppen ist. In diesem Fall ist die Entscheidung für theoriegeleitetes Arbeiten äußerst hilfreich.

Voraussetzungen für den Erfolg von Pflegemodellen

Pflegemodelle können nur dann funktionieren, wenn die KundInnen und alle an der Pflege, Betreuung und Therapie Beteiligten ein gemeinsames Ziel verfolgen.

Wenn z. B. die Förderung der Selbstpflege ein Kriterium des praktizierten Pflegemodells ist, dann muss dies vom Heimhelfer/von der Heimhelferin genauso berücksichtigt werden wie vom Physiotherapeuten/von der Physiotherapeutin oder von den Pflegepersonen. Pflegepersonen allein können Pflegemodelle in der Hauskrankenpflege nicht sinnvoll und erfolgreich umsetzen.

Beispiel

Eine Ergotherapeutin kann sich tagelang abmühen und mit einem Kunden die selbstständige Zubereitung des Frühstückes trainieren – wenn die Heimhelferin diese Tätigkeit für den Kunden weiterhin übernimmt, wird die Ergotherapeutin erfolglos bleiben.

Damit ein Pflegemodell wirksam angewendet wird, muss in der Organisation die Möglichkeit des eigenverantwortlichen pflegerischen Handelns gegeben sein. Die Organisationskultur muss eine ganzheitliche Orientierung der Pflege und Betreuung zulassen. Konkret bedeutet dies, dass in der Organisation

Um ein Pflegemodell umzusetzen, muss eigenverantwortliches und ganzheitliches Handeln möglich sein.

- die vorhandenen Dienste wie Heimhilfe, Besuchsdienst, Pflege vernetzt,
- Teamstrukturen gegeben und
- eine gemeinsame Dokumentation vorhanden sind.

Pflegetheorien dürfen niemals ungeprüft übernommen werden, denn viele gängige Theorien sind heute bereits teilweise überholt. Sie können zwar durchaus zur Orientierung herangezogen werden, müssen allerdings an die Gegenwart angepasst werden. Zur Verdeutlichung ein Beispiel aus der Theorie von Peplau, die Anfang der Fünfzigerjahre entwickelt wurde:

Beispiel

Peplau schreibt den Pflegepersonen unter anderem die Rolle eines Lehrers/einer Lehrerin mit einem erzieherischen Aspekt zu. Dieser Sprachgebrauch wäre für die Hauskrankenpflege unserer Zeit undenkbar, da diese von KundInnenorientierung, kooperativem und partnerschaftlichem Arbeiten geprägt ist.

4.4.4 Der Pflegeprozess in der Hauskrankenpflege

Eine Pflegesituation ergibt sich aus drei wesentlichen Elementen:
1. dem Verhalten der KundInnen,
2. der Reaktion der Pflegenden und
3. den pflegerischen Handlungen zum Nutzen der KundInnen.

Das Wechselspiel dieser drei Elemente bildet den Pflegeprozess.

Verhalten der KundInnen

Mit dem Verhalten der KundInnen ist jenes Verhalten gemeint, das die Pflegenden unmittelbar bei den KundInnen beobachten können. Um es zu Pflegezwecken zu nutzen, wird eine Beschreibung des Verhaltens erstellt, die auf den Wahrnehmungen der Pflegenden aufgebaut ist. Zwei Arten der Wahrnehmung werden dabei unterschieden:
1. objektive Beobachtungen, d.h. alles, was die Pflegeperson sieht, was sie berührt, was sie hört, was sie riecht und was sie kostet,
2. subjektive Deutungen zum verbalen und nonverbalen Verhalten der KundInnen.

Das Spezifische der Beobachtung in der Hauskrankenpflege ist die Notwendigkeit, das Verhalten der KundInnen immer in Bezug zu ihrem sozialen Umfeld zu erfassen.

Beispiel

Wie kleidet er sich, wenn die Tochter zu Besuch kommt, wie spricht er mit der Nachbarin, die ihm Einkäufe besorgt, welche Räume seiner Wohnung meidet er und warum?

Das Erstgespräch

Die erste persönliche Begegnung mit den KundInnen, in der Pflege üblicherweise als Erstgespräch oder Aufnahmegespräch bezeichnet, soll als Gespräch und nicht als Interview bzw. als Frage- und Antwortspiel gestaltet sein. Diese Begegnung ist kein Parteienverkehr im Wohnzimmer und die Pflegeperson benimmt sich nicht, als würde sie im Dienstzimmer einer Spitalsstation hinter ihrem Schreibtisch sitzen. Distanziertes und von den KundInnen als überheblich empfundenes Verhalten wäre ein denkbar schlechter Beginn für die Pflegebeziehung.

Beim ersten Gespräch geht es um einen gelebten Austausch zwischen Pflegeperson und KundInnen, nicht um bürokratisches Abarbeiten eines Fragebogens oder Interviewleitfadens. Das Mitschreiben der Aussagen der KundInnen auf einem Laptop hat sich in den meisten Fällen als Barriere und als hinderlich für eine entspannte Gesprächsatmosphäre erwiesen.

Nach der persönlichen Vorstellung bietet es sich an, die KundInnen einfach über ihre gegenwärtige Lebenssituation erzählen zu lassen. Im Verlauf wird die Pflegeperson den Kunden oder die Kundin motivieren, über ihre Sorgen und Probleme sowie ihre Anliegen und Erwartungen an die Dienstleistung zu sprechen. Daraus können im Regelfall bereits die wichtigsten Informationen für die Vereinbarung eines Pflegevertrages und die Pflegeplanung abgleitet werden.

Im Miteinanderreden kommen sich KundInnen und Pflegende bei dieser ersten persönlichen Begegnung allmählich näher, und die Pflegeperson wird versuchen, erste unmittelbare Pflege- und Betreuungstätigkeiten durchzuführen.

Durch die Qualität – insbesondere die Offenheit – des ersten Zusammentreffens zwischen Pflegeperson, KundInnen und manchmal auch Angehörigen wird der Grundstein für eine erfolgreiche Beziehung und Zusammenarbeit gelegt.

Kernaussage

> Anders als im Krankenhaus werden die Rahmenbedingungen dieser Begegnung von den KundInnen und Angehörigen mitentschieden und mitgestaltet. Sie müssen dem Zeitpunkt des ersten Hausbesuches zustimmen und geben vor, wer und wie viele Personen dabei sein werden. Die Pflegepersonen sind sich der Tatsache bewusst, dass sie sich in den Privaträumen der KundInnen befinden und hier Gast sind. Sie können die Situation anfangs kaum beeinflussen.

Beispiel

Die Wahl des Raumes, in dem das Gespräch stattfindet, die Sitzgelegenheit und Sitzordnung, Sauberkeit, Luftqualität oder ob z. B. Ge-

Pflegende nehmen mit allen Sinnen das Verhalten der KundInnen wahr. Sie schließen daraus auf ihre Gefühle und ihre Haltung dem Pflegeprozess gegenüber.

tränke angeboten werden – alles ist vorgegeben, und die Pflegeperson muss das Angebotene zunächst einfach annehmen.

Von Anfang an setzen die Pflegenden alle ihre Sinne ein, um das Verhalten der KundInnen zu beobachten. Sie können deren Empfindungen identifizieren oder zumindest erahnen, ob sie dankbar, ängstlich, erwartungsvoll, ablehnend, kritisch usw. sind. Sie sehen Wohnungen, die peinlich sauber oder alt und schmutzig, voll von Sammelgegenständen oder Erinnerungsstücken usw. sind. Ihre möglichst wertfreien Wahrnehmungen geben wichtige Aufschlüsse über das Leben der KundInnen und auch darüber, mit welcher Bereitschaft oder auch Angst sie sich in den Pflegeprozess einlassen werden.

In der Praxis hat es sich als sehr hilfreich erwiesen, den KundInnen bereits beim ersten Hausbesuch bzw. im Rahmen des Informationsgespräches handfeste Hilfen, wie das Mitnehmen des Mülls, das Zubereiten einer Tasse Tee oder das Messen des Blutdrucks, anzubieten. Die KundInnen erhalten einen Eindruck davon, wie es ist, wenn eine fremde Person in ihrem Haushalt und an ihrem Körper handelt. Sie können sich eine Vorstellung davon machen, wie sich das Pflegegeschehen entwickeln wird, und das kann ihnen Sicherheit geben, vorhandene Skepsis zerstreuen und Ängste reduzieren oder ganz nehmen. Gleichzeitig erhalten die Pflegenden aufschlussreiche Informationen über die vorhandene Ausstattung und die Ressourcen der Wohnung sowie Gewohnheiten der KundInnen.

Gutes Informationsmanagement ist Grundlage einer erfolgreichen Hauskrankenpflege. Die Informationen über die KundInnen kommen dabei von verschiedenen Personen.

Informationsmanagement

Ein gutes Informationsmanagement ist die Grundlage für einen erfolgreichen Pflegeprozess in der Hauskrankenpflege. Die Gewinnung und Verarbeitung von Informationen gestaltet sich für die Pflegenden mitunter schwierig, weil eine Vielzahl an persönlichen und schriftlichen Informationen verarbeitet werden muss.

Kernaussage

Die Bedeutung aller Informationen richtig einzuschätzen, sie nach Wichtigkeit zu reihen, auf ihre Korrektheit zu überprüfen und weiterzuverarbeiten, ist Voraussetzung für eine korrekte, zielorientierte Maßnahmenplanung.

Das Informationsmanagement beginnt für die Pflegepersonen bereits mit der Anfrage eines Kunden/einer Kundin bzw. bei der Zuweisung eines Kunden/einer Kundin an eine Organisation durch Dritte. Die ersten mündlichen Informationen erhalten die Pflegepersonen nicht nur durch die KundInnen oder deren Angehörige, sie können von vielen verschiedenen Personen und Einrichtungen kommen, wie:

- FreundInnen
- NachbarInnen
- HausärztInnen
- SachwalterInnen
- HausmeisterInnen
- Spitälern
- verschiedenen Therapieeinrichtungen

Zusätzlich müssen schriftliche Informationen wie medizinische und therapeutische Befunde, Arztbriefe, Beschwerdebriefe von NachbarInnen oder Hausverwaltungen, Schreiben von entfernt lebenden Angehörigen gesichtet, im Hinblick auf ihre Aktualität und Priorität bewertet, aufeinander abgestimmt, überprüft und eventuell mit mündlichen Informationen verglichen werden. Grundsätzlich gilt: Alle schriftlichen Informationen müssen, wo immer es möglich ist, durch persönliche Beobachtungen überprüft werden.

Beispiel

Eine besorgte, berufstätige Tochter fordert für ihren Vater pflegerische Unterstützung wegen einer Mobilitätseinschränkung der unteren Extremitäten an und meint darüber hinaus, dass der Vater „zuckerkrank" sei. Beim Informationsgespräch mit dem Vater bestreitet dieser die Aussage seiner Tochter vehement. Er zeigt der Pflegeperson Laborbefunde, die keine erhöhten Blutzuckerwerte zeigen, aber schon ein halbes Jahr alt sind. Der Kunde macht einen zufriedenen Eindruck, und mit Ausnahme seiner Gehbehinderung fühlt er sich wohl und zeigt keine beobachtbaren Symptome, die die Diagnose bestätigen würden. Die Pflegeperson bringt ihm eine Flasche Mineralwasser aus dem Kühlschrank und sieht dort eine Reihe fein sortierter Marmeladen. Als sie seine gebrauchten Papiertaschentücher in den Mülleimer wirft, bemerkt sie Verpackungspapier einer bekannten Konditorei. Auf die Frage, ob er denn kürzlich ein gutes Stück Torte bekommen hätte, bestätigt der Kunde, dass ihm die freundliche Nachbarin immer wieder einmal eine Kleinigkeit aus der Konditorei mitbringen würde. In einem späteren Gespräch dementiert die Nachbarin diese Aussage heftig, denn sie wisse ja von der Tochter, dass der Kunde „zuckerkrank" sei und Süßes nicht essen dürfe. Ein Anruf beim Hausarzt ergibt, dass der Kunde sehr wohl an Diabetes mellitus leidet und regelmäßig Blutzuckerkontrollen notwendig und eine medikamentöse Therapie zu empfehlen wäre. Der Kunde aber ignoriere den Ernst der Lage. Der Hausarzt bittet die Pflegeperson, eine Blutzuckerkontrolle zu machen, immer vorausgesetzt, der Kunde lasse dies zu. Tage später gibt der Kunde sein Einverständnis dazu – die Werte sind normal!

Dieses Beispiel zeigt: Der Blick in den Abfalleimer kann möglicherweise wichtigere Informationen liefern als eine routinemäßige, tägliche Temperaturkontrolle, für die kein Anlass besteht.

Kernaussage

> Hauskrankenpflege erlaubt es nicht, sich auf die Behandlung von Symptomen zu beschränken, sondern fordert eine völlig unvoreingenommene Herangehensweise an den Pflegeauftrag. Dieser besteht in der Unterstützung der KundInnen bei der Bewältigung des täglichen Lebens, und daher bietet der Pflegeprozess in der Hauskrankenpflege den breitesten Aktionsradius aller pflegerischen Fachdisziplinen.

Viele Pflegepersonen wollen ihr Tätigkeitsspektrum auf die Durchführung medizinisch-technischer Tätigkeiten reduzieren. Sie meinen, dass Teekochen, das Vorbereiten kleiner Mahlzeiten, das Bettenbeziehen oder einfache Hilfen bei der Körperpflege minderwertig sind und nicht zu ihren Aufgaben gehören.

Erfahrungsgemäß können gerade bei den angeblich einfachen Unterstützungsleistungen die wichtigsten und sichersten Informationen für die Gestaltung des Pflegeprozesses gewonnen werden. Diese Hilfen können und müssen vielfach arbeitsteilig, durch mehrere Berufsgruppen, erbracht werden. Exzellentes Informationsmanagement bedeutet daher auch, dass die Pflegepersonen allen Hilfen gleichwertige Bedeutung beimessen und ihre Beobachtungen sinnvoll koordinieren.

4.4.5 Teamarbeit und interdisziplinäre Zusammenarbeit

Ein Team ist in der Hauskrankenpflege jene Gruppe von Personen, die zur Betreuung eines Einzelfalls zusammengestellt wird. Ein Team arbeitet interdisziplinär zusammen: Das bedeutet, dass alle Beteiligten aus den verschiedenen Berufsgruppen im Sinne der KundInnen dasselbe Pflege- und Betreuungsziel verfolgen.

Die Teammitglieder anerkennen gegenseitig ihre fachlichen und persönlichen Stärken und nutzen diese, um gemeinsam für und mit den KundInnen erfolgreich zu sein. Die interdisziplinäre Zusammenarbeit eines Teams sollte geprägt sein von gegenseitiger Wertschätzung und Fairness.

Angehörige im Team

Das Besondere an Teams in der Hauskrankenpflege ist die Tatsache, dass die Teammitglieder meistens aus verschiedenen Einrichtungen kommen und auch pflegende Angehörige in dieser Gruppe einen partnerschaftlichen und gleichwertigen Platz finden.

Weil die Teams aus Laien und Profis bestehen, müssen sie darauf achten, dass fachliche Grenzen erkannt und berücksichtigt werden.

Pflegepersonen dürfen nicht dem Irrtum verfallen, pflegenden Angehörigen Kompetenzen abzusprechen oder zu glauben, beruflich Pflegende könnten familiäre oder intime Bezugspersonen und deren Anteil an der Pflege ersetzen.

Auch pflegende Angehörige können zum Team gehören. Fachliche Grenzen müssen erkannt werden. Auch Angehörige haben Pflegekompetenzen. Außerdem verfügen sie über wertvolles Wissen, das genützt werden soll.

LebenspartnerInnen, Kinder oder Eltern sind in ihrer Beziehung zu den KundInnen unersetzbar. Angehörige haben besonderen Wert im Team, denn sie verfügen im Regelfall über mehr Wissen über die Lebenssituation, Gewohnheiten, Bedürfnisse und Wünsche der KundInnen. Dieses Wissen wird von den Teammitgliedern als Ressource und wesentliche Hilfestellung verstanden und entsprechend genützt. Angehörige oder andere wichtige Bezugspersonen müssen nicht in jedem Fall unmittelbare Pflegetätigkeiten erbringen und können trotzdem in einer Beratungsrolle im Team integriert sein.

Beispiel

Ein 34-jähriger, unheilbar an einem Karzinom erkrankter Kunde, der erst fünf Jahre zuvor geheiratet hatte, lehnt eine Pflege durch seine Ehefrau strikt ab. Er will in der letzten Lebensphase seine Frau als Lebenspartnerin und nicht als Krankenschwester an seiner Seite haben. Er hat das Bedürfnis, bis zum Tod in einer Mann-und-Frau-Beziehung zu leben. Immer wieder betont er, wie entwürdigend er es empfindet, wenn seine Frau für ihn die Körperpflege übernimmt oder ihn beim Essen unterstützen muss. Dennoch könnte diese Frau niemals durch eine Pflegeperson ersetzt werden, denn nur sie ist in der Lage, bestimmte Bedürfnisse zu decken, das Team zu beraten und dadurch einen menschenwürdigen Pflegeprozess zu gewährleisten.

Die Gestaltung einer effektiven und effizienten Kommunikation ist für die Teams der Hauskrankenpflege eine der wichtigsten Herausforderungen. Die Teammitglieder müssen örtliche Distanzen überwinden, und persönliche Treffen zum Informationsaustausch und zur Beratung sind nur selten möglich.

Deshalb sind der gezielte Einsatz und die professionelle Anwendung von Telekommunikationsmitteln, wie Telefon, Handy, Fax, E-Mail, sowie strukturierte, aussagekräftige schriftliche Aufzeichnungen, wie Pflege- und Betreuungsdokumentationen, ärztliche Dekurse oder Transfer- und Verlaufsberichte, eine Grundvoraussetzung für die Arbeit in der Hauskrankenpflege.

Instrumente für erfolgreiche Teamarbeit

Für eine erfolgreiche, reibungslose und ökonomische Zusammenarbeit bedienen sich die Teams in der Hauskrankenpflege einschlägiger Instrumentarien, die in den Begrifflichkeiten mit jenen im stationären Bereich ident sind, sich aber in der Anwendung unterscheiden können.

Dazu gehören die Anwendung von

- Case Management,
- Pflegevisiten,
- Teambesprechungen und
- Dokumentationssystemen.

Pflegevisite

Organisationen, in denen Pflegevisiten standardisiert eingeführt sind, klären die KundInnen bereits im Vorfeld der Pflege und Betreuung über das Ziel und den Zweck dieser speziellen Hausbesuche auf. Die klassische Pflegevisite wird von der verantwortlichen Pflegeperson, z. B. dem/der Case ManagerIn, durchgeführt, und er/sie vereinbart mit den KundInnen einen Termin.

Um ein vollständiges Bild über den Pflegeverlauf und dessen Erfolg zu erhalten, müssen von allen Beteiligten (Pflegepersonen, ÄrztInnen, TherapeutInnen, SozialarbeiterInnen, HeimhelferInnen usw.) die aktuellsten Informationen zum Gesundheitszustand der KundInnen eingeholt werden. Dies kann durch vorliegende Dokumentationen und durch schriftliche oder mündliche Kommunikation geschehen. Die gesammelten Ergebnisse werden durch ein persönliches Gespräch mit den KundInnen, vorzugsweise mit Unterstützung eines Evaluationsleitfadens, abgerundet.

Kernaussage

Besonders sicher und objektiv sind die Ergebnisse einer Pflegevisite dann, wenn die Pflegeperson diesen Hausbesuch zur Übernahme eines Pflege- oder Betreuungseinsatzes nützt. Das bietet den Vorteil, dass die Pflegevisite von den KundInnen und Angehörigen nicht als Kontrollbesuch angesehen wird und die Pflegeperson sich selbst direkt vom Ergebnis der Pflegeinterventionen und anderer Maßnahmen überzeugen kann.

Die visitierende Pflegeperson erlebt selbst Pflegeabläufe in der praktischen Durchführung und kann sich unmittelbar von der Relevanz der gesammelten Informationen überzeugen. Erst in der gemeinsamen Arbeit ergibt sich ein realistisches Bild der Pflegesituation. Die Pflegevisite in einen regulären Hausbesuch zu integrieren, hat durch die Einsparung von Zeit und Personal letztlich auch einen für die Organisationen, die KundInnen und die öffentliche Hand nicht unbedeutenden kostenminimierenden Effekt.

Bei KundInnen mit hohem medizinischen Behandlungsbedarf ist es vorteilhaft, die Pflegevisite gemeinsam mit dem Arzt/der Ärztin durchzuführen. Die gemeinsame Beratung – von KundInnen, ÄrztInnen und

Pflegeperson – über die Bewertung und Planung des weiteren Behandlungsverlaufs spart Kommunikationsumwege und damit Zeit.

Bei KundInnen, die durch SachwalterInnen unterstützt werden und wo spezielle Fragen zu klären sind, sollten auch diese eingeladen werden. Alle an der Pflege und Betreuung beteiligten Personen können im Anlassfall an der Pflegevisite teilnehmen, allerdings sollten insgesamt nicht mehr als zwei Personen hinzugezogen werden, und die KundInnen müssen vorher informiert werden und einverstanden sein.

Die Ergebnisse der Pflegevisite werden im Normalfall in der Pflege- und Betreuungsdokumentation festgehalten und vorzugsweise im Rahmen einer Teambesprechung an alle Beteiligten weitergegeben.

Teambesprechungen

Teambesprechungen lassen sich oft nur schwer organisieren, vor allem, weil die Beteiligten meist aus unterschiedlichen Organisationen und Einrichtungen kommen. Deshalb finden sich bei Teambesprechungen vor allem Pflege- und Betreuungspersonen aus derselben Organisation, und ein Teammitglied ist verantwortlich, relevante Informationen aus der Besprechung an die anderen AkteurInnen weiterzugeben und eventuell notwendige Vereinbarungen zur Adaptierung von Zielen und Maßnahmen zu treffen.

Teamarbeit verbessert die Qualität. Diese hängt auch von der Qualität der Dokumentation ab. Die Dokumentationen sollten den besonderen Bedürfnissen der Dienstleistungen entsprechen. Sie werden für Versicherungen u. Ä. benötigt und müssen den Berufsgesetzen entsprechen.

Teamarbeit ermöglicht Pflegekontinuität und verbessert die Qualität. Erfolgreiche Teamarbeit erfordert auch kontinuierliche Reflexion aller Mitwirkenden über die Art und Weise und die Qualität der gemeinsamen Arbeit. Da das persönliche Zusammentreffen der beruflich Beteiligten aufgrund der örtlichen Distanzen schwierig und die Erreichbarkeit über Telefon nicht jederzeit gegeben ist, sind alle Beteiligten auf die Qualität der Dokumentationssysteme und die Artikulationsfähigkeit der Dokumentierenden angewiesen.

Pflege- und Betreuungsdokumentation

Der Begriff „Pflege- und Betreuungsdokumentation“ soll die ganzheitliche Orientierung, die interdisziplinäre Zusammenarbeit und den wirtschaftlichen Anspruch der Dienstleistung verdeutlichen.

Professionelle Pflege- und Betreuungsdokumentationen für die extramuralen Dienste und insbesondere für die Hauskrankenpflege entsprechen den besonderen Bedürfnissen dieser Dienstleistungen. Sie sind meist Teil eines administrativen Gesamtsystems und auf verschiedene organisationsinterne und -externe Anforderungen abgestimmt.

Zu einem administrativen Gesamtsystem gehören z. B. auch Sozialversicherungsträger, Privatversicherungen oder kommunale Einrichtungen, die Teile der Dienstleistungen mitfinanzieren. Diese Einrichtungen benötigen spezielle Informationen zum Nachweis und zur Legitimierung für die Auszahlung ihrer Kostenbeiträge. Die Datensammlungen in den Dokumentationen dienen somit auch externen Anforderungen.

Aufbau und Inhalt von Pflege- und Betreuungsdokumentationen genügen den Forderungen einschlägiger Berufsgesetze, z. B. dem GuKG, und unterstützen die Pflegenden nicht nur bei ihrer Arbeit, sondern auch bei rechtlichen Angelegenheiten, insbesondere bei Haftungsfragen. Die internen Dokumentationsanforderungen richten sich nach

- dem in der Organisation standardisierten Pflege- und Betreuungskonzept bzw. Pflegemodell,
- der Qualitätskontrolle,
- der interdisziplinären Zusammenarbeit und
- der Datenanalyse.

Da in einer ganzheitlich orientierten Hauskrankenpflege alle Aspekte in unterschiedlichem Ausmaß berücksichtigt werden, sind Erhebungsinstrumente oft noch in Entwicklung. Eine Standardisierung, also eine Vereinheitlichung, hat noch nicht stattgefunden: Man trifft auf unterschiedliche Formen und Instrumente, aber in jedem Fall sollte erkennbar sein, an welchem Pflege- und Betreuungskonzept bzw. Pflegemodell sich die Pflegenden der jeweiligen Organisation orientieren.

Vorteile einer gemeinsamen Dokumentation

Die Verwendung einer gemeinsamen Dokumentation für alle Beteiligten – auch für pflegende Angehörige – reduziert die Zeit, die das Sammeln und Recherchieren von Informationen aus verschiedenen Dokumentationen oder durch Gespräche mit den verschiedenen AkteurInnen beanspruchen würde.

Eine einheitliche Formularstruktur unterstützt das Auge und die Routine des Personals und verhindert das langwierige Suchen nach Daten und Mitteilungen in mehreren und verschieden aufgebauten Dokumentationen.

Der Einsatz einer gemeinsamen Dokumentation ermöglicht eine übersichtliche und rasche Zusammenschau der gesamten (ganzheitlichen) Maßnahmenplanung und -durchführung sowie Bewertung aller Ergebnisse. Durch die Einsparung von Zeit, Papier und die Vermeidung von Pflegefehlern tragen Dokumentationen erheblich zur Verminderung der Pflegekosten bei.

Eine gemeinsame Dokumentation vereinfacht vor allem auch die Kommunikation zwischen den Teammitgliedern und sichert eine gemeinsame und zielorientierte Arbeit. Dies verhindert ein „Aneinander-vorbei-Agieren“, Missverständnisse und somit die Entstehung von Pflegefehlern. (Die Dokumentation ersetzt allerdings kein Fachgespräch im Team, wie dies manchmal irrtümlich angenommen wird.)

Dokumentationen sind qualitativ und quantitativ so aufgebaut, dass sie nicht nur als Kommunikationsinstrument für die Teams dienen können, sondern auch EDV-kompatibel für die Datenanalyse sind.

Datenanalysen ermöglichen Auswertungen über die Entwicklung der Pflege- und Betreuungsbedürfnisse der KundInnen und über den sich daraus ergebenden Leistungsbedarf. Durch die Auswertung der Sozialdaten können sie die Zielgruppe der KundInnen charakterisieren (Alter, Geschlecht, Einkommen, soziales Umfeld, Lebensstandard). Datenanalysen bieten den Organisationen Unterstützung bei der Erfassung des Fortbildungsbedarfes der MitarbeiterInnen und bei der Planung des Personalbedarfs. Beispielsweise kann eine Dokumentationsanalyse ergeben, dass bestimmte Pflegeziele auffallend oft nicht erreicht wurden, daraus können spezifische Unsicherheiten und Wissensdefizite der MitarbeiterInnen abgeleitet und in einem Fortbildungsangebot berücksichtigt werden.

Unterschiede zum Spital

Die Pflege- und Betreuungsdokumentation der Hauskrankenpflege unterscheidet sich von jener im stationären Bereich in einigen wesentlichen Punkten:

- Bei der Sammlung der Stammdaten (der grundsätzlichen Informationen zu den KundInnen – Name, Adresse, Geburtsdatum etc.) muss genau erfasst werden, wer die Bezugspersonen sind, wo sie leben, in welcher Situation sie auf Wunsch der KundInnen zu informieren sind und welchen pflegerischen, finanziellen und sozialen Beitrag sie im Pflegeprozess leisten.
- Im Sinne des Datenschutzes ist es wichtig, mit den KundInnen zu vereinbaren, welche Bezugspersonen regelmäßig oder auf Anfrage von den Pflegepersonen und den ÄrztInnen über den Pflegeprozess und den Gesundheitszustand informiert werden dürfen. Oft wird ein Codewort verwendet, bei dessen Nennung die Pflegepersonen Auskunft geben.
- Ferner ist es wichtig, zu wissen, über welche Hilfsmittel die KundInnen verfügen, welche zusätzlich benötigt und wie diese finanziert werden können.
- Ausstattungsmerkmale der Wohnung dienen der Orientierung, ob für die Durchführung der Pflege- und Betreuungstätigkeiten Erleichterungen oder besondere Erschwernisse zu erwarten sind, z. B. kein Warmwasser, keine Waschmaschine oder vorhandene Hilfsmittel wie ein Badelift.
- Für eine zeitsparende und gut organisierte Zusammenarbeit zwischen den Pflegenden und den ÄrztInnen ist es notwendig, deren Adressen und Ordinationszeiten sowie routinemäßig vereinbarte Hausbesuche zu dokumentieren.
- Für eine ganzheitlich orientierte und reibungsfreie Zusammenarbeit aller Dienste müssen schon am Beginn des Pflegeprozesses alle bereits vorhandenen Hilfen und Dienste erhoben werden. Viele der KundInnen nehmen seit Jahren private Hilfen in Anspruch.

Beispiel

Das kann eine Nachbarin für die regelmäßigen Einkäufe, eine Hausmeisterin für die Reinigung der Wohnung, ein Enkel für kleine Reparaturen oder eine Tochter für die Unterstützung beim wöchentlichen Bad sein.

Genauso wichtig sind die Dienste wie Essen auf Rädern oder der ehrenamtliche Besuchsdienst einer anderen Organisation, und nicht weniger wesentlich sind die Bekannten und FreundInnen, die eine Verbindung zur Außenwelt herstellen und zur Qualität des sozialen Lebens beitragen.

Auch andere Dienste, Besuchsdienste, Bekannte und FreundInnen sind wichtig. Therapeutische Leistungen wurden oft bereits beansprucht und müssen berücksichtigt werden.

Heimhilfe, Hauskrankenpflege oder Sozialarbeit, Fußpflege oder FriseurIn werden in die Reihe der „DienstleisterInnen" eingefügt. Häufig nehmen die KundInnen bereits therapeutische Leistungen wie Physio- und Ergotherapie oder Logopädie in Anspruch und besuchen regelmäßig Tageszentren. Auch diese Dienste werden in der Gesamtplanung des Pflegeprozesses berücksichtigt und als Ressourcen verstanden.

Aspekte der Dokumentation

Anamnese: Die Erhebung der Anamnese in der Hauskrankenpflege, vielfach auch „Anamnese zum Case Management" genannt, ist der wichtigste und aufwendigste Schritt am Beginn des Pflegeprozesses. Die Pflegepersonen müssen das Erhebungsinstrument beherrschen und eine ganzheitliche Erfassung der Bedürfnislage ermöglichen. Vorhandene einschlägige Instrumente wurden meist aus berufsspezifischer Sicht entwickelt und erfüllen nur spezielle Anforderungen, z. B. jene der Sozialarbeit, der Pflege oder der Medizin.

Interventionen und Personen: Zur Dokumentation zählen in der Hauskrankenpflege all jene Interventionen und Personen, die zur Bewältigung des täglichen Lebens der KundInnen beitragen, also

- Maßnahmen der Pflege, Therapie, Medizin, Sozialarbeit, Ernährungsberatung,
- SachwalterInnen, Angehörige, Personen des sozialen Umfeldes etc.

Das Zusammenwirken der Maßnahmen aller Professionen muss sinnvoll und geplant sein, um Wirkung zu zeigen.

Die Pflege- und Betreuungsziele können – wie im Krankenhaus auch – niemals nur durch die Leistungen einer einzigen Berufsgruppe erreicht werden. Aus der Pflege- und Betreuungsplanung muss eindeutig hervorgehen, welche Personen welche Maßnahmen zu welchem Zeitpunkt und wie oft erbringen. Nur wenn das Zusammenwirken der Maßnahmen aller Professionen sinnvoll und logisch geplant ist, können die einzelnen Interventionen Wirkung zeigen.

Planung: Wann eine anamneseorientierte Planung notwendig ist, ist umstritten. Es gibt die Meinung, dass bei KundInnen, die ausschließlich soziale Dienste, wie Besuchsdienst, Heimhilfe oder Essen auf Rädern, in Anspruch nehmen, keine Anamnese erhoben werden muss, sondern erst dann, wenn klassische Krankenpflege mit einem medizinischen Anteil notwendig wird.

Andere vertreten die Auffassung, dass immer, wenn KundInnen einer Hilfe bedürfen, die körperliche, geistige oder soziale Defizite kompensieren muss, eine Anamnese erhoben werden sollte. Sie gehen davon aus, dass jeder Unterstützungsbedarf auf weitere potenzielle Probleme der KundInnen hinweist und verhindert werden muss, dass diese zu aktuellen Problemen werden und zu zusätzlichem Pflege- und Betreuungsbedarf führen. Potenzielle Probleme können allerdings nur durch eine profunde und seriöse Erhebung der Bedürfnislage erfasst werden, und deshalb erscheint eine Anamnese in den meisten Fällen empfehlenswert.

Leistungsnachweis: Die Pflege- und Betreuungsdokumentation schließt (analog zur Ziel- und Maßnahmenplanung) die Leistungsnachweise aller am Pflegeprozess beteiligten Personen ein. Das bedeutet, dass alle Beteiligten ihre Leistungen nach deren Durchführung schriftlich bestätigen. So entsteht eine Gesamtsicht über das über eine festgelegte Zeitperiode Geschehene, und im Falle von Zielverfehlungen können eventuell vorhandene oder entstandene Maßnahmenlücken sichtbar gemacht werden.

Der **Verlaufs- und Evaluationsbericht** wird in der Hauskrankenpflege ebenfalls interdisziplinär geführt. Er ist Teil der Pflege- und Betreuungsdokumentation und dient einerseits als Kommunikationsmittel für das Team, andererseits der Evaluation des gesamten Pflegeprozesses und der Bewertung der Wirksamkeit der einzelnen Pflege- und Betreuungsmaßnahmen sowie der medizinischen und therapeutischen Leistungen.

Hindernisse: Eine gemeinsame Dokumentation im Sinne der interdisziplinären Zusammenarbeit ist in der Praxis nicht immer möglich. Ein Grund ist, dass viele Professionen aus rechtlichen und berufsethischen Gründen zur unabhängigen Dokumentation und Archivierung verpflichtet sind. Es würde für sie also der doppelte Zeitaufwand für das Dokumentieren entstehen. Ein anderer Grund können aber auch Eitelkeiten einiger Berufsgruppen sein, die es nicht zulassen, dass ihre Leistungen in einer nicht ausschließlich der eigenen Berufsgruppe vorbehaltenen Dokumentation festgeschrieben werden. Nicht selten ist die Ursache dieser Vorbehalte ein fachlich unzulängliches Verständnis.

Gut funktioniert die gemeinsame Dokumentation, wenn die für die KundInnen tätigen Personen hohes fachliches Verständnis mitbringen, die Bedeutung der Vernetzung von Diensten verstanden haben und die gemeinsame Dokumentation als hilfreiches Instrument erkennen. Viele sind auch dankbar, wenn eine Person, und das ist im Pflegeprozess naturgemäß die Pflegeperson, die Verantwortung für den Blick über den gesamten Prozess übernimmt. Um diesen Überblick zu bekommen und zu behalten, sind Pflegende durchaus auch bereit, die wichtigsten Informationen für andere Professionen in der Dokumentation festzuhalten.

Die Dokumentation muss – nur für Beteiligte und KundInnen zugänglich – in der Wohnung aufbewahrt werden.

Aufbewahrung: Für die gemeinsame Dokumentation im Rahmen der interdisziplinären Zusammenarbeit ist es nötig, dass die Unterlagen in der Wohnung der KundInnen sicher verwahrt werden. Sie dürfen nur für die dokumentierenden Personen und die KundInnen selbst zugänglich sein. Dieser Vorsatz ist bei KundInnen mit demenziellen Erkrankungen manchmal sehr schwierig umzusetzen: Das Papier wird dann möglicherweise als Serviette verwendet, zerrissen oder in die Toilette gespült. Es gibt – wenngleich auch sehr selten – Situationen, in denen die Dokumentation nicht in der Wohnung aufbewahrt werden kann: Dann müssen andere kreative und praktikable Lösungen gefunden oder es muss unter Umständen auch auf eine gemeinsame Dokumentation verzichtet werden.

Vorhandene Konzepte: Noch immer gibt es nur sehr wenige bedarfsorientierte und professionelle Dokumentationskonzepte und -systeme im extramuralen Bereich, weshalb sehr häufig auf vorhandene Formulare aus dem stationären Bereich zurückgegriffen wird. Das ist der Hauptgrund für die hohe Unzufriedenheit der MitarbeiterInnen mit den vorhandenen Dokumentationssystemen.

Unabhängig davon, ob standardisierte Dokumentationen von Krankenhäusern oder diversen Firmen übernommen werden oder ob Pflegende selbst beginnen, Formulare zu entwickeln, es sollte niemals vergessen werden, dass die Qualität von Dokumentationen der Professionalität der Pflegenden Ausdruck verleiht. Eine allzu hohe Standardisierung der Formularstrukturen lässt weder auf eine beabsichtigte individuelle Pflege noch auf fachkompetentes Personal mit einem entsprechenden Pflegeverständnis schließen. Umgekehrt bieten Formularstrukturen, die nur als Denkhilfe entwickelt werden, nur wenig Unterstützung und fordern von den Pflegenden umso mehr Fachkompetenz und Artikulationsfähigkeit, tragen andererseits aber dazu bei, individuelle Pflege und Betreuung zu sichern.

Zum Üben

1. Was sind die Grundlagen der Handlungskompetenz in der Hauskrankenpflege?
2. Woran muss sich das Pflegeverständnis der Pflegenden in der Hauskrankenpflege orientieren?
3. Was sind wesentliche Voraussetzungen für eine erfolgreiche Pflege zu Hause?
4. Wie erleben KundInnen ihre Krankheit?
5. Was sind die Motive pflegender Angehöriger?
6. Welches Verhalten und Rollenverständnis wird von den Pflegenden in der Hauskrankenpflege erwartet?
7. Welche Eigenschaften hat Hauskrankenpflege?
8. Was sind die Besonderheiten und Belastungen in der Hauskrankenpflege und was zeichnet sie aus?
9. Was ist der Unterschied zwischen Wunsch und Bedürfnis?
10. Was ist in der Organisation und Durchführung des Pflegegeschehens in der Hauskrankenpflege zu berücksichtigen?
11. Was ist bei der Auswahl eines Pflegemodells für die Hauskrankenpflege zu bedenken?
12. Was ist das Besondere an Teams in der Hauskrankenpflege?
13. Welche Vorteile bietet eine interdisziplinäre Dokumentation in der Hauskrankenpflege?

5 Rechtliche Grundlagen der Hauskrankenpflege

Lernziel

Dieses Kapitel gibt einen Überblick zu wesentlichen rechtlichen Bestimmungen, die für die Leistungserbringung für Pflegepersonen in der Hauskrankenpflege typisch sind. Der Überblick ergänzt die rechtlichen Grundlagen der Pflege und Betreuung, ohne diese zu ersetzen. Ziel ist die Vermittlung des Wissens, welche Berufsgruppen und Personen in der Hauskrankenpflege tätig sind und welchen besonderen (berufs)rechtlichen Bestimmungen diese unterliegen. Die Ausführungen werden ergänzt um einen Überblick zu den Rechtsgrundlagen der Organisation und Finanzierung der Hauskrankenpflege.

5.1 Der Begriff „Hauskrankenpflege" aus rechtlicher Sicht

Der Begriff Hauskrankenpflege wird in verschiedenen Rechtsgrundlagen im Sozialversicherungsrecht, im Sozialrecht und in berufsrechtlichen Regelungen mit teils unterschiedlicher Bedeutung verwendet.

In der Vereinbarung zwischen dem Bund und den Ländern gemäß Art. 15a B-VG über gemeinsame Maßnahmen des Bundes und der Länder für pflegebedürftige Personen ist Hauskrankenpflege ein Teil der ambulanten Betreuungsdienste und umfasst auch die Grundpflege (siehe Anlage A Z 1.1 BGBl. 1993/866).

FachsozialbetreuerInnen Altenarbeit

„FachsozialbetreuerInnen Altenarbeit" wurden früher als AltenfachbetreuerInnen bezeichnet.

Das Sozialversicherungsrecht verwendet den Begriff „Medizinische Hauskrankenpflege" für eine Leistung der Krankenversicherung, sofern diese krankenhausersetzend ist, ausschließlich von Diplomierten Gesundheits- und Krankenpflegepersonen (DGKP) erbracht wird und es sich um Leistungen der sogenannten Behandlungspflege handelt (§ 151 Abs. 3 ASVG). Auch die PatientInnencharta zur Sicherstellung der PatientInnenrechte streicht den medizinischen Aspekt heraus, indem sie die Hauskrankenpflege als Leistung des Gesundheitswesens den Diensten der extramuralen medizinischen Betreuung zuordnet.

Siehe stellvertretend für andere Länder Art. 5 Abs. 1 der Patientencharta zwischen dem Bund und Wien, BGBl. I 2006/42.

Einen Vorbehalt der Hauskrankenpflege zugunsten Personen mit einer bestimmten Qualifikation analog dem Sozialversicherungsrecht normieren z. B. Richtlinien einiger Länder. Diesen zufolge sind ausschließlich DGKP, PflegehelferInnen (PH) und *FachsozialbetreuerInnen (Altenarbeit)* dazu berechtigt.

Vergleiche hierzu z. B. Punkt 4.1.1.1 der Richtlinien des Landes Oberösterreich zur Förderung professioneller sozialer Dienste in Oberösterreich, Hauskrankenpflege – Mobile Betreuung und Hilfe.

Andere Regelungen, wie z. B. das Salzburger Pflegegesetz, definieren Hauskrankenpflege als Leistungserbringung bei der pflege- bzw. betreuungsbedürftigen Person in deren privaten Haushalt und grenzen diese zur Haushaltshilfe ab. Hauskrankenpflege umfasst dabei die allgemeine Pflege, Behandlungspflege, therapeutische Pflege und Prophylaxe (§ 9 Abs. 1 Salzburger Pflegegesetz).

Die berufsrechtlichen Regelungen für DGKP definieren Hauskrankenpflege ebenfalls als Pflege im häuslichen Bereich und unterscheiden diese von anderen Gesundheitsdiensten oder sozialen Diensten (Anlage 5 zur FH-GuK-AV). Hauskrankenpflege und andere Gesundheitsdienste sowie soziale Dienste werden unter dem Begriff „Mobile Pflege" zusammengefasst (Anlage 5 zur FH-GuK-AV). Hauskrankenpflege wird ausdrücklich als Möglichkeit der Berufsausübung angeführt (§ 35 Abs. 1 Z 4 GuKG). Die Besonderheit und die Bedeutung der Hauskrankenpflege für die Pflegeberufe werden daran deutlich, dass sowohl für DGKP als auch für PH Weiterbildungen dafür vorgesehen sind. Auch in der Regelung über die Sozialbetreuungsberufe findet sich der Begriff „Hauskrankenpflege" und wird dort den Mobilen Betreuungsdiensten gegenübergestellt.

Siehe Anlage 1 Z 12 und 13 sowie Anlage 2 Z 5 Gesundheits- und Krankenpflege-Weiterbildungsverordnung, BGBl. II 2006/453.

Siehe Anlage 1 Z 2 der Vereinbarung gemäß Art. 15a B-VG zwischen dem Bund und den Ländern über Sozialbetreuungsberufe, BGBl. I 2005/55.

Diese Beispiele zeigen, dass der Begriff je nach Rechtsgrundlage an anderen Merkmalen anknüpft. Gemeinsam ist ihnen die Erbringung von Dienstleistungen zu Hause. Die Hauskrankenpflege im weiten Sinn findet sich aufgrund der verfassungsrechtlichen Kompetenzverteilung zwischen Bund und Ländern auf verschiedene Kompetenztatbestände aufgeteilt. Pflege im engen Sinn (vgl. Hausreither 2010, S. 500) ist dem Gesundheitswesen gemäß Art. 10 Abs. 1 Z 12 B-VG zugeordnet, das Sozial- und Vertragsversicherungswesen fällt unter Art. 10 Abs. 1 Z 11 B-VG, und die (soziale) Betreuung fällt gemäß Art. 15 B-VG in Gesetzgebung und Vollziehung in die Zuständigkeit der Länder.

Diese Zersplitterung ist im Hinblick auf die Dienstleistung für pflege- und betreuungsbedürftige Personen sachlich großteils nicht gerechtfertigt, zumal eine alternative Zuordnung zu einem der beiden Bereiche oft nicht möglich ist.

Kernaussage

Aus diesem Grund und zur Förderung einer ganzheitlichen Dienstleistung wird hier unter Hauskrankenpflege die Leistungserbringung im privaten Haushalt als Abgrenzungskriterium zu anderen Betreuungsformen herangezogen. Damit wird der Begriff Hauskrankenpflege in Abgrenzung zu anderen Betreuungsformen, wie z. B. in einem Krankenhaus, einem Pflegeheim oder einer Behinderteneinrichtung, verwendet.

Dabei ist es unerheblich, ob es sich um Pflege im Sinne einer Behandlungspflege oder um Grundpflege handelt oder welche der Pflege- und Betreuungsberufe bzw. Personen die Leistungen erbringen. Dies trägt auch dem weiten Begriffsverständnis der Pflege als Disziplin Rechnung (vgl. GÖG/ÖBIG 2009, S. 3 ff.).

5.2 Rechtsgrundlagen für Berufe und Personen in der Hauskrankenpflege

Die Hauskrankenpflege ist von einer Nachrangigkeit der Leistungserbringung durch professionell tätige Personen gekennzeichnet. Berufsmäßig tätige Pflegepersonen kommen erst dann zum Einsatz, wenn erforderliche Pflegeleistungen teilweise oder zur Gänze nicht mehr von Angehörigen bzw. vom sozialen Umfeld erbracht werden. Dies ermöglicht pflegebedürftigen Personen einen Verbleib in ihrem Zuhause. Die Besonderheit der Pflege zu Hause ist ein Nebeneinander von Pflege durch Laien und durch Personen, die dazu auf der Grundlage einer gesetzlich geregelten Ausbildung berechtigt sind. Oftmals wird dieselbe Tätigkeit (z. B. Körperpflege, Verabreichung von Arzneimitteln) abwechselnd von Laien und von zur Pflege und Betreuung ausgebildeten Personen durchgeführt. Daher stellt sich insbesondere in der Hauskrankenpflege die Frage, ob und unter welchen Umständen eine bestimmte Tätigkeit noch von einem Laien durchgeführt werden darf oder ob diese z. B. bereits einer Diplomierten Gesundheits- und Krankenpflegeperson (DGKP) vorbehalten ist. Die nachfolgenden Ausführungen nehmen auf die Beantwortung dieser Frage Rücksicht.

Kernaussage

> Als Laien werden hier alle Personen bezeichnet, die nicht über eine Berechtigung zur Berufsausübung in der Pflege und Betreuung in Österreich verfügen.

Das Kennzeichen der Berufe bzw. Personen in der Hauskrankenpflege ist eine abgestufte Kompetenz. Die Abstufung der Kompetenz folgt der Logik, dass eine umfangreichere Ausbildung mit einer höheren Qualifikation und damit auch mit einem Mehr an Verantwortung verknüpft ist (vgl. Patzner 2010, S. 23 f.). An die Berufsberechtigung knüpfen sich besondere Berechtigungen, unter anderem mit dem Vorbehalt zur Durchführung bestimmter Aufgaben.

Zum Begriff der Vorbehaltstätigkeiten siehe Skiczuk (2006, S. 51 ff.).

5.2.1 Berufe und Personen im Überblick

Kernaussage

> In einer Reihenfolge nach aufsteigender Kompetenz werden folgende Berufe in der Hauskrankenpflege eingesetzt: HeimhelferInnen (HH), PflegehelferInnen (PH), FachsozialbetreuerInnen (FSB), DiplomsozialbetreuerInnen (DSB) und Diplomierte Gesundheits- und Krankenpflegepersonen (DGKP).

Für diese Berufe werden in berufsrechtlichen Grundlagen Ausbildung, Berufsbild, Tätigkeitsbereiche, Berufsausübung, Berufsbezeichnung, Berufspflichten und Strafbestimmungen geregelt. HH, FSB und DSB werden unter dem Begriff „Sozialbetreuungsberufe" (SBB) zusammengefasst (siehe dazu ausführlich Abschnitt 5.2.3). Zusätzlich zu diesen Berufen gibt es weitere – hier als „Laien" bezeichnete – Personen, die zwar in Rechtsgrundlagen geregelt sind, aber über keine in Österreich gesetzlich normierte Ausbildung verfügen. Dazu gehören Personen der 24-Stunden-Betreuung sowie der sogenannten „Persönlichen Assistenz". Darüber hinaus finden teilweise auch Angehörige bzw. einer betroffenen Person nahestehende Personen Berücksichtigung in der Rechtsordnung (siehe dazu § 50a Ärztegesetz).

5.2.2 Berufsrecht – Organisationsrecht – Dienstrecht

Die berufsrechtlichen Grundlagen regeln insbesondere die Ausbildung, das Berufsbild und die Tätigkeitsbereiche. Ausbildung, Berufsbild und Tätigkeitsbereiche bedingen einander, indem die aufgrund der Ausbildung erworbenen Kenntnisse und Fertigkeiten das Berufsbild definieren. Die Berufsgesetze beschreiben die Berufsbilder und Tätigkeitsbereiche allgemein. Eine Aussage, ob einzelne darin beschriebene Tätigkeiten im konkreten Fall von einem/einer Berufsangehörigen tatsächlich gekonnt oder ausgeübt werden müssen oder nicht, kann damit nicht getroffen werden. Die Bindung der Durchführung von Tätigkeiten der Pflege- und Betreuungsberufe an die positive Absolvierung einer gesetzlich definierten Ausbildung dient dem Schutz der betreuten Personen. Dieser Schutzzweck der berufsrechtlichen Regelungen ist zu berücksichtigen, damit eine Aussage über die Zulässigkeit zur Durchführung einer bestimmten Tätigkeit im Einzelfall getroffen werden kann.

Kernaussage

> Die Anwendung der Berufsgesetze obliegt bei einer freiberuflichen Berufsausübung der/dem einzelnen Berufsangehörigen. Bei einer Berufsausübung im Dienstverhältnis auch dem Rechtsträger der Organisation, die Hauskrankenpflege anbietet.

Berufsgesetze regeln beispielweise keine Strukturen oder Abläufe in Organisationen. Sie enthalten jedoch Regelungen mit Auswirkungen auf Strukturen oder Abläufe, wie z. B. die Regelungen über die Aufsicht von DGKP über HH. Diese Regelungen sind in die sonstigen Strukturen oder Abläufe der Organisationen zu integrieren.

Aus den berufsrechtlichen Regelungen kann in Bezug auf durchzuführende Tätigkeiten überdies nicht unmittelbar auf eine Verpflichtung dazu geschlossen werden. Dazu sind die Bestimmungen des Arbeits- bzw. Dienstrechts heranzuziehen. So kann z. B. beispielsweise aus der berufsrechtlich erforderlichen Anordnung zur Durchführung einer Körperpflege von einer DGKP an eine PH nicht unmittelbar auf eine Verpflichtung der PH zur Durchführung geschlossen werden. Dies ergibt sich aus den anzuwendenden arbeits- bzw. dienstrechtlichen Bestimmungen. Dazu können auch Stellenbeschreibungen, Dienstpläne etc. verwendet werden.

5.2.3 Rechtsgrundlagen der Pflege- und Betreuungsberufe bzw. -personen

In der Folge werden die Regelungen der einzelnen Berufe bzw. Personen dargestellt. Die Ausführungen konzentrieren sich dabei auf die Besonderheiten der Hauskrankenpflege. Aus diesem Grund werden für DGKP und PflegehelferInnen (PH) nur die Besonderheiten angeführt. Die „Sozialbetreuungsberufe“ (SBB) werden aufgrund der Tatsache, dass diese erst seit dem Jahr 2005 geregelt sind, genauer beschrieben. Personen der 24-Stunden-Betreuung und Persönlichen Assistenz werden ebenfalls detaillierter dargestellt, da diese Personen ex lege nur im privaten Umfeld der betreuungsbedürftigen Person eingesetzt werden dürfen.

In einem zweiten Schritt werden die gesetzlichen Regelungen der Zusammenarbeit zwischen diesen Berufen und ÄrztInnen beschrieben.

Rechtsgrundlagen der Diplomierten Gesundheits- und Krankenpflegepersonen und PflegehelferInnen

Die berufsrechtliche Grundlage der DGKP und PH ist das Gesundheits- und Krankenpflegegesetz (GuKG). Diese Berufe zählen zu den „gesetzlich geregelten Gesundheitsberufen“ (Skiczuk 2006, S. 21 ff.), deren Regelung dem Bund obliegt. Daher erstreckt sich der Geltungsbereich des GuKG auf ganz Österreich. DGKP und PH werden auch als Pflegeberufe im engen Sinn bezeichnet (vgl. Hausreither 2010). Das bedeutet, dass die Grundlage für die Regelung durch den Bund die Zuordnung zum verfassungsrechtlichen Kompetenztatbestand „Gesundheitswesen“ (Art. 10 Abs. 1 Z 12 B-VG) ist. Daraus folgt ein Vorbehalt der DGKP und PH für Pflegehandlungen, die in einem engen Zusammenhang mit kranken Menschen und *medizinischen Handlungen* im weiteren Sinn stehen.

Medizinische Handlungen

Unter medizinischen Handlungen im weiteren Sinn sind Tätigkeiten zu verstehen, die auf medizinisch-wissenschaftlicher Grundlage beruhen, jedoch nicht zwingend an die personelle Qualifikation eines Arztes bzw. einer Ärztin gebunden sein müssen (vgl. Mazal 1992, S. 244 ff.).

Diplomierte Gesundheits- und Krankenpflegepersonen

Der gehobene Dienst für Gesundheits- und Krankenpflege (GuK) ist der Beruf mit der höchsten Qualifikation und Kompetenz aller Pflege- und Betreuungsberufe.

Vergleiche dazu die umfassende Formulierung des Berufsbildes gemäß § 11 Abs. 1 GuKG.

Der Beruf umfasst die Pflege und Betreuung aller Altersstufen, ist unabhängig von der Ursache der Pflege- und Betreuungsbedürftigkeit und erstreckt sich auf alle Betreuungsformen (§ 11 Abs. 2 GuKG). Angehörige der GuK dürfen unmittelbar nach dem Erwerb der Berufsberechtigung in der Hauskrankenpflege tätig sein. Die Absolvierung einer zusätzlichen *Weiterbildung* in Hauskrankenpflege ist nicht zwingend erforderlich.

Zu den Voraussetzungen der Berufsberechtigung siehe § 27 ff. GuKG.

Der Beruf kann dabei im Dienstverhältnis zu Einrichtungen oder Gebietskörperschaften, die Hauskrankenpflege anbieten (§ 35 Abs. 1 Z 5 GuKG), oder freiberuflich (§ 35 Abs. 1 Z 1 GuKG) ausgeübt werden. Die Berufsausübung kann auch im Wege der Arbeitskräfteüberlassung erfolgen (§ 35 Abs. 2 GuKG). In diesem Fall besteht das Dienstverhältnis zum Überlasser (vgl. AÜG). Für die Organisation, die die Pflege anbietet, ist der Einsatz von dem gemäß Arbeitskräfteüberlassungsgesetz überlassenen Pflegepersonal auf höchstens 15 % beschränkt (§ 35 Abs. 2 Z 1 GuKG). Der Einsatz von überlassenem Pflegepersonal ist zudem nur in einem Ausmaß zulässig, mit dem die erforderliche Pflegequalität und -kontinuität nach Maßgabe des Pflege- und Betreuungsbedarfs der pflegebedürftigen Personen gewährleistet werden kann (§ 35 Abs. 2 Z 2 GuKG). In der Hauskrankenpflege ist dabei zu berücksichtigen, dass in der Regel nur eine Pflegeperson bei der pflegebedürftigen Person vor Ort ist und die Organisationen regelmäßig eine dezentrale Struktur aufweisen. Dies ist bei der Beurteilung, ob und wie viele Personen im Wege der Arbeitskräfteüberlassung in der Hauskrankenpflege eingesetzt werden dürfen, zu berücksichtigen.

Weiterbildungen“ vs. „Sonderausbildungen

Siehe Anlage 1 Z 12 zur GuK-WV, BGBl. II 2006/453. Weiterbildungen für Gesundheits- und Krankenpflegeberufe dienen gemäß § 2 GuK-WV der Erweiterung und Vertiefung der in der Ausbildung erworbenen Kenntnisse und Fertigkeiten, sind aber im Gegensatz zu den Sonderausbildungen nicht Voraussetzung zur Durchführung bestimmter Tätigkeiten und Aufgaben (vgl. im Gegensatz dazu § 2 Abs. 1 GuK-SV).

Die Möglichkeiten der Berufsausübung treffen auf alle drei Zweige der Gesundheits- und Krankenpflege, das sind die allgemeine GuK, die psychiatrische GuK und die Kinder- und Jugendlichenpflege, gleichermaßen zu. Für den Einsatz in der Hauskrankenpflege stellt sich die Frage nach der Abgrenzung dieser Zweige.

Kernaussage

Dem Wortlaut des GuKG folgend, handelt es sich bei der psychiatrischen GuK und der Kinder- und Jugendlichenpflege um eine Spezialaufgabe (§ 17 Abs. 2 Z 1 und 2 GuKG). Beide sind im Gegensatz zur allgemeinen GuK eingeschränkt: die psychiatrische GuK hinsichtlich der Krankheitsbilder bzw. der Ursachen für Pflegebedürftigkeit, die Kinder- und Jugendlichenpflege auf ein Lebensalter bis zu 18 Jahren. Die allgemeine GuK ist dagegen weder auf ein bestimmtes Alter noch auf bestimmte Krankheiten beschränkt.

Eine Einschränkung ergibt sich bloß aus der Tatsache, dass die für eine Aufgabe erforderlichen Kenntnisse und Fertigkeiten vorhanden sein müssen. Dies trifft auch im Verhältnis zu anderen Spezialaufgaben zu, wobei in der Hauskrankenpflege insbesondere die Intensivpflege, Anästhesiepflege und die Pflege bei Nierenersatztherapie infrage kommen. Ist dabei für eine bestimmte Aufgabe ein Wissen bzw. Können erforderlich, das über das in der Grundausbildung zur allgemeinen GuK erworbene Wissen bzw. Können hinausreicht, dann ist die Durchführung den Personen mit entsprechender Spezialausbildung vorbehalten (vgl. Hausreither 2010, S. 534 f.).

DGKP kommt aufgrund ihrer Qualifikation und Kompetenz eine Schlüsselfunktion in der Hauskrankenpflege zu. So sind ihnen alle Schritte des Pflegeprozesses mit Ausnahme der Durchführung von Pflegemaßnahmen vorbehalten. Von besonderer Bedeutung sind in der Hauskrankenpflege die Pflegeanamnese, -diagnose und -planung sowie die Evaluation. DGKP sind oftmals die ersten Personen, teilweise noch vor dem Hausarzt bzw. der Hausärztin, die nach einem Aufenthalt im Krankenhaus oder einer stationären Pflegeeinrichtung die betreuungsbedürftige Person begutachten. Damit treffen DGKP Ersteinschätzungen über einen Bedarf, der über den berufsspezifischen Pflege- und Betreuungsbereich hinausgehen kann. Damit kommt DGKP eine wesentliche Organisations- und Koordinierungsfunktion zu.

Kernaussage

> DGKP entscheiden, welche Pflege- und Betreuungsmaßnahmen von anderen Pflege- und Betreuungsberufen bzw. Personen durchgeführt werden können und erteilen dazu Anordnungen (siehe dazu Abschnitt 5.2.6).

Maßnahmen des mitverantwortlichen Tätigkeitsbereiches werden nach ärztlicher Anordnung durch DGKP selbst durchgeführt oder können nach Maßgabe der ärztlichen Anordnung und unter Berücksichtigung der Berufsbilder anderen Pflege- und Betreuungsberufen bzw. Personen angeordnet werden (siehe dazu Abschnitt 5.2.6). Bei der Berufsausübung von PH und SBB, soweit es sich bei SBB um Maßnahmen im Rahmen der Kompetenzen der Pflegehilfe handelt, sind DGKP (teilweise alternativ zum Arzt bzw. zur Ärztin, vgl. § 84 Abs. 4 GuKG) zu deren Aufsicht verpflichtet. Personen der 24-Stunden-Betreuung und der Persönlichen Assistenz, die grundsätzlich über keine Ausbildung in der Pflege und Betreuung verfügen, sind zusätzlich zur Anordnung durch DGKP vor Durchführung der Maßnahmen anzuleiten und zu unterweisen (siehe dazu Abschnitt 5.2.6).

Dieser vom Gesetzgeber vorgesehenen zentralen Rolle der DGKP in der Hauskrankenpflege als Drehscheibe für alle Pflege- und Betreuungsleistungen kann organisatorisch nur dann zur Gänze entsprochen werden, wenn die Pflege- und Betreuungsleistungen in **multiprofessionellen Teams** unter Berücksichtigung der abgestuften Kompetenzen der Pflege- und Betreuungsberufe unter fachlicher Leitung von DGKP erbracht werden. Nur dadurch können dem Zweck der berufsrechtlichen Regelungen folgend die Interessen der betreuten Personen bestmöglich gewahrt werden.

Die oben angeführte Organisations- und Koordinierungsfunktion der DGKP erstreckt sich auch über das Pflege- und Betreuungsteam hinaus auf die Zusammenarbeit mit Angehörigen, ÄrztInnen, Krankenhäusern, Hilfsmittelfirmen, SachwalterInnen, Physio- und ErgotherapeutInnen, LogopädInnen etc. Zur Organisation der Pflege (§ 14 Abs. 2 Z 9 GuKG) zählt u. a. auch die Beschaffung von Pflegehilfsmitteln. Dem geht die Erhebung des Bedarfs voraus. Es ist unstrittig, dass dies berufsrechtlich zum Aufgabenbereich von DGKP zählt, auch wenn z. B. die Bestimmungen über die Pflegegeldeinstufungen für diese Aufgabe einen Arzt bzw. eine Ärztin vorsehen. Daran zeigt sich, dass berufsrechtliche Regelungen sich nicht immer in anderen gesundheits- und sozialrechtlichen Vorschriften niederschlagen. Dies trifft auch auf die Einschätzung des Pflegebedarfs im Zuge des Verfahrens zur Pflegegeldeinstufung zu.

Vergleiche zur Zulässigkeit der Beschaffung von Pflegehilfsmitteln auch Weiss-Faßbinder/Lust (2010, S. 91).

Vergleiche dazu die Ausführungen unter Abschnitt 5.3.4 „Pflegegeld".

Der Bedeutung der DGKP für einen wesentlichen Bereich des Gesundheits- und Sozialwesens wird vom Gesetzgeber zunehmend auch durch die Ausbildung Rechnung getragen. Seit dem Jahr 2008 besteht gesetzlich die Möglichkeit, die Ausbildung in der allgemeinen Gesundheits- und Krankenpflege neben Schulen für Gesundheits- und Krankenpflege auch im Rahmen von Bachelorstudiengängen an Fachhochschulen zu absolvieren.

Vergleiche hierzu § 28 Abs. 2 bis 4 GuKG, FH-GuK-AV, BGBl. II 2008/200.

PflegehelferInnen

Der Beruf der Pflegehilfe dient der Unterstützung insbesondere von DGKP und ÄrztInnen. PH dürfen ihren Beruf ausschließlich im Rahmen eines Dienstverhältnisses ausüben. PH dürfen unmittelbar nach erfolgreich absolvierter Ausbildung in der Hauskrankenpflege tätig sein. Die Berufsausübung kann wie für DGKP auch im Wege der Arbeitskräfteüberlassung erfolgen. Der Beruf der Pflegehilfe ist grundsätzlich wie GuK nicht auf die Pflege von Personen bestimmter Altersgruppen beschränkt. Die Ausbildung in der Pflegehilfe ist im Gegensatz zur Ausbildung in der GuK nicht zwingend in Verbindung mit einer Krankenanstalt einzurichten (§ 49 Abs. 2 GuKG und § 95 Abs. 1 Z 1 GuKG). Neben allgemeinen Krankenanstalten kann die Ausbildung ausdrücklich auch an oder in Verbindung mit Krankenanstalten für chronisch Kranke oder Pflegeheimen oder Einrichtungen oder Gebietskörperschaften, die Hauskrankenpflege anbieten, erfolgen (§ 95 Abs. 1 GuKG). Die Anbindung der Ausbildung und die Bestimmungen über die Ausbildungsinhalte zeigen einen Schwerpunkt in der Pflege und Betreuung erwachsener bzw. alter pflegebedürftiger Menschen.

Vergleiche hierzu § 90 Abs. 2 GuKG. Siehe dazu die Ausführungen zur DGKP.

Vergleiche hierzu die offene Formulierung des Berufsbildes gemäß § 82 GuKG und der Tätigkeitsbereiche gemäß § 84 GuKG.

Siehe dazu auch Pflh-AV, BGBl. II 1999/371.

Rechtsgrundlagen der Sozialbetreuungsberufe

Für die Regelung der Sozialbetreuungsberufe (SBB) sind die Bundesländer zuständig. Aufgrund der bis dahin uneinheitlichen Ausbildungen, Berufsbilder und Tätigkeitsbereiche war eine Vergleichbarkeit zwischen den einzelnen Ländern nicht möglich. Daher haben sich im Jahr 2005 die Länder mit dem Bund in der Vereinbarung gemäß Art. 15a B-VG über Sozialbetreuungsberufe grundsätzlich darauf geeinigt, Berufe auf drei Qualifikations- und Kompetenzstufen zu regeln (BGBl. I 2005/55). Dazu zählen HeimhelferInnen (HH) mit 400 Stunden Ausbildung, FachsozialbetreuerInnen (FSB) mit 2.400 Stunden und DiplomsozialbetreuerInnen (DSB) mit 3.600 Stunden Ausbildung. Alle Bundesländer haben dazu jeweils eigene gesetzliche Regelungen erlassen. [1]

Siehe hierzu Punkt 3.2 der Anlage 1 zu BGBl. I 2005/55.

Der Beruf der HH ist fakultativ, wurde aber von allen Bundesländern in die jeweiligen Regelungen mitaufgenommen. Die Ausbildung ist modular und ermöglicht einen stufenweisen Erwerb der Qualifikationen. Die Zuständigkeit der Länder zur Regelung SBB wird daran deutlich, dass der Schwerpunkt der SBB im Gegensatz zu den Pflegeberufen im engen Sinn, deren Regelung dem Bund obliegt, vorrangig bei der sozialen Betreuung liegt. Da jedoch in der Praxis pflegerische Kompetenzen erforderlich sind, bildet die Ausbildung in der Pflegehilfe einen integralen Bestandteil der Ausbildung zum/zur FSB. Dies gilt mit Ausnahme der FSB im Bereich Behindertenbegleitung (siehe dazu unten). DSB erlangen darüber hinaus keine weiteren Kompetenzen in der Pflege.

Mit der Regelung der SBB wurde unter anderem das Ziel verfolgt, Ausbildung und Betreuung in den Bereichen Altenarbeit, Familienarbeit, Behindertenarbeit und Behindertenbegleitung zu verbessern und österreichweit vergleichbare Standards zu setzen. Aus diesem Grund gibt es auf den Qualifikationsebenen FSB und DSB eine Differenzierung in die Bereiche Altenarbeit, Behindertenarbeit und Behindertenbegleitung. Auf der Ebene der DSB gibt es zusätzlich den Bereich Familienarbeit. Die landesgesetzlichen Regelungen sehen vor, welche der vor Inkrafttreten der Regelungen über die SBB vorhandenen Qualifikationen in welchem Umfang auf die Berufsberechtigung als SBB angerechnet werden.

Unterstützung

Der Begriff „Unterstützung" bezieht sich auf die Unterstützung von DGKP und ÄrztInnen (vgl. Hausreither 2010, S. 507). Damit wird auch zwischen DGKP und SBB eine Verbindung hergestellt und die abgestufte Kompetenz sichtbar.

Siehe hierzu Anlage 2 zu BGBl. I 2005/55; vgl. auch GuK-BAV, BGBl. II 2006/281.

Siehe hierzu Punkt 3 Z7 Anlage 2 zu BGBl. I 2005/55.

FSB im Bereich Behindertenbegleitung und HH erlangen pflegerisches Grundwissen im Bereich „*Unterstützung* bei der Basisversorgung". Die Leistungen der Unterstützung beziehen sich auf die Körperpflege, das An- und Auskleiden, die Nahrungs- und Flüssigkeitsaufnahme, Ausscheidungen, die Förderung der Bewegungsfähigkeit, das Lagern sowie auf die Unterstützung bei der Einnahme und Anwendung von Arzneimitteln. Dazu zählt auch das Erinnern an die Einnahme von Arzneimitteln oder das Herausnehmen aus Wochendispensern, die Assistenz bei der Einnahme von oral zu verabreichenden Arzneimitteln, die Assistenz bei der Applikation von ärztlich verordneten Salben, Cremes, Lotionen etc. oder von Pflegeprodukten, die von DGKP angeordnet wurden.

[1] Burgenländisches Sozialbetreuungsberufegesetz (Bgld. SBBG), LGBl. 2007/74, Kärntner Sozialbetreuungsberufegesetz (K-SBBG), LGBl. 2007/53, NÖ Sozialbetreuungsberufegesetz 2007, LGBl. 2007/64, NÖ Sozialbetreuungsberufe-Ausbildungsverordnung 2007 (NÖ SBB-AV), LGBl. 2007/75, Oö. Sozialberufegesetz (Oö. SBG), LGBl. 2008/63, Salzburger Sozialbetreuungsberufegesetz (S. SBBG), LGBl. 2009/34, Steiermärkisches Sozialbetreuungsberufegesetz (StSBBG), LGBl. 2008/4, Tiroler Sozialbetreuungsberufegesetz (TSBBG), LGBl. 2009/9, Tiroler Sozialbetreuungsberufe-Ausbildungsverordnung (TSBB-AV), LGBl. 2010/43, Verordnung der Steiermärkischen Landesregierung über die Ausbildung zu den Sozialbetreuungsberufen (AusbildungsVO StSBBG), LGBl. 2009/31, Verordnung der Wiener Landesregierung zum Wiener Sozialbetreuungsberufegesetz (WSBBG-VO), LGBl. 2008/17, Verordnung der Tiroler Landesregierung über die Ausbildung in der Heimhilfe (Heimhilfe-Ausbildungsverordnung), LGBl. 2009/46, Vorarlberger Sozialbetreuungsberufegesetz, LGBl. 2007/26, Wiener Heimhilfeeinrichtungengesetz (WHEG), LGBl. 2008/8, Verordnung der Wiener Landesregierung zum Wiener Heimhilfeeinrichtungengesetz (WHEG-VO), LGBl. 2008/20.

Auch das GuKG nimmt auf Personen mit der Berechtigung zur Unterstützung bei der Basisversorgung Bezug (§ 14 Abs. 2 Z 10 GuKG), regelt aber für Personen mit der Berechtigung als HH oder FSB im Bereich Behindertenbegleitung im Gegensatz zu sonstigen Personen, die auch zur Basisversorgung berechtigt werden können, keine ausdrücklichen Anforderungen an die Zusammenarbeit mit DGKP (vgl. § 3a 1 GuKG im Vergleich zu § 3 Abs. 3 bis 6 GuKG). Trotzdem wird davon auszugehen sein, dass im Sinne der Sicherstellung der Betreuungsqualität die Zusammenarbeit schriftlich nachvollziehbar sein muss.

Die über die Pflege im Sinne der Pflegehilfe und der Unterstützung bei der Basisversorgung hinausgehenden Bereiche der SBB, wie insbesondere die soziale Betreuung, unterliegen keinen besonderen gesetzlichen Beschränkungen und sind nicht an eine bestimmte Qualifikation gebunden.

Dies gilt nur insoweit, als davon nicht anderen Berufen vorbehaltene Tätigkeiten, wie z. B. im Rahmen der Psychotherapie, berührt sind.

5.2.4 Rechtsgrundlagen der 24-Stunden-Betreuung und der Persönlichen Assistenz

Die *24-Stunden-Betreuung* und die Persönliche Assistenz vereint ein gemeinsames Merkmal: Bei den Ausführenden handelt es sich um Personen, die über keine oder keine in Österreich gesetzlich anerkannte Qualifikation als DGKP, PH oder SBB verfügen.

Eine teilweise Ausbildung haben Personen, die gemäß § 21b Abs. 2 Z 5 lit. a BPGG über eine theoretische Ausbildung verfügen, die im Wesentlichen der Ausbildung eines Heimhelfers bzw. einer Heimhelferin nach der Vereinbarung gemäß Art. 15a B-VG zwischen dem Bund und den Ländern über Sozialbetreuungsberufe, BGBl. I Nr. 55/2005, entspricht.

24-Stunden-Betreuung

Das BPGG verwendet dafür den Begriff „24-Stunden-Betreuung“, ebenso die Vereinbarung gemäß Art. 15a B-VG zwischen dem Bund und den Ländern über die gemeinsame Förderung der 24-Stunden-Betreuung, BGBl. I 2009/59. Das GuKG verwendet hingegen den Begriff „Personenbetreuung“. Hier wird der Begriff „24-Stunden-Betreuung“ verwendet, da dieser Begriff allgemein gebräuchlich ist.

24-Stunden-Betreuung

Personen im Rahmen der 24-Stunden-Betreuung betreuen pflege- und betreuungsbedürftige Menschen im privaten Haushalt.

Kernaussage

> Eine 24-Stunden-Betreuung im Sinne der gesetzlichen Bestimmungen liegt dann vor, wenn die Person dauernd oder zumindest regelmäßig täglich oder regelmäßig mehrmals wöchentlich über längere Zeiträume im Privathaushalt der betreuten Person anwesend ist. In diesem Haushalt dürfen höchstens drei Personen, die zueinander in einem Angehörigenverhältnis stehen, zu betreuen sein.

In Ausnahmefällen ist eine Betreuung dieser Menschen auch in zwei Privathaushalten zulässig, sofern die Anordnung durch dieselbe DGKP oder durch mehrere vom selben Anbieter von Hauskrankenpflege entsandte DGKP erfolgt (vgl. § 3b Abs. 3 GuKG). Mit dieser Regelung wird zum Ausdruck gebracht, dass diese Betreuung im institutionellen Rahmen wie in Pflegeheimen oder ähnlichen Einrichtungen nicht zulässig ist.

Vergleiche hierzu die Vereinbarung gemäß Art. 15a B-VG zwischen dem Bund und den Ländern über die gemeinsame Förderung der 24-Stunden-Betreuung (BGBl. I 2009/59; § 21b Abs. 2 Z 2 BPGG, BGBl. 1993/110 idF BGBl. II 2008/57).

Die Besonderheit liegt im Hinblick auf die Hauskrankenpflege darin, dass im Rahmen der 24-Stunden-Betreuung u. a. auch die Erbringung von pflegerischen Leistungen vom Staat gefördert wird, die sonst an den erfolgreichen Abschluss einer gesetzlich geregelten Ausbildung gebunden sind.

Siehe **Standes- und Ausübungsregeln** für Leistungen der Personenbetreuung, BGBl. II 2007/287.

Siehe Maßnahmen für Gewerbetreibende in der Personenbetreuung zur Vermeidung einer Gefährdung von Leben oder Gesundheit, BGBl. II 2007/52.

Die zulässigen Tätigkeiten und Pflichten der 24-Stunden-Betreuung werden sowohl im HBeG (Hausbetreuungsgesetz, BGBl. I 2007/33), in der GewO 1994, im GuKG (§ 3b) und im ÄrzteG (§ 50b) geregelt. Da Personen der 24-Stunden-Betreuung nicht den für Gesundheitsberufe typischen Berufspflichten unterliegen, die Interessenlage und das Schutzbedürfnis der betreuungsbedürftigen Personen jedoch identisch mit den von Gesundheitsberufen betreuten Personen ist, gibt es zusätzlich noch **Standes- und Ausübungsregeln** sowie Maßnahmen für Gewerbetreibende in der Personenbetreuung zur Vermeidung einer Gefährdung von Leben oder Gesundheit. Personen der 24-Stunden-Betreuung üben ihre Tätigkeit entweder selbstständig im Rahmen eines Gewerbes aus oder aufgrund eines Dienstverhältnisses zur betreuten Person oder zum Träger einer sozialen Organisation.

Wie bei den SBB unterliegen Tätigkeiten der sozialen Betreuung auch hier keinen besonderen gesetzlichen Anforderungen. Wird jedoch die Durchführung einer pflegerischen Maßnahme beabsichtigt, ist dazu eine Anordnung durch eine DGKP erforderlich.

Kernaussage

> Anlässlich der Regelung über die 24-Stunden-Betreuung hat der Gesetzgeber Aussagen darüber getroffen, was das Kennzeichen von pflegerischen Maßnahmen ist und wann daher eine Anordnung erforderlich ist. Dies ist von Bedeutung, da damit erstmals Laientätigkeiten abgegrenzt werden von Tätigkeiten, die eine bestimmte Qualifikation voraussetzen.

Als Beispiele für Tätigkeiten zählt das GuKG Unterstützung bei der oralen Nahrungs- und Flüssigkeitsaufnahme sowie bei der Arzneimittelaufnahme, bei der Körperpflege, beim An- und Auskleiden, bei der Benützung von Toilette oder Leibstuhl einschließlich Hilfestellung beim Wechsel von Inkontinenzprodukten, beim Aufstehen, Niederlegen, Niedersetzen und Gehen auf (§ 3b Abs. 2 GuKG). Diese Tätigkeiten erfordern dann eine Anordnung durch eine DGKP, wenn aus medizinischer Sicht für die Durchführung dieser Tätigkeiten durch Laien eine Anordnung durch eine DGKP erforderlich ist. Diese Ausführungen sind von weitreichender Bedeutung. Daran wird ersichtlich, dass eine einzelne Tätigkeit nicht zur Entscheidung darüber geeignet ist, ob es zu ihrer Durchführung einer bestimmten Qualifikation bedarf, worüber hier z. B. nur DGKP verfügen. Vielmehr sind die mit der Tätigkeit zusammenhängenden Umstände zu beurteilen, die zu einer Erhöhung des gesundheitlichen Risikos der betreuten Person bei der Durchführung der oben angeführten Tätigkeiten führen und deren Abfederung bzw. Eindämmung ein spezifisch pflegerisches Fachwissen erfordert. Hervorzuheben ist in diesem Zusammenhang, dass die Einschätzung und die Entscheidung, ob ein/e DGKP oder ein Arzt bzw. eine Ärztin beizuziehen ist, in den Aufgabenbereich der Person im Rahmen der 24-Stunden-Betreuung fällt (§5 Abs. 2 HBeG, §160 Abs. 2 Z 1 GewO; Hausreither 2010, S. 511 f.).

Siehe §3b Abs. 2 GuKG. Zu Beispielen siehe Weiss-Faßbinder/Lust (2010, S. 55 ff.) sowie Hausreither (2010, S. 510 ff.).

Kernaussage

Diese Regelungen lassen sich insofern verallgemeinern, als in der Hauskrankenpflege anfallende Maßnahmen dann als pflegerische Maßnahmen Personen mit einer bestimmten Qualifikation vorbehalten sind, wenn zu deren Durchführung besondere Kenntnisse und/oder Fertigkeiten erforderlich sind, die typischerweise im Rahmen einer bestimmten Ausbildung erworben werden.

Dabei kommt es nicht (nur) auf die Beherrschung einer Technik an, z. B. bei Hilfestellung bei der oralen Nahrungs- und Flüssigkeitsaufnahme, sondern darauf, potenzielle gesundheitliche Risiken zu kennen, das Vorliegen eines Risikos oder mehrerer Risiken im Einzelfall zu erkennen sowie die geeigneten Maßnahmen zu treffen, damit sich diese Risiken nicht verwirklichen oder diesen bei unvermeidbarer Verwirklichung fachgerecht begegnet werden kann.

Sobald die Anordnung einer DGKP aus oben genannten Gründen erforderlich ist, darf die Tätigkeit ohne Anordnung nicht mehr durchgeführt werden. Die Anordnung ist durch die DGKP zeitlich zu begrenzen und darf höchstens den Zeitraum des Betreuungsverhältnisses zu jener betreuungsbedürftigen Person umfassen, für den die Anordnung erteilt worden ist. Dem Erfordernis der zeitlichen Begrenzung liegt u. a. zugrunde, dass Personen der 24-Stunden-Betreuung über keine Ausbildung und damit über kein vom konkreten Einzelfall unabhängiges und reproduzierbares Wissen verfügen. Die Anordnung ist schriftlich zu erteilen (zur Ausnahme von der Schriftlichkeit siehe Abschnitt 5.2.6), und die 24-Stunden-Betreuungskraft ist auf die Möglichkeit zur Ablehnung der angeordneten Tätigkeit ausdrücklich hinzuweisen.

Vor Erteilung der Anordnung hat sich die DGKP über die erforderlichen Fähigkeiten zu vergewissern (§3b Abs. 4 GuKG). Zusätzlich hat eine Anleitung und Unterweisung durch eine DGKP in einem Ausmaß zu erfolgen, das eine fachgerechte Durchführung der anzuordnenden Tätigkeit in absehbarer Weise sicherstellt (§3b Abs. 3 Z 3 GuKG). Die Anordnung kann durch die DGKP schriftlich jederzeit widerrufen werden. Die Anordnung ist jedenfalls zu widerrufen, wenn dies aus Gründen der Qualitätssicherung oder aufgrund von Änderungen des Zustandsbildes der betreuten Person geboten ist (§3b Abs. 5 GuKG). Die

Durchführung der pflegerischen Tätigkeiten setzt in jedem Fall und unabhängig von der Anordnung eine gültige Einwilligung der betreuten Person selbst oder durch den/die gesetzliche/n VertreterIn oder den/die Vorsorgebevollmächtigte/n voraus (§ 3b Abs. 3 Z 2 GuKG).

Personen im Rahmen der 24-Stunden-Betreuung sind zudem zur Durchführung bestimmter ärztlicher Tätigkeiten nach ärztlicher Anordnung oder nach Anordnung durch eine DGKP berechtigt, sofern diese über eine ärztliche Anordnung für die Durchführung der Maßnahme verfügt (siehe zur Anordnung Abschnitt 5.2.6). Die Tätigkeiten umfassen die Verabreichung von Arzneimitteln, das Anlegen von Bandagen und Verbänden, die Verabreichung von Insulininjektionen und subkutanen Injektionen von blutgerinnungshemmenden Arzneimitteln, Blutentnahme aus der Kapillare zur Bestimmung des Blutzuckerspiegels mittels Teststreifen und einfache Wärme- und Lichtanwendungen (§ 15 Abs. 7 GuKG; § 50b Abs. 1 und 2 ÄrzteG). Wird die Anordnung unmittelbar von einem Arzt bzw. einer Ärztin erteilt, so können weitere ärztliche Tätigkeiten mit einem vergleichbaren Schwierigkeitsgrad sowie vergleichbaren Anforderungen an die erforderliche Sorgfalt übertragen werden (§ 50b Abs. 2 Z 6 ÄrzteG). Die Ausführungen zur Anordnung, Anleitung und Unterweisung gelten dafür sinngemäß.

Die Personen der 24-Stunden-Betreuung sind ihrerseits zur Dokumentation verpflichtet sowie zur Gewährung einer Einsicht für Gesundheitsberufe, welche die betreute Person pflegen oder behandeln (§ 3b Abs. 6 Z 1 GuKG). Der anordnenden Person sind zudem unverzüglich alle für die Anordnung wesentlichen Informationen zu geben, insbesondere bei einer Veränderung des Gesundheitszustandes der betreuten Person oder einer Unterbrechung der Betreuungstätigkeit (§ 3b Abs. 6 Z 2 GuKG, § 50b Abs. 6 und 7 ÄrzteG).

Persönliche Assistenz

Menschen, die nicht nur vorübergehende körperliche Funktionsbeeinträchtigungen oder Beeinträchtigungen der Sinnesfunktionen haben, werden von Personen in einer selbstbestimmten Lebensführung unterstützt. Die Leistungen dieser Personen werden unter dem Begriff „Persönliche Assistenz“ zusammengefasst. Dabei werden u. a. auch pflegerische Leistungen durchgeführt. Pflegerische Leistungen dürfen von diesen Personen unter folgenden Voraussetzungen erbracht werden:

- Das Betreuungsverhältnis besteht nur zu einer konkreten Person,
- die Maßnahmen werden nicht im Rahmen einer institutionellen Betreuung wie in Krankenanstalten, Pflege- oder Wohnheimen erbracht,
- die pflegerischen Leistungen sind von einer DGKP angeordnet und von dieser darin unterwiesen und

- es liegt eine gültige Einwilligung durch die betreute Person oder durch ihren gesetzlichen Vertreter oder Vorsorgebevollmächtigen vor.

Die Anordnung hat schriftlich unter ausdrücklichem Hinweis auf die Möglichkeit der Ablehnung zur Übernahme der Tätigkeit zu erfolgen. In begründeten Fällen kann die Anordnung mündlich erfolgen, sofern die Anordnung eindeutig und zweifelsfrei ist und die schriftliche Dokumentation der Anordnung längstens innerhalb von 24 Stunden erfolgt. Die Anordnung ist befristet und wird höchstens für die Dauer des Betreuungsverhältnisses erteilt.

Die Ausführungen zu den medizinischen Tätigkeiten der Personen der 24-Stunden-Betreuung gelten hier sinngemäß (§ 15 Abs. 7 GuKG).

5.2.5 Angehörige der pflege- bzw. betreuungsbedürftigen Person

Wie bereits ausgeführt, ist ein typisches Merkmal der Hauskrankenpflege, dass Angehörige Tätigkeiten im Rahmen der Pflege und Betreuung einschließlich ärztlicher Tätigkeiten übernehmen. Angehörige gelten ebenso wie die Personen der 24-Stunden-Betreuung und der Persönlichen Assistenz als Laien. Auf Angehörige nimmt der Gesetzgeber ausdrücklich im Hinblick auf ärztliche Tätigkeiten Bezug. Demnach dürfen Angehörige nach Übertragung durch einen Arzt bzw. eine Ärztin einzelne ärztliche Tätigkeiten an der einzelnen pflege- bzw. betreuungsbedürftigen Person durchführen (§ 50a ÄrzteG). Der Arzt bzw. die Ärztin hat die dazu erforderliche Anleitung und Unterweisung vorzunehmen und sich zu vergewissern, dass der/die Angehörige über die dazu erforderlichen Fähigkeiten verfügt.

Die Entscheidung darüber, welche Tätigkeit/en das ist/sind, liegt beim Arzt bzw. bei der Ärztin. Die gesetzlichen Bestimmungen sehen derzeit nicht vor, dass an DGKP delegierte ärztliche Tätigkeiten analog einer Weiterdelegation, z. B. an PH, auch an Angehörige weiterdelegiert werden dürfen. Daher können ärztliche Tätigkeiten ausschließlich von einem Arzt bzw. einer Ärztin an Angehörige delegiert werden. Die Bestimmungen über Angehörige gelten auch für Personen, die zwar nicht Angehörige sind, aber zur pflege- bzw. betreuungsbedürftigen Person in einem örtlichen und persönlichen Naheverhältnis stehen (§ 50a Abs. 1 Z 3 ÄrzteG).

Eine Delegation von pflegerischen Tätigkeiten ist gesetzlich nicht ausdrücklich vorgesehen. Ein Erlass des Bundesministeriums für Gesundheit sieht vor, dass einsichts- und urteilsfähige pflege- bzw. betreuungsbedürftige Personen ihre Angehörigen mit der Durchführung von pflegerischen Tätigkeiten betrauen können. Angehörige dürfen diese Tätigkeiten so weit durchführen, als dazu kein spezifisches pflegerisches oder medizinisches Wissen erforderlich ist, das typischerweise ausschließlich im Rahmen einer gesetzlich geregelten Ausbildung zu

Erlass des Bundesministeriums für Soziale Sicherheit und Generationen vom 14.2.2001, GZ: 21.251/5-VIII/D/13/00.

einem Pflege- bzw. Betreuungsberuf erworben wird. Anders ausgedrückt, darf der pflege- bzw. betreuungsbedürftigen Person und den Angehörigen aus der mangelnden Ausbildung der Angehörigen keine Gefährdung erwachsen.

5.2.6 Allgemeine Ausführungen zur Zusammenarbeit: Anordnung – Delegation – Aufsicht

Mit Begriffen wie Anordnung, Anleitung, Unterweisung und Aufsicht verpflichtet der Gesetzgeber die an der Pflege und Betreuung mitwirkenden Berufe und Personen zu einer bestimmten Form der Zusammenarbeit. Diese Zusammenarbeit dient der Sicherstellung einer fachgerechten Betreuung zum Schutz der Gesundheit und der Interessen der pflege- bzw. betreuungsbedürftigen Personen.

Kernaussage

> Das Recht auf Anordnung und damit der Übertragung von Tätigkeiten auf einen anderen Pflege- oder Betreuungsberuf bzw. eine andere Person steht aufgrund ihrer Ausbildung nur DGKP und ÄrztInnen zu. Die anderen in der Pflege und Betreuung tätigen Berufe bzw. Personen sind für die Durchführung von pflegerischen und ärztlichen Tätigkeiten auf deren Anordnung angewiesen.

Vergleiche hierzu §15 Abs. 4 GuKG; §3b Abs. 3 Z 4 und §3c Abs. 2 Z 3 GuKG. Aufgrund der Aufsicht in Form einer „begleitenden" Kontrolle bei der Berufsausübung von PH in der Hauskrankenpflege ist in der Hauskrankenpflege eine schriftliche Anordnung auch für pflegerische Tätigkeiten erforderlich; Siehe §84 Abs. 5 Z 2 GuKG.

Für die Durchführung ärztlicher Tätigkeiten benötigen auch DGKP eine ärztliche Anordnung, d. h., DGKP sind einerseits selbst auf Anordnungen angewiesen, dürfen ihrerseits aber auch Anordnungen erteilen. Anordnungen in der Hauskrankenpflege müssen vor Durchführung der angeordneten Tätigkeiten in der Regel schriftlich erteilt werden (§84 Abs. 2 2. Satz GuKG). Vom Erfordernis der Schriftlichkeit gibt es nur Ausnahmen für die Übertragung ärztlicher Tätigkeiten an DGKP sowie für die Übertragung von pflegerischen Aufgaben durch DGKP an Personen im Rahmen der 24-Stunden-Betreuung und der Persönlichen Assistenz in begründeten Fällen, sofern die mündliche Anordnung eindeutig und zweifelsfrei ist und dem Erfordernis der Schriftlichkeit unverzüglich, längstens aber innerhalb von 24 Stunden entsprochen wird.

Mit der Aufgabenteilung geht auch eine Aufteilung der Verantwortung für den Teil der Anordnung sowie der Durchführung einher. Die Berechtigung zur Erteilung von Anordnungen beinhaltet die Verantwortung zur eingehenden Untersuchung, Anamnese und Befunderhebung, zur Beurteilung des Gesundheitszustandes, zum Feststellen der Indikation der geplanten Maßnahme einschließlich Abklären allfälliger Kontraindikationen, zur Prüfung, ob die geplante Maßnahme vom Tätigkeitsbereich des anderen Berufes bzw. der Person umfasst ist (vgl. z. B. §49 Abs. 3 ÄrzteG 1998) und zum Abwägen aller Risiken und Gefahren für die pflege- bzw. betreuungsbedürftige Person, die sich aus der Übertragung ergeben können (vgl. u. a. Weiss-Faßbinder/Lust 2010, S. 99).

Diese Beurteilung und Abwägung hat individuell je pflege- bzw. betreuungsbedürftiger Person zu erfolgen. Zusätzlich besteht mit Ausnahme der Anordnungen von ÄrztInnen an DGKP die Verpflichtung, sich zu vergewissern, dass die durchführende Person die geplante Maßnahme tatsächlich beherrscht. Dazu zählt nicht nur die Beurteilung der Fertigkeit, sondern insbesondere auch, ob und wieweit die durchführende Person allfällige Risiken und Gefahren erkennen und diesen ohne Nachteil für die pflege- bzw. betreuungsbedürftige Person begegnen kann. Diese zusätzliche Verpflichtung trifft auf alle zu. Personen der 24-Stunden-Betreuung und der Persönlichen Assistenz sind darüber hinaus jedenfalls vor der Übertragung anzuleiten und in der Durchführung der Maßnahme zu unterweisen (§ 3b Abs. 4 und § 3c Abs. 3 GuKG). Die Übertragung einer Tätigkeit ist in der Folge nur dann rechtmäßig, wenn die durchführende Person gemäß Berufsbild dazu berechtigt ist und die Tätigkeit im oben genannten Sinn beherrscht.

Vergleiche dazu auch die fünf Kriterien der Delegation in Heidenthal/Marthaler (2008, S. 57 ff.).

Die schriftliche Anordnung muss insbesondere folgende Inhalte aufweisen:

- Daten der pflege- bzw. betreuungsbedürftigen Person
- Daten der anordnenden Person
- Indikation für die durchzuführende Maßnahme
- durchzuführende Maßnahme
- sonstige relevante Informationen, wie z. B. Allergien, individuelle Besonderheiten etc.

Der für die Anordnung gebotene Detaillierungsgrad hat sich daran zu orientieren, dass der durchführenden Person kein bzw. nur ein Gestaltungsspielraum in jenem Umfang zukommt, der aus fachlicher Sicht vertretbar ist. Dabei ist anlässlich der Anordnung ärztlicher Tätigkeiten, wie z. B. der Verabreichung von Arzneimitteln, kein Gestaltungsspielraum zulässig, d. h., aufgrund der Anordnung muss die durchführende Person eindeutig und zweifelsfrei erkennen können, unter welchen Voraussetzungen sie was in welchem Umfang mit welcher Dosis wann zu verabreichen hat. Im Rahmen von pflegerischen Tätigkeiten ist ein Gestaltungsspielraum aufgrund der Anordnung dann vertretbar, wenn die Nutzung dieses Spielraums weder für die pflege- bzw. betreuungsbedürftige Person noch für die durchführende Person zu einer Risikoerhöhung führt.

Beispiel

Als Beispiel hierzu sei angeführt, dass z. B. unter der Anordnung von Körperpflege sowohl ein Bad in der Badewanne als auch Duschen oder Körperpflege im Bett verstanden werden kann. Jede dieser Arten von Körperpflege ist aber mit einem unterschiedlichen Risiko verbunden, das sich aus den erforderlichen Lagewechseln sowie der im Vergleich zur Körperpflege im Bett geringeren Unterstützungsmöglichkeit im Sitzen oder im Stehen ergibt. Die anordnende Person hat dieses Risiko zu berücksichtigen und muss die Anordnung so erteilen, dass die Formulierung keine Auswahl einer zu risikoreichen Maßnahme möglich macht. Der durchführenden Person sind alle Informationen zu übermitteln, die diese für eine fachgerechte Betreuung benötigt.

Die anordnende Person verantwortet darüber hinaus die Entscheidung, wie lange die Durchführung einer Maßnahme zu erfolgen hat bzw. wann und wie die Maßnahme zu evaluieren ist. Die Anordnung an Personen der 24-Stunden-Betreuung und der Persönlichen Assistenz ist jedenfalls auf die Dauer des Betreuungsverhältnisses beschränkt und jederzeit durch die anordnende Person widerrufbar (§ 3b Abs. 5 und § 3c Abs. 4 GuKG).

An DGKP ärztlich angeordnete Tätigkeiten dürfen an andere Berufe bzw. Personen weiterdelegiert werden (§ 15 Abs. 6 und 7 GuKG), sofern dagegen kein Einspruch des anordnenden Arztes bzw. der anordnenden Ärztin vorliegt. Dabei geht die Anordnungsverantwortung mit Ausnahme jener Inhalte, deren Beurteilung ein aufgrund der Ausbildung zum Arzt bzw. zur Ärztin erworbenes Wissen voraussetzt, auf die anordnende DGKP über. Ausgenommen von der Verantwortung der DGKP sind daher Informationen, die ausschließlich im Rahmen einer ärztlich-medizinischen Untersuchung, Anamnese und Befunderhebung, einer ärztlich-medizinischen Beurteilung des Gesundheitszustandes sowie des Feststellens der medizinischen Indikation der geplanten Maßnahme einschließlich der Abklärung allfälliger medizinischer Kontraindikationen erhoben werden können.

Wie die Anordnung ist auch die Durchführung angeordneter Maßnahmen mit einem bestimmten Ausmaß an Verantwortung verbunden. Alle Berufe und Personen trifft die Verpflichtung, angeordnete Maßnahmen nur dann durchzuführen, wenn sie zu einer fachgerechten Durchführung fähig sind. Andernfalls trifft sie die sogenannte Einlassungs- oder Übernahmefahrlässigkeit (vgl. Weiss-Faßbinder/Lust 2010, S. 88 f.). DGKP sind darüber hinaus aufgrund der dem Beruf innewohnenden Eigenverantwortlichkeit verpflichtet, vor der Durchführung einer ärztlich angeordneten Maßnahme diese kritisch auf die Übereinstimmung mit den berufsspezifischen fachlichen Standards der Pflege und der Medizin, soweit diese dem Beruf der DGKP aufgrund der Ausbildung bekannt sein müssen, zu überprüfen.

Vergleiche zur Anforderung an die Eigenverantwortlichkeit auch Grimm (1999, S. 77 f.).

PH und SBB unterliegen im Hinblick auf die Durchführung von ärztlich-medizinischen sowie pflegerischen Tätigkeiten überdies einer fachlichen Aufsicht. Dieser Aufsicht wird einerseits durch die Vergewisserung vor Durchführung der angeordneten Maßnahme, dass die erforderlichen Kenntnisse und Fertigkeiten vorhanden sind, entsprochen, und andererseits durch eine Kontrolle, ob die Maßnahme gemäß der Anordnung und fachgerecht durchgeführt wurde. In der Hauskrankenpflege wird diese Kontrolle in der Regel als „begleitende" Kontrolle im Sinne des GuKG wahrgenommen, da die beaufsichtigende Person sich nicht gleichzeitig mit der durchführenden Person im Haushalt der pflege- bzw. betreuungsbedürftigen Person aufhält.

Vergleiche hierzu Weiss-Faßbinder/Lust 2010, S. 280; zur Definition der Aufsicht allgemein siehe Kopetzki (1990).

Kernaussage

Die begleitende Kontrolle hat in regelmäßigen Intervallen zu erfolgen und ist unter folgenden Voraussetzungen zulässig: Der Gesundheitszustand der pflege- bzw. betreuungsbedürftigen Person erfordert nicht zwingend eine unmittelbar nachfolgende Kontrolle, die Anordnung und die Kontrollintervalle sind schriftlich im Pflegeplan festgehalten und es ist die Rückfragemöglichkeit bei einer DGKP oder einem Arzt bzw. einer Ärztin gewährleistet (§ 84 Abs. 5 GuKG). Die Einschätzung, ob diese Form der Kontrolle vertretbar ist, liegt bei der anordnenden bzw. beaufsichtigenden Person.

Wenn eine durchführende Person nicht in der Lage ist, die delegierte Tätigkeit durchzuführen, ist sie verpflichtet, die anordnende Person davon in Kenntnis zu setzen. Darüber hinaus ist eine anordnende Person u. a. in folgenden Fällen zu informieren:

- wenn die Anordnung eine Verpflichtung zur Rückmeldung bei Eintreffen einer bestimmten Situation vorsieht und diese Situation eintritt,
- bei Veränderungen des Gesundheitszustandes, insbesondere bei Verschlechterungen,
- wenn der durchführenden Person Fakten bekannt werden, die den Gesundheitszustand beeinflussen können und/oder einen Einfluss auf die delegierte Tätigkeit haben
- sowie bei einer Unterbrechung der Betreuungstätigkeit.

Zur Unterbrechung der Betreuungstätigkeit siehe § 3b Abs. 6 Z 2 und § 3c Abs. 5 GuKG.

Ungeachtet dieser ausdrücklichen gesetzlichen Regelungen hat jede einzelne betreuende Person darauf hinzuwirken, dass die Gesundheit und die Interessen der pflege- bzw. betreuungsbedürftigen Person gewahrt bleiben. Daran orientiert sich die tatsächliche Ausgestaltung der Zusammenarbeit bei jeder einzelnen Betreuung. Die Anforderungen an die Zusammenarbeit im Einzelfall richten sich dabei nach Faktoren in der Sphäre der pflege- bzw. betreuungsbedürftigen Person, der anordnenden und der durchführenden Pflege- bzw. Betreuungsperson. Entscheidender Faktor in der Sphäre der pflege- bzw. betreuungsbedürftigen Person ist die Stabilität des Gesundheitszustandes – und damit die Vorhersehbarkeit, ob und wie sehr sich der Gesundheitszustand verändern wird. Dazu ist es erforderlich, dass die betreuenden Berufe und Personen, insbesondere die anordnenden Personen, über alle Informationen einschließlich der medizinischen Diagnose/n verfügen, die eine Einschätzung der Stabilität ermöglichen. Entscheidende Faktoren in der Sphäre der anordnenden Person betreffen deren Fähigkeit und Berechtigung, die oben angeführte Stabilität sowie das Gefährdungspotenzial der zu delegierenden Maßnahme zu beurteilen, den Berechtigungsumfang der durchführenden Person zu kennen, ihre Fähigkeiten einzuschätzen und die Delegation mittels Anordnung den Umständen des Einzelfalls angepasst zu erteilen. Ein bedeutender Faktor in der Sphäre der durchführenden Pflege- bzw. Betreuungsperson ist die Berechtigung und die Fähigkeit, die zu delegierende Maßnahme fachgerecht durchzuführen. Die Beurteilung der Anforderungen an die Zusammenarbeit im Einzelfall muss die Rahmenbedingungen der Hauskrankenpflege berücksichtigen, insbesondere, dass die durchführende Person typischerweise ohne die Möglichkeit einer unmittelbaren Überprüfung durch die anordnende Person tätig wird.

Ergänzend sei darauf hingewiesen, dass den Besonderheiten der Hauskrankenpflege, nämlich die in der Regel gleichzeitige Anwesenheit von nur einer professionell tätigen Pflege- und Betreuungsperson und die Vielzahl an Personen mit unterschiedlicher Qualifikation, die pflegerische und ärztliche Tätigkeiten durchführen, auch im Anspruch an die Dokumentation Rechnung getragen werden muss.

5.3 Hauskrankenpflege – Organisation und Finanzierung

5.3.1 Allgemeines

Die Organisation der Leistungen in der Hauskrankenpflege hängt unmittelbar mit der zwischen Bund und den Ländern im Jahr 1993 geschlossenen Vereinbarung über die bundesweite Pflegevorsorge zusammen. Damit wurde ein Pflegeleistungssystem geschaffen, das Sach- und Geldleistungen umfasst. Diese Leistungen sollten bundesweit nach gleichen Zielsetzungen und Grundsätzen gewährt werden. Die Länder haben für einen Mindeststandard für die Sachleistungen der ambulanten, teilstationären und stationären sozialen Dienste Sorge zu tragen. Diese Dienste werden entweder von den Ländern selbst oder von sozialen Organisationen in deren Auftrag nach den Grundsätzen der Sozialhilfe erbracht (siehe Abschnitt 5.3.2 „Sozialhilferecht“). Parallel wurde mit dem Pflegegeld eine Geldleistung eingeführt (siehe Abschnitt 5.3.4 „Pflegegeld“).

Vereinbarung gemäß Art. 15a B-VG zwischen dem Bund und den Ländern über gemeinsame Maßnahmen für pflegebedürftige Menschen (BGBl. 1993/866).

Bei der Organisation der Dienste haben die Länder auf eine freie Wahl zwischen den Diensten, auf eine ganzheitliche Erbringung sowie auf eine Vernetzung und fließende Übergänge zwischen mobilen und stationären Diensten zu achten. Existenzielle Betreuungsdienste sind auch an Sonn- und Feiertagen zu erbringen, sofern ein Bedarf daran besteht. Die Länder haben die fachliche Qualität zu sichern und eine Kontrolle der Dienste zu übernehmen.

Siehe dazu die Qualitätskriterien für den offenen Bereich in Punkt 2.1 des Leistungskataloges und die Qualitätskriterien für die ambulanten, teilstationären und stationären Dienste, Anlage A, zur Vereinbarung des Bundes und der Länder für pflegebedürftige Menschen (BGBl. 1993/866).

Die Leistungen der Hauskrankenpflege als ambulante soziale Dienste beruhen somit weitgehend auf den Grundsätzen der Sozialhilfe. Hinzu treten die Regelungen über die „Medizinische Hauskrankenpflege" gemäß Allgemeinem Sozialversicherungsgesetz (ASVG) (siehe Abschnitt 5.3.3 „Medizinische Hauskrankenpflege gemäß ASVG").

In der Folge werden die für die Organisation und Finanzierung relevanten Grundlagen des Sozialhilferechts, des ASVG und des Pflegegeldes näher ausgeführt.

5.3.2 Sozialhilferecht

Die Leistungen im Rahmen der Hauskrankenpflege beruhen auf den sozialhilferechtlichen Regelungen der Länder. Trotz der Vereinbarung über die bundesweite Pflegevorsorge (siehe oben) sind die einzelnen Regelungen unübersichtlich und untereinander oft schwer vergleichbar.

Kernaussage

> Die Leistungen der Hauskrankenpflege werden überwiegend durch soziale Organisationen erbracht. Diese Organisationen sind wie Caritas, Hilfswerk, Rotes Kreuz oder Volkshilfe entweder in ganz Österreich bzw. in einem Bundesland tätig oder auf einen Bezirk oder eine Gemeinde beschränkt.

Die gemäß den einzelnen Sozialhilfegesetzen zuständigen Träger der Sozialhilfe (das sind Länder, Gemeinden oder Gemeindeverbände) betrauen soziale Organisationen mit der Durchführung der Pflege und Betreuung zu Hause. Mittels Richtlinien der Sozialhilfeträger wird bestimmt, welche Leistungen durch welche sozialen Organisationen in welcher Höhe gefördert werden und welche Voraussetzungen für deren Inanspruchnahme durch pflege- bzw. betreuungsbedürftige Personen zu erfüllen sind. Ein allen Ländern gemeinsames Merkmal für die Inanspruchnahme einer geförderten Leistung ist, dass eine pflege- bzw. betreuungsbedürftige Person einen Anspruch auf Landes- oder Bundespflegegeld sowie einen Hauptwohnsitz im entsprechenden Bundesland haben muss. Darüber hinaus hat – dem Wesen des Sozialhilferechts entsprechend – die pflege- bzw. betreuungsbedürftige Person eine finanzielle Eigenleistung zu erbringen. Die Höhe dieser Eigenleistung bestimmt sich nach dem Haushaltseinkommen und ist somit sozial gestaffelt. Daher muss die pflege- bzw. betreuungsbedürftige Person ihr Einkommen offenlegen. Diese Offenlegung erfolgt meist im Zuge der

Erhebung der Pflegebedürfnisse und der Festsetzung der Pflegemaßnahmen durch eine Diplomierte Gesundheits- und Krankenpflegeperson. Gleichzeitig wird der Bezug von Pflegegeld geprüft bzw. ein Antrag auf Pflegegeld gestellt. Wie hoch dieser Beitrag zu den Gesamtkosten der Pflege und Betreuung zu Hause ist, legt der zuständige Sozialhilfeträger in Förderrichtlinien fest und kann von der die Leistungen erbringenden Organisation nicht geändert werden.

Vergleiche dazu z. B. Anhang 1 zu den Förderungsrichtlinien des Landes Steiermark.

Bemessungsgrundlage für den Kostenbeitrag ist die Dauer der Pflege- bzw. Betreuungsleistung in Stunden. Die Einhebung dieser Kostenbeiträge ist je Bundesland verschieden und erfolgt in der Regel monatlich. Entweder hebt die Organisation die Kostenbeiträge ein, welche die Leistung erbringt, oder die Beiträge werden den pflege- bzw. betreuungsbedürftigen Personen vom jeweiligen Sozialhilfeträger in Rechnung gestellt. Bezieht die pflege- bzw. betreuungsbedürftige Person Pflegegeld, wird der Kostenbeitrag um einen pauschalen Betrag für das Pflegegeld ergänzt.

Da die Beiträge der pflege- bzw. betreuungsbedürftigen Personen die tatsächlichen Kosten bei weitem nicht decken, erhalten die leistungserbringenden Organisationen das Geld unmittelbar vom Sozialhilfeträger. Die Finanzierung dazu erfolgt über allgemeine Steuermittel.

Siehe Punkt 5 der Richtlinien des Landes Tirol zur Förderung der mobilen Pflege und Betreuung in Tirol (2011, S. 4).

Die Leistungen werden nur in einem bestimmten Umfang vom Sozialhilfeträger gefördert. So gewährt z. B. das Land Oberösterreich monatlich höchstens 80 Stunden mobile Betreuung und Hilfe und 30 Stunden Hauskrankenpflege, das Land Tirol monatlich höchstens 90 Stunden.

Siehe Punkt 4.4.1 und 4.4.2 der Richtlinien zur Förderung professioneller sozialer Dienste in Oberösterreich. Hauskrankenpflege – Mobile Betreuung und Hilfe (2006, S. 13 f.).

Beispiel

„Hauskrankenpflege" umfasst gemäß den Förderungsrichtlinien des Landes Oberösterreich ausschließlich durch Diplomierte Gesundheits- und Krankenpflegepersonen sowie durch AltenfachbetreuerInnen (jetzt: FachsozialbetreuerInnen Altenarbeit) und PflegehelferInnen erbrachte Leistungen.

5.3.3 Medizinische Hauskrankenpflege gemäß ASVG

Zusätzlich zum Sozialhilferecht ist die sogenannte „Medizinische Hauskrankenpflege" gemäß § 151 ASVG eine Rechtsgrundlage für die Organisation und Finanzierung der Hauskrankenpflege. Die Bestimmungen über die medizinische Hauskrankenpflege sollen seit ihrem Inkrafttreten im Jahr 1993 zur Stärkung der ambulanten Versorgung beitragen.

Kernaussage

> Die medizinische Hauskrankenpflege ist eine Pflichtleistung der Krankenversicherung im Rahmen der Krankenbehandlung. Sie umfasst als krankenhausersetzende Maßnahme ausschließlich medizinische und „qualifizierte" Pflegeleistungen wie die Verabreichung von Injektionen, Sondenernährung und Dekubitusversorgung (§ 151 Abs. 3 ASVG 1. Satz).

Maßnahmen der Grundpflege und der hauswirtschaftlichen Betreuung gehören ausdrücklich nicht dazu (§ 151 Abs. 3 ASVG 2. Satz). Die Kosten werden vom Krankenversicherungsträger übernommen, sofern die Voraussetzungen der Krankenbehandlung erfüllt sind, eine ärztliche Verordnung vorliegt und die Maßnahmen von Diplomierten Gesundheits- und Krankenpflegepersonen durchgeführt werden. Die Maßnahmen werden für 28 Tage vom Krankenversicherungsträger getragen, eine Verlängerung ist möglich. Die Bestimmungen über die medizinische Hauskrankenpflege haben nie die ihr zugedachte Bedeutung erlangt. In der Regel werden nicht Einzelleistungen bezahlt, sondern die Organisationen, die ihre Leistungen in der Pflege und Betreuung zu Hause aufgrund einer Vereinbarung mit dem Sozialhilfeträger erbringen, erhalten jährlich einen darüber hinausgehenden Betrag von den Krankenversicherungsträgern.

5.3.4 Pflegegeld

Das Pflegegeld ist eine Geldleistung, die einer pflegebedürftigen Person ein selbstbestimmtes und bedürfnisorientiertes Leben ermöglichen soll. Diese Geldleistung ist eine pauschalierte Abgeltung des pflegebedingten Mehraufwandes, d. h., es wird jener Aufwand bewertet, den eine pflegebedürftige Person im Gegensatz zu einer nicht pflegebedürftigen Person hat, um ihren Alltag zu bewältigen. Rechtsgrundlagen sind das Bundespflegegeldgesetz und die Landespflegegeldgesetze.

Das Pflegegeld wird auf Antrag gewährt, sofern ein Pflegebedarf von durchschnittlich mehr als 60 Stunden monatlich über voraussichtlich mindestens sechs Monate andauern wird. Für den Antrag und die Auszahlung ist jene Stelle zuständig, von der die pflegebedürftige Person eine Grundleistung, wie z. B. eine Rente, Pension oder Beihilfe bezieht. Für sonstige pflegebedürftige Personen ist die Bezirksverwaltungsbehörde zuständig.

Das Pflegegeld ist nach sieben Stufen unterteilt, die am Umfang des Pflegebedarfs anknüpfen. Während der oben genannte Umfang ein Anspruch auf Pflegegeld in Höhe der Stufe 1 bedeutet, muss für einen Anspruch in Höhe der Stufe 2 ein Pflegebedarf von durchschnittlich mehr als 85 Stunden monatlich, für die Stufe 3 müssen 120 Stunden, für die Stufe 4 160 und für die Stufen 5 bis 7 ein Pflegebedarf von durchschnittlich mehr als 180 Stunden monatlich vorliegen. Für die Stufe 5 ist zusätzlich ein außergewöhnlicher Pflegeaufwand erforderlich. Für die Stufe 6 müssen zeitlich unkoordinierbare Betreuungsmaßnahmen erforderlich sein, die regelmäßig während des Tages und der Nacht zu erbringen sind, oder es muss aufgrund einer Eigen- oder Fremdgefährdung das Erfordernis der dauernden Anwesenheit einer Pflegeperson bestehen. Bei einem Anspruch auf Pflegegeld in Höhe der Stufe 7 dürfen zielgerichtete Bewegungen der vier Extremitäten nicht möglich sein oder es muss ein dem gleichzuachtender Zustand vorliegen. Das Pflegegeld gebührt ab dem Datum der Antragstellung zwölf Mal jährlich.

Vergleiche hierzu §4 Abs. 2 Bundespflegegeldgesetz (BPGG), BGBl. 1993/110.

Derzeitige Höhe des Pflegegelds

Stufe 1 : 154,20 Euro
Stufe 2 : 284,30 Euro
Stufe 3 : 442,90 Euro
Stufe 4 : 664,30 Euro
Stufe 5 : 902,30 Euro
Stufe 6 : 1.260,00 Euro
Stufe 7 : 1.655,80 Euro

Das Pflegegeld wird gegebenenfalls nach Einholung eines ärztlichen Gutachtens auf der Grundlage einheitlicher Einstufungsrichtlinien gewährt. Erforderlichenfalls sind eine Diplomierte Gesundheits- und Krankenpflegeperson sowie allenfalls sonstige Betreuungskräfte (§25a Abs. 4 BPGG) und eine Vertrauensperson der pflegebedürftigen Person beizuziehen (§25a Abs. 1 BPGG). Eine bei der ärztlichen Begutachtung zur Verfügung gestellte Pflegedokumentation ist zu berücksichtigen (§25a Abs. 3 BPGG). Da die Einschätzung des Pflege- und Betreuungsbedarfs berufsrechtlich Teil des eigenverantwortlichen Tätigkeitsbereiches von Diplomierten Gesundheits- und Krankenpflegepersonen ist, wird im Rahmen eines seit Herbst 2010 laufenden Pilotprojekts in einer gemeinsamen Erhebung des Pflege- und Betreuungsbedarfs durch ÄrztInnen und Diplomierte Gesundheits- und Krankenpflegepersonen überprüft, ob bei beiden Berufen die Einschätzung des Pflege- und Betreuungsbedarfs zur selben Einstufung führt (vgl. Grasser 2010, S. 140). Das Ergebnis dieses Projekts und eine allfällige Anpassung in der Zuständigkeit, die Gutachten zur Pflegegeldeinstufung durch Diplomierte Gesundheits- und Krankenpflegepersonen vornehmen zu lassen, ist zum jetzigen Zeitpunkt offen.

Vergleiche hierzu §8 Abs. 1 Einstufungsverordnung zum Bundespflegegeldgesetz (EinstV), BGBl. II1999/37.

Je nach Erfordernis ist unter Umständen auch eine Person aus den Bereichen der Heil- und Sonderpädagogik, der Sozialarbeit, der Psychologie sowie der Psychotherapie beizuziehen (§8 Abs. 1 2. Satz EinstV).

Zum Üben

1. Was ist das gemeinsame Merkmal des Begriffs der Hauskrankenpflege in den verschiedenen Rechtsgrundlagen?
2. Was ist das Abgrenzungskriterium der Hauskrankenpflege gegenüber anderen Betreuungsformen?
3. Was kennzeichnet gemäß rechtlichen Grundlagen „Laien“ in der Hauskrankenpflege?
4. Welche Berufe gibt es in der Hauskrankenpflege? Welche werden unter dem Begriff „Sozialbetreuungsberufe“ zusammengefasst?
5. Was haben 24-Stunden-Betreuung und Persönliche Assistenz gemeinsam?
6. Definieren Sie den Begriff der „24-Stunden-Betreuung“ gemäß den gesetzlichen Bestimmungen!
7. Unter welchen Voraussetzungen dürfen pflegerische Leistungen im Sinne einer „Persönlichen Assistenz“ erbracht werden?
8. Wann ist eine begleitende Kontrolle, ob Maßnahmen in der Hauskrankenpflege anordnungsgemäß und fachgerecht durchgeführt werden, zulässig?
9. Welche bundesweit einheitlichen Voraussetzungen für die Inanspruchnahme von Sozialhilfeleistungen gibt es?
10. Welche Leistungen umfasst die medizinische Hauskrankenpflege?
11. Welchen Aufwand soll das Pflegegeld abdecken? Auf Basis welcher rechtlichen Grundlagen erfolgt die Bewertung des Aufwands?

6 Zukunftsperspektiven der Hauskrankenpflege

Wer über die Zukunft nachdenkt, gerät in Gefahr, sich zwischen Utopie, Wunsch und Wirklichkeit zu verlieren. Deshalb mag es kurzweilig sein, die Zukunftsperspektiven der Hauskrankenpflege mit einem utopischen Gedanken zu beginnen und sich anschließend mit Fakten und Fragen auseinanderzusetzen.

Utopie

Eine utopische Annahme wäre es, zu glauben, dass sich die Krankenhäuser auf die Intensivmedizin bzw. auf die Intensivpflegestationen zurückziehen und der „Rest der Medizin“ von Ambulanzen und niedergelassenen ÄrztInnen, der „Rest der Pflege“ von der Hauskrankenpflege übernommen wird.

Boom

Die Prognosen aus den Bedarfs- und Entwicklungsplänen der Bundesländer haben sich bestätigt und die Hauskrankenpflege hat seit der Jahrtausendwende einen deutlichen Boom erlebt. Trotzdem kann noch nicht von einem österreichweiten bedarfsgerechten Angebot gesprochen werden. Eine KundInnengruppe hat sich dabei besonders formiert, nämlich die der betagten und hochbetagten Menschen mit ihren gerontologisch-geriatrischen Bedürfnissen. Dieser Trend wird sich aufgrund der demografischen Entwicklung in den nächsten Jahren fortsetzen. Der Ausbau der Hauskrankenpflege bzw. der extramuralen Dienste insgesamt wird das Leistungsprofil der Alten- und Pflegeheime verändern. Die alten Menschen können länger als bis jetzt ihr Leben zu Hause vollenden. Sie werden erst dann in ein Heim übersiedeln, wenn die Hauskrankenpflege ihre Grenzen erreicht. Diese Grenzen werden bestimmt vom Faktor Zeit, den Finanzierungsmöglichkeiten und der erforderlichen pflegetechnischen Ausstattung.

Neben der Erhöhung des Personalangebotes werden die Höherqualifizierung des Personals und die Sicherung der Qualität der Leistungserbringung als wesentliche Entwicklungserfordernisse anzustreben sein. Unter Höherqualifizierung soll eine fachliche Spezialisierung verstanden werden, die ohne eine formale Sonderausbildung nicht realisierbar sein wird.

Grenzen

Hauskrankenpflege hat ihre Quantitäts- und Qualitätsgrenzen erreicht oder muss sogar reduziert werden, glaubt man den FinanzpolitikerInnen, die „gedeckelte Budgets“, Sparmaßnahmen und Nulldefizite verkünden und beschließen.

Möglichkeiten

Es gibt noch jede Menge Möglichkeiten des Ausbaus und der Professionalisierung der Hauskrankenpflege – wirtschaftlich, fachlich und strukturell –, meinen deklarierte OptimistInnen.

Fragen

- Wer wird über die zukünftigen Entwicklungen der Hauskrankenpflege entscheiden?
- Können die professionell Pflegenden durch ihre Haltung, ihre Werte, ihr sachpolitisches und öffentliches Auftreten sowie ihr fachliches Handeln Einfluss nehmen?
- Wie wird sich die steigende Nachfrage der KundInnen nach Hauskrankenpflege auswirken?

Gedanken zu den Fragen in umgekehrter Reihenfolge

Die Nachfrage nach extramuralen Diensten wird von folgenden Faktoren beeinflusst (vgl. BMAGS 1999):

- soziale Schichtzugehörigkeit
- vorhandene familiäre Ressourcen
- situative Variablen, wie etwa Krankheit pflegender Angehöriger
- angebotsbezogene Variablen, wie etwa vorhandene adäquate Angebote, Erreichbarkeit der Angebote
- Finanzierbarkeit der Leistungen

Der Bedarf an Hauskrankenpflege wird jedenfalls erheblich steigen, dafür spricht schon die demografische Entwicklung der Bevölkerung: Die „Jungen, Schönen und Dynamischen" werden in ihrer Zahl geringer; die Alten, Kranken, Behinderten werden hingegen mehr.

KundInnen werden voraussichtlich wie andere emanzipierte KonsumentInnen auf die Pflege und Betreuung zu Hause Anspruch erheben, und ihre Interessenvertretungen werden extramurale Dienste politisch einfordern. Es wäre durchaus vorstellbar, dass sich PensionistInnen-, SeniorInnen- oder Behindertenverbände zusätzlich zu ihren bestehenden Agenden vermehrt um die Weiterentwicklung bedürfnisorientierter Dienstleistungsangebote für ihre Mitglieder einsetzen. Die Interessenvertretungen der Pflegenden hätten dann die Chance, mit ihnen zu kooperieren, um ihre berufsethischen Anliegen verstärkt zum Ausdruck zu bringen und als Lobby für die KundInnen öffentlich in Erscheinung zu treten.

Möglicherweise setzen sich die Interessenvertretungen der KundInnen für die Entwicklung extramuraler Dienste ein. Das böte die Chance zur Kooperation.

Die Voraussetzung dafür wäre allerdings, dass Pflegepersonen die „Währung" für ihren beruflichen Erfolg überdenken. Diese Währung müsste eine Wende von der „Teilnahme an der ärztlichen Heilkunst" hin zur „Partnerschaft für gepflegtes Leben" erfahren.

Der Versuch einer realistischen Schlussfolgerung

Die knappen öffentlichen Mittel werden zu weiteren Rationierungen der Gesundheits- und Sozialleistungen führen. Die Finanzpolitik wird sich gemeinsam mit der Sozialpolitik in der Mittelzuteilung für die extramuralen Dienste den Grenzen des moralisch Vertretbaren nähern.

Stationäre und extramurale Pflege- und Betreuungsleistungen werden an das Individuum und informelle Netze zurückdelegiert.

Aus diesem Grund wird sich das Aufgabenprofil der Pflegepersonen in der Hauskrankenpflege von der Versorgung und defizitorientierten Übernahme von Tätigkeiten für die KundInnen hin zu einer ressourcenorientierten Information, Beratung und Anleitung zur Selbstpflege entwickeln müssen. Die Pflege im akut-stationären Bereich wird sich auf eine klassische standardisierte Versorgung beschränken.

Der Personalbedarf im extramuralen Bereich wird steigen. Professionalisierung ist daher notwendig.

Der Bedarf an qualifiziertem Pflegepersonal wird im akut-stationären Bereich stagnieren und in den extramuralen Diensten ansteigen. Das hohe Maß an Eigenverantwortung der Pflegenden in der Hauskrankenpflege wird, ergänzend zum pflegefachlichen Wissen, die Professionalisierung im Bereich des effizienten und effektiven Ressourceneinsatzes (Zeit, Hilfsmittel, Personal, Geld), des Managements und der KundInnen- bzw. Bedürfnisorientierung erforderlich machen.

Zum Üben

1. Von welchen Faktoren wird die Nachfrage nach extramuralen Diensten beeinflusst?
2. Wie könnte sich die Hauskrankenpflege Ihrer Überzeugung nach langfristig entwickeln?

7 Praktische Beispiele

Lernziel

Die angeschlossenen Fragen bzw. Aufgaben sollen den LeserInnen dazu dienen, ausgewählt und gezielt Verbindungen zu den Inhalten des des Buches herzustellen.

Ziel der Arbeit mit den praktischen Beispielen ist es, zwischen Theorie und Praxis das vernetzte Denken zu trainieren. **Es geht daher nicht einfach darum, vordergründig „richtige" Lösungen zu finden, sondern sich im Finden von Lösungen überhaupt einmal zu üben.**

Lernende haben die Möglichkeit, die folgenden Fallbeispiele gemeinsam mit ihrer Lehrperson oder mit ihrem/ihrer PraxisanleiterIn in einer ihrer extramuralen Praktikumsstellen zu bearbeiten.

In einem ersten Schritt können sie auch allein eine Lösung suchen. In einem zweiten Schritt können sie diese Lösung mit Lehrpersonen oder Pflegenden aus der Praxis beraten und verbessern.

Die praktischen Beispiele beschreiben reale Situationen in der Hauskrankenpflege und folgen daher keinem einheitlichen Schema. Sie repräsentieren Momentaufnahmen vor oder während eines Pflegegeschehens, und daraus erklären sich unterschiedliche/r Informationsumfang und Informationsqualität.

Diese Form der Fallbeschreibung soll ein möglichst realistisches Bild der Hauskrankenpflege zeichnen. Pflegende in der Hauskrankenpflege können in jeder Phase einer Pflege- und Betreuungssituation den Auftrag zur Hauskrankenpflege erhalten, und entsprechend vielfältig können die Informationsquellen sowie Ausmaß und Präzision der Information sein.

Am Ende jedes Fallbeispiels finden sich exemplarisch Fragestellungen. Diese dienen dazu, eine Verbindung zwischen den Inhalten des Fallbeispiels und den theoretischen Ausführungen im Buch herzustellen. Die Fragestellungen sind bewusst unvollständig und sollen nur die Richtung der Fallbearbeitung bzw. Übung vorgeben. Die meisten Fallbeispiele bieten wesentlich mehr Verknüpfungen mit einzelnen Kapiteln des Buches. Darüber hinaus sollen in der Entwicklung von konkreten Fragestellungen auch die Erfahrungen aus dem Hauskrankenpflegepraktikum einfließen.

Beispiel 1

Die 92-jährige Kundin wächst in einer gutbürgerlichen, intakten Familie in Wien auf. Sie heiratet im Alter von 20 Jahren und bekommt zwei Kinder, die beide eine gute Schulbildung erhalten und in gehobenen Positionen gearbeitet haben.

1971 stirbt ihr Ehemann, der Direktor einer Bank war. Er ging gerne allein aus und hatte auch eine Freundin. Die Kundin meint, er hätte sie nie verlassen, denn so verwöhnt wie sie habe ihn keine. Sie ist finanziell versorgt und wohnt in einer schönen Altbauwohnung. Als Witwe ist sie eine unternehmungsfreudige Frau, die aktiv am kulturellen Leben teilnimmt und mit Freundinnen auf Urlaub fährt.

Aufgrund physischer Schwäche kann sie ab ihrem 84. Lebensjahr nicht mehr alles selbst einkaufen, und auch aufwendiges Kochen wird ihr zu anstrengend. Die Tochter übernimmt ab diesem Zeitpunkt den Einkauf und sorgt für eine abwechslungsreiche Küche.

82-jährig fährt die Kundin letztmalig auf Urlaub und erleidet in diesem Jahr einen Oberschenkelhalsbruch. Nach vier Wochen Krankenhausaufenthalt kommt sie direkt nach Hause, da sie einen Rehabilitationsaufenthalt ablehnt. Zu Hause kommt sie mit den Krücken nicht gut zurecht, stürzt wieder und muss wegen einer neuerlichen Oberschenkelhalsfraktur für weitere sechs Wochen ins Krankenhaus. Danach zieht ihre Tochter, die auch schon Witwe ist, aber keine Kinder hat, zu ihr.

Eine Heimbetreuung kommt nicht infrage. Es kommt regelmäßig eine Physiotherapeutin, und die Kundin benützt zum Gehen einen Rolator, erhält ein Zimmer-WC und bleibt dadurch relativ unabhängig. Für die schwereren Haushaltstätigkeiten kommt weiterhin einmal wöchentlich die Bedienerin. Der Sohn kommt in größeren Abständen zu Besuch, er hat eine Tochter, und mittlerweile ist Frau B. auch Urgroßmutter.

Mit 87 Jahren wird Frau B. zu schwach, um aus dem Bett aufzustehen. Sie bleibt bettlägerig und kann nur mit Unterstützung kurzzeitig sitzen und nur flüssige Nahrung zu sich nehmen. Das Essen wird ihr mit dem Löffel gereicht. Die Tochter wendet sich jetzt über den Hausarzt an ein Beratungszentrum. Dieses vermittelt eine Organisation, die Hauskrankenpflege anbietet.

Als zusätzliche Information finden Sie nachstehend die Feststellung der aktuellen Bedürfnislage auf Basis der ATL.

ATL

Atmen – teilweise abhängig, Unterstützung durch eine Person; das Herz ist dekompensiert, es besteht Kurzatmigkeit; erhält vom Hausarzt Injektionen zur Entwässerung.

Essen und trinken – abhängig; aufgrund der physischen Schwäche Schluckschwierigkeiten, bettlägerig, die Tochter organisiert und verabreicht das Essen.

Ausscheiden – abhängig; harnkontinent, stuhlinkontinent, eingeschränkte Mobilität, es ist ausreichend Inkontinenzmaterial zur Verfügung.

Körpertemperatur regeln – teilweise abhängig, Unterstützung durch eine Person; physische Schwäche, bettlägerig; Kundin kann mitteilen, wenn ihr kalt/warm ist.

Sich bewegen – abhängig; physische Schwäche, bettlägerig, Kundin lässt sich zu aktiven und passiven Bewegungen motivieren.

Ruhen und schlafen – teilweise abhängig, Unterstützung durch eine Person; ruft die Tochter in der Nacht, wenn sie schlecht geträumt hat; Tochter schläft in Rufweite und betreut in der Nacht.

Sich sauber halten und kleiden – abhängig; physische Schwäche, bettlägerig, Pflegeprodukte vorhanden sowie frische Wäsche; Friseurin und Kosmetikerin kommen ins Haus.

Als Mann oder Frau leben – keine Angaben.

Sich beschäftigen – teilweise abhängig, Unterstützung durch eine Person; physische Schwäche, bettlägerig, die Kundin liebt die Ruhe und schläft viel.

Kommunizieren – abhängig; physische Schwäche, bettlägerig, kraftlose Stimme; die Tochter liest vor, die Kundin erzählt ihre Träume.

Für die eigene Sicherheit sorgen – abhängig; physische Schwäche, bettlägerig; Kundin kann die Medikamente nicht selbstständig einnehmen, Tochter organisiert die Medikamente und reicht sie.

Sinn finden – teilweise abhängig, Unterstützung durch eine Person. Kundin hat den Wunsch zu sterben, ist sehr müde; lässt sich motivieren, über ihr Leben zu erzählen.

- *Welchen Pflege- und Betreuungsbedarf leiten Sie aus der Bedürfnislage der Kundin ab?*
- *Welche Berufsgruppe(n) müssen welche Leistungen erbringen und wie viel Zeit würden Sie dafür vorsehen?*
- *Wie könnte die Kundin die Leistungen finanzieren?*

Erarbeiten Sie einen Pflege- und Betreuungsplan unter Berücksichtigung der Tochter als pflegender Angehöriger und der interdisziplinären Zusammenarbeit aller in die Pflege und Betreuung involvierten Personen.

Beispiel 2

Die 50-jährige Kundin leidet an einer schweren Form der Multiplen Sklerose und ist völlig abhängig. Es ist für sie möglich, den Kopf und den linken Arm ein paar Zentimeter aufzuheben, ihr Sprachvermögen ist auf wenige Worte eingeschränkt.

Die ersten Symptome der Erkrankung zeigen sich im Alter von 23 Jahren. Die Kundin arbeitet in dieser Zeit in einem Büro. Zunehmendes

Taubheitsgefühl in den Händen und Sehprobleme lassen es nicht mehr zu, den Beruf regelmäßig auszuüben. Sie kann nur noch mit Unterstützung von Krücken gehen. Der ersten Symptomatik der Erkrankung sind der Tod ihrer Schwester – sie stirbt an Leukämie – und die Brustkrebserkrankung ihrer Mutter vorangegangen. Mit 26 Jahren wird sie als arbeitsunfähig eingestuft und muss in Pension gehen.

Innerhalb der nächsten Jahre erfolgen weitere Schübe der Erkrankung; die Kundin wird immer wieder stationär aufgenommen und hofft sehr auf die wissenschaftliche Forschung. Mit 28 Jahren kommt die Kundin ohne Rollstuhl nicht mehr aus. Mit Unterstützung der MS-Gesellschaft kann eine behindertengerechte Wohnung organisiert werden. Zunehmend wächst ihre Skepsis gegenüber den medikamentösen Therapien. In den nächsten Jahren nimmt die Kundin deshalb keine Medikamente.

Mit 38 Jahren wird die Kundin aufgrund eines infizierten Dekubitus über dem Steißbein mit hohem Fieber auf einer neurologischen Abteilung stationär aufgenommen, es besteht Lebensgefahr.

Die körperliche Beweglichkeit wird immer weiter eingeschränkt. Seit damals benötigt die Kundin einen Dauerkatheter. Darüber hinaus treten zunehmend Probleme mit der Stuhlentleerung auf.

Vor zwei Jahren starb ihr Vater an einer Tumorerkrankung. Zunehmende Schluckprobleme und eine Verminderung des Sprechvermögens folgen. Einige Monate lang trainiert die Kundin mit einer Logopädin, die Therapie wird ihr jedoch zu anstrengend.

Der von der Kundin besonders geliebte Hund, der viel Zeit bei ihr am Rollstuhl verbrachte, muss eingeschläfert werden. Die Mutter der Kundin ist gegen einen neuen Hund, da sie befürchtet, ihn in Krisensituationen nicht versorgen zu können.

Vor eineinhalb Jahren entwickelte sich wieder ein Dekubitus.

Pflege- und Betreuungssituation

Die Kundin lebt gemeinsam mit ihrer 75-jährigen Mutter in der behindertengerechten Wohnung in Wien. Die Pflege und Betreuung durch eine Organisation besteht seit fünf Jahren und wird von HeimhelferInnen, PflegehelferInnen und intermittierend durch eine diplomierte Pflegeperson der Organisation sowie von diplomierten Pflegepersonen der Medizinischen Hauskrankenpflege durchgeführt.

Die Kundin mag Blumen besonders gerne und Peter Alexander, gerne würde sie wieder einmal den Geschmack von Salami und einer bestimmten Käseart erleben.

In die Pflege und Betreuung involvierte Personen

Ein Heimhelfer ist sowohl für die Kundin als auch für deren Mutter Hauptbezugsperson in der gesamten Pflege und Betreuung. Er ist seit fünf Jahren an fünf Tagen in der Woche für jeweils zwei Stunden am Vormittag anwesend und erledigt anfallende Arbeiten im Haushalt, wie Staubsaugen und Wischen, Bügeln etc. Er gleicht fast einem Familienmitglied und wird als Vertreter der Rolle „Mann" in der Familie gesehen. Er ist es auch, den die Mutter in vielen Bereichen des täglichen Lebens um Rat fragt, und er darf die Kundin an schönen Tagen in den Garten bringen.

Eine Pflegehelferin kommt täglich für eine Stunde am Morgen, zur Körperpflege und zum Ankleiden.

Abwechselnd kommen unterschiedliche HeimhelferInnen am Abend. Diese Einsätze dienen dazu, die Kundin mittels Lifter wieder ins Bett zu bringen und auf die Nachtruhe vorzubereiten.

Der Hausarzt betreut die Familie seit Jahren, kommt einmal die Woche und behandelt auch den seit eineinhalb Jahren bestehenden Dekubitus. Die angeordnete Versorgung des Dekubitus erfolgt durch die Mutter der Kundin. Der Arzt macht einmal im Monat einen Harntest und bei Verdacht auf eine Keimbesiedelung einen Abstrich vom Dekubitus.

Die Physiotherapeutin betreut die Kundin bereits seit acht Jahren. Sie stimmt ihr Bewegungsprogramm speziell auf die Tagesverfassung der Kundin ab.

Der Bruder der Kundin kommt in größeren Abständen zu Besuch; die Mutter möchte ihn mit der bestehenden Situation nicht belasten, da er eine eigene Familie, einen interessanten, ihn fordernden Beruf und eine große Verwandtschaft hat. Er agiert als Berater der Mutter und als Stütze im Hintergrund.

Eine Nachbarin kommt regelmäßig, ein- bis zweimal in der Woche, und erkundigt sich, ob sie etwas helfen kann, wie z. B. etwas Besonderes einkaufen.

Die diplomierte Pflegeperson der Medizinischen Hauskrankenpflege wechselt einmal im Monat den Silikondauerkatheter und wollte schon öfter dessen Notwendigkeit abklären (Blasentraining, Restharnbestimmung). Die Mutter war bisher nicht damit einverstanden, da das zu viel Unruhe verursache, und sie befürchtet durch Nässe eine Verschlechterung des Dekubitus.

Der enge Kontakt zur Neurologin, der früher bestand, wurde in den letzten Jahren immer geringer, da sowohl die Kundin als auch ihre Mutter jede Hoffnung auf eine Besserung des Gesundheitszustandes verloren haben und deshalb keinen Sinn in weiteren Konsultationen sehen.

Die Teamleiterin der HeimhelferInnen steht in telefonischem Kontakt mit der Mutter, die im Voraus wissen möchte, wer den Abenddienst, Wochenenddienst oder die Urlaubsvertretung übernimmt.

Die Teamleiterin der PflegehelferInnen hält ebenfalls telefonischen Kontakt zur Mutter wegen der Einsatzplanung, aber auch, um Unzufriedenheiten abzuklären.

Zwischen der Kundin und ihrer Mutter besteht ein sehr nahes und enges Verhältnis und beiderseitige Abhängigkeit mit unterschiedlichen Ursachen. Die Mutter lebt ihr Leben fast ausschließlich in der Unterstützung ihrer Tochter, sie ist die Case Managerin der Kundin.

Die diplomierte Pflegeperson des Beratungszentrums ist zuständig für das Ausmaß der Vergabe der Pflege- und Betreuungsstunden, das sich an der bewilligten Pflegegeldstufe orientiert. Die Kundin ist in die Pflegegeldstufe 7 eingestuft.

- *Die Kundin isst besonders gerne einen speziellen Käse, Salami und Salzgebäck, konnte dies alles seit Jahren wegen der Schluckprobleme aber nicht mehr essen. Handelt es dabei um einen Wunsch oder um ein Bedürfnis der Kundin?*

Nehmen Sie an, Sie sind der/die Case ManagerIn für diese Kundin. Zeichnen Sie ein Netz aller informellen und professionellen Dienste und Personen, die sich um die Kundin bemühen. Mit dieser Übersicht versuchen Sie nun zu erfassen, ob alle Bedürfnisse der Kundin gedeckt werden können. Überlegen Sie, welche Rechtsansprüche diese Kundin zur finanziellen Unterstützung ihrer Leistungen geltend machen kann.

Beispiel 3

Die 67-jährige Kundin leidet seit zwei Jahren unter ständigen Schmerzen im Knie, das Gehen und Stehen wird für sie zunehmend beschwerlicher. Die immer stärkeren Schmerzmittel bringen nicht den gewünschten Erfolg, und subjektiv empfindet die Kundin Desinteresse und Machtlosigkeit vonseiten ihres Hausarztes. Sie verlässt immer seltener ihre Wohnung und sie kann ihren Haushalt kaum mehr selbstständig führen. Die Familie zieht sich zusehends zurück und kommt nur noch einmal wöchentlich zu Besuch.

Nachdem die physikalischen Therapien und die bisherigen Behandlungen mit unterschiedlichen Analgetika keine Verbesserung des Schmerzzustandes zeigen, wird die Kundin von ihrem Hausarzt für eine Athroskopie ins Krankenhaus überwiesen. Der Aufenthalt dauert zwei Tage. Die Töchter der Kundin, die beide berufstätig sind, befürchten, mit der kommenden Situation zu Hause überfordert zu sein, daher wird auf ihr Ersuchen vom Krankenhaus eine Unterstützung für zu Hause in die Wege geleitet.

Die Kundin, die gewohnt war, für ihre Familie und sich selbst zu sorgen – sie pflegte ihren Mann nach einem Schlaganfall und ermöglichte ihm ein Sterben zu Hause –, und die sehr viel Wert auf ihr Erscheinungsbild in der Öffentlichkeit legt, befürchtet nun, in ein Pflegeheim eingewiesen zu werden.

Aus einer bisher ausgeglichenen und erfolgsgewohnten Person, die gelernt hatte, sich durchzusetzen und ihre Bedürfnisse zu äußern, ist eine zurückgezogene und mutlose Frau geworden.

- *Welche Erwartungen könnten an die Pflegende in der Hauskrankenpflege von der Kundin, den Angehörigen, dem Hausarzt und den Pflegepersonen im Krankenhaus gerichtet werden?*
- *Welches Dienstleistungsangebot machen Sie der Kundin und ihren Angehörigen?*
- *Welche Informationen brauchen Sie, um einen Finanzierungsvorschlag für Ihr Angebot zu machen?*

Beispiel 4

Der Kunde ist 53 Jahre alt und muss seit ca. zwei Jahren aufgrund eines chronischen Nierenversagens dreimal wöchentlich zur Hämodialyse ins Krankenhaus. Vor sechs Jahren war eine Lebertransplantation notwendig, vor einem Jahr litt er an blutenden Duodenalulcera. Er nimmt regelmäßig Medikamente und es ist immer wieder notwendig, ihn stationär zu behandeln. Seine letzte Krankenhausentlassung erfolgte ausschließlich unter der Auflage, sich zu Hause betreuen zu lassen. Primär lehnte der Kunde diese Betreuung ab. Er wurde über den sozialen Stützpunkt seines Wohnbezirks einer Organisation zugewiesen.

Der Kunde ist seit 22 Jahren geschieden, wohnt allein und seine einzigen Kontaktpersonen sind seine Tochter und eine Nachbarin. Er ist derzeit insgesamt physisch sehr schwach, hat einen Hautdefekt rechts inguinal, der vom Pflegepersonal an der Dialysestation versorgt wird, und die Kraft im rechten Arm ist durch das Anlegen des Shunts für die Durchführung der Dialyse stark vermindert. Darüber hinaus ist der Kunde harn- und stuhlinkontinent, er nimmt zurzeit Harn- und Stuhldrang nicht wahr, erreicht aufgrund seines Schwächezustandes nicht rechtzeitig das WC und lehnt die Anschaffung eines Zimmer-WCs ab.

Vom Beratungszentrum erhält der Kunde folgendes Stundenkontingent:

- 20 Stunden wöchentlich für nichtmedizinische Hauskrankenpflege,
- 3 Stunden wöchentlich für Heimhilfe sowie
- Essen auf Rädern für die ganze Woche.

- *Welche Maßnahmen sollen die Pflegenden in den 20 Stunden pro Woche für den Kunden übernehmen?*
- *Welche Tätigkeiten sollen die HeimhelferInnen in den 3 Stunden pro Woche für den Kunden übernehmen?*
- *Sie wollen überprüfen, ob die Stundeneinteilung für die Dienste bedürfnisorientiert ist oder verbessert werden könnte. Von wem würden Sie Informationen brauchen? Mit wem würden Sie sprechen? Welche Fragen würden Sie stellen?*

Der Kunde benötigt Inkontinenzmaterial. Informieren Sie sich, wo Sie dieses beziehen können, was es kostet und welche Finanzierungsmöglichkeiten es gibt.

Beispiel 5

Ein 77-jähriger Kunde soll nach einer Oberarmfraktur links aus der unfallchirurgischen Abteilung eines Krankenhauses entlassen werden. Die Tochter des Kunden wird am Vortag der Entlassung von der Stationsschwester darüber informiert. In diesem Gespräch wird ihr auch erklärt, dass ihr Vater derzeit teilweise zeitlich desorientiert und hochgradig sturzgefährdet ist. Aus diesem Grund sei, zumindest für einige Wochen, eine Rund-um-die-Uhr-Betreuung notwendig.

Der Kunde wurde vor seinem Krankenhausaufenthalt von einer Organisation betreut, die Pflege und Betreuung zu Hause anbietet. Diese Organisation kann jedoch keine Rund-um-die-Uhr-Betreuung anbieten. Die Tochter des Kunden ist auch als Sachwalterin für ihren Vater bestellt. Im Krankenhaus wird der Tochter auf schroffe Art nahe gelegt, den Vater zu sich nach Hause zu nehmen und selbst zu betreuen. Die Tochter ist berufstätig, hat zwei schulpflichtige Kinder und sieht sich verständlicherweise außerstande, die Rund-um-die-Uhr-Betreuung ihres Vaters zusätzlich zu bewältigen.

Der Gesundheitszustand des Kunden stellt sich wie folgt dar: abgemagert, körperlich schwach, teilweise zeitlich desorientiert (vergisst zu essen), aber mobil. Er war viele Jahre aufgrund eines Kriegstraumas in einem psychiatrischen Krankenhaus in stationärer Behandlung. Dieser Umstand begründet auch seine strikte Ablehnung einer Einweisung in ein Pflegeheim.

Recherchieren Sie alle Angebote extramuraler Dienste in Ihrer Stadt bzw. Region. Erkundigen Sie sich, ob es Angebote gibt, die eine Rund-um-die-Uhr-Betreuung ermöglichen. Versuchen Sie, mit den Informationen für diesen Kunden einen 24-Stunden-Dienst zu organisieren. Berücksichtigen Sie auch teilstationäre Angebote wie geriatrische Tageszentren, Nachbarschaftshilfezentren u. Ä.
Welche Informationen würden Sie brauchen, um sicherzugehen, dass dieser Kunde tatsächlich eine Rund-um-die-Uhr-Betreuung benötigt?

Weiterführende Literatur

Zum Nachlesen

Deutsche Gesellschaft für Care und Case Management e. V. (Hg.) (2004): Rahmenempfehlungen zum Handlungskonzept Case Management. Heidelberg: Economica.

Ertl, R./Kratzer, U. (2006): Heimhilfe. Ein Lehrbuch für Theorie und Praxis. Wien: Facultas.

Ertl, R./Kratzer, U. (2010): Kinderhauskrankenpflege. Design einer Dienstleistung und Profil der ExpertInnen. Wien: Facultas.

Fröse, S. (2007): 100 Tipps für ambulante Pflegekräfte. Hannover: Schlütersche.

Hasseler, M./Meyer, M. (Hg.) (2004): Ambulante Pflege: Neue Wege und Konzepte für die Zukunft: Professionalität erhöhen – Wettbewerbe sichern. Hannover: Schlütersche.

Koch-Straube, U. (2008): Beratung in der Pflege. Bern: Huber.

Kraus, C. (2008): Pflege älterer und alter Menschen in Österreich. Studienarbeit. Grin Verlag.

Salomon, J. (2005): Häusliche Pflege zwischen Zuwendung und Abgrenzung – Wie lösen pflegende Angehörige ihre Probleme? Eine Studie mit Leitfaden zur Angehörigenberatung. Köln: Kuratorium Deutsche Altershilfe.

Schöffler, M. (2009): Verkaufsgespräche in der Pflege – Überzeugen Sie mit Ihren Leistungen. Hannover: Schlütersche.

Seidl, E./Ladenbacher, S. (Hg.) (2007): Pflegende Angehörige im Mittelpunkt. Studien und Konzepte zur Unterstützung pflegender Angehöriger von demenzkranken Menschen. Wien: Böhlau.

Vergnaud, M. (2002): Beschwerdemanagement: Hohe Leistungsfähigkeit durch Kundenkritik. Altenpflege professionell. München/Jena: Urban & Fischer/Elsevier.

Literaturverzeichnis

Amt der Vorarlberger Landesregierung: Landesgesundheitsbericht Vorarlberg 2002. Bregenz/Wien.

Badelt, C./Holzmann-Jenkins, A./Matul, C./Österle, A. (1997): Analyse der Auswirkungen des Pflegevorsorgesystems. Forschungsbericht im Auftrag des Bundesministeriums für Arbeit, Gesundheit und Soziales. Wien.

Berry, L./Parasuraman, A. (1992): Service – Marketing. Wettbewerbsvorsprung durch erstklassige Qualität. Frankfurt/Main, New York: Campus Verlag.

Blonski, H. (1998): Service-Management in der Pflege. Kundenzufriedenheit durch Dienstleistungsqualität. Hagen: Brigitte Kunz Verlag.

BMSG (2006): Bericht des Arbeitskreises für Pflegevorsorge; letzte Aktualisierung: Februar 2006.

Brückner, M. (2005): Beschwerdemanagement. Reklamationen als Chance nutzen, professionell reagieren, Kunden zufrieden stellen. 2. aktualisierte Auflage. Frankfurt: Redline Wirtschaft.

Bruhn, M. (2003): Kundenorientierung. Bausteine für ein exzellentes Customer Relationship Management (CRM). 2., völlig überarbeitete Auflage. München: DTV.

Bruhn, M./Stauss, B. (Hg.) (1991): Dienstleistungsqualität. Konzepte – Methoden – Erfahrungen. Wiesbaden: Gabler.

Buchinger, E./Lapp, C. (2006): SPÖ-Konzept für die Betreuung und Pflege älterer Menschen. Antworten auf den Politiknotstand in der Pflege.

Bundesministerium für Arbeit, Gesundheit und Soziales (BMAGS) (1999): Dienste und Einrichtungen für pflegebedürftige Menschen in Österreich. Übersicht über die Bedarfs- und Entwicklungspläne der Länder. Wien: BMAGS.

Dachverband Wiener Pflege- und Sozialdienste (Hg.) (1995): Heimhilfe-Handbuch.

Dachverband Wiener Pflege- und Sozialdienste (Hg.) (1997): Begleiten, Betreuen, Pflegen.

Die Grünen (1990). Das Grüne Monatsmagazin. Wien.

Erlbeck, K. (2004): Beschwerdemanagement. Wie aus unzufriedenen Kunden Stammkunden werden. Göttingen: Business Village.

Ertl, R. (1999): Handbuch der Pflege- und Betreuungsdokumentation für extramurale Dienste. Wien: Dachverband Wiener Pflege- und Sozialdienste.

Ertl, R./Gugerell, M./Schrems, B. (1998): Nomenklatur der ambulanten Pflege- und Sozialdienste. Wien: Dachverband Wiener Pflege- und Sozialdienste.

Ertl, R./Kratzer, U. (2010): Kinderhauskrankenpflege. Design einer Dienstleistung und Profil der ExpertInnen.

Ertl, R./Schrems, B. (1997): Evaluation von Hauskrankenpflege-Angeboten in Wien unter dem Aspekt der Bedürfnis- und Bedarfsorientierung. Wien: Dachverband Wiener Pflege- und Sozialdienste.

Evers, A./Leichsenring, K./Strümpel, C. (Hg.) (1995): Klientenrechte. Schriftenreihe „Soziales Europa“. BMAGS.

Ewers, M. (1998): Schwerstkranke Pflegen – Kooperation gestalten. Perspektiven ambulanter Pflegedienste. In: Pflege Management 5/1998, S. 33 ff.

Fachlexikon der sozialen Arbeit. Hg. vom Deutschen Verein für öffentliche und private Fürsorge (1993).

Förderungsrichtlinien (Qualitätskriterien) des Landes Steiermark für mobile Pflege und Betreuung (08.03.2004). Online: http://www.verwaltung.steiermark.at/cms/dokumente/11294241_54760406/ef19c639/foerderRL.pdf (März 2011).

Fülöp, G./Schäfer, E./Frisch, R. (1988): Hauskrankenpflege in Österreich. Wien: Österreichisches Bundesinstitut für Gesundheitswesen.

Grasser, M. (2010): Begutachtung durch Pflegefachkräfte – Ein Pilotprojekt des BMASK. In: Österreichische Zeitschrift für Pflegerecht, 5/2010, S. 140.

Grimm, M. (1999): Die Weisungsbindung des Spitalsarztes. Wien: Manz.

Hausreither, (2010): Gesundheits- und Krankenpflege. In: Aigner, G./Kletecka, A./Kletecka-Pulker, M./Memmer, M. (Hg.) (2010): Handbuch Medizinrecht, III. Wien: Manz.

Heidenthal, K./Marthaler, M. (2008): Pflege delegieren. Bern: Hans Huber.

Guger, A. (1997): Perspektiven der österreichischen Altersvorsorge im internationalen Vergleich. Wifo Monatsberichte 9/1997, S. 162–166.

Hofer, K. (1997): Pflegebedürftig. Wien: Verlag des Österreichischen Gewerkschaftsbundes GesmbH.

Höhn, M. (1995): Häusliche Pflege. ... und sich selbst nicht vergessen. Was pflegende Angehörige wissen sollten. Köln: PapyRossa Verlag.

Holzer, B. (2004): Befragung zum Kooperations- und Beratungsbedarf mit Trägern Sozialer Dienste in den EU-Beitrittsstaaten, Polen, Slowakei, Tschechische Republik und Ungarn. Arbeitspapier Nr. 11. Frankfurt am Main: Observatorium für die Entwicklung der sozialen Dienste in Europa.

Hutten, B. F./Kerkstra, A. (1996): Home Care in Europe. A country-specific guide to its organization and financing. Netherlands Institute of Primary Health Care (NIVEL). Bodmin, Cornwall: Hartnolls Limited.

Kirchner, H. (2002): Beschwerdemanagement im Pflegeteam. Fallbeispiele und Trainingsprogramme für die Praxis. Stuttgart: Kohlhammer.

Konsumentenschutzgesetz – BGBl. Nr. 140/1979 in der Fassung BGBl I 62/2004.

Kopetzki, C. (1990): Turnusärzte und Famulanten. Rechtliche Aspekte der Ausübung ärztlicher Tätigkeiten während der Ausbildung (Band 3 der rechtswissenschaftlichen Schriftenreihe des Assistentenverbandes der Wirtschaftsuniversität Wien). Wien: Verlag Service.

Krajic, K./Nowak, P./Grundböck, A./Heimerl, K./Pelikan, J. M. (1996): Verbesserte Nutzung der Medizinischen Hauskrankenpflege. Integrierte Versorgung/4 Grundstudie, Endbericht.

Kytir, J./Münz, R. (1989): Hilfs- und Pflegebedürftigkeit im Alter. Lebensverhältnisse und Lebensbedingungen funktional behinderter älterer Menschen. Forschungsbericht 6. Wien: Institut für Demographie der österreichischen Akademie der Wissenschaft.

Kytir, J./Münz, R. (1992): Hilfs- und Pflegebedürftigkeit im Alter – empirische Evidenzen. In: Kytir, J./Münz, R. (Hg.) (1992): Alter und Pflege. Argumente für eine soziale Absicherung des Pflegerisikos. Schriftenreihe Gesundheitsökonomie 3. Wien.

Langehenig, M./Wißmann, P. (1998): Durchblick für die KundInnen im Pflegemarkt. Die Berliner Koordinierungsstellen: auf dem Weg zum bleibenden Angebot. In: Häusliche Pflege 1/1998, S. 21ff.

Leibetseder, B. (2004): Gesundheits- und Sozialdienste in Tschechien. Modul 1: Rechtliche und gesellschaftliche Rahmenbedingungen. EQUAL Entwicklungspartnerschaft – Erarbeitung eines nicht diskriminierenden bundesweiten Muster-Kollektivvertrages für das österreichische Gesundheits- und Sozialwesen inklusive Behindertenwesen sowie Kinder- und Jugendwohlfahrt. Linz.

Leichsenring, K./Rosenberg, B. (1999): Soziale Lösungen vor Ort. Neue Wege in der kommunalen Sozialpolitik. Wien: Renner Institut.

Ludwig Boltzmann-Institut für Medizin- und Gesundheitssoziologie, Wien.

Mazal, W. (1992): Krankheitsbegriff und Risikobegrenzung. Wien: Braumüller.

Nowak, P./Griessler, E./Krajic, K./Pelikan, J. M. (1998): Medizinische Hauskrankenpflege und Qualitätsentwicklung zwischen Krankenhaus und extramuraler Versorgung. In: Pelikan, J. M., et al. (1998): Virtuelles Krankenhaus zu Hause – Entwicklung und Qualität von Ganzheitlicher Hauskrankenpflege. Wien: Facultas.

Österreichisches Bundesinstitut für Gesundheitswesen (1992): Integrierte Gesundheits- und Sozialsprengel, IGSS. Kurzfassung des Grundmodells. Wien.

Österreichisches Bundesinstitut für Gesundheitswesen (1993): Integrierte Gesundheits- und Sozialsprengel. Handbuch zur Umsetzung von IGSS. Wien. Im Auftrag des Krankenanstalten Zusammenarbeitsfonds.

Österreichisches Bundesinstitut für Gesundheitswesen (2003): Tiroler Gesundheitsbericht 2002. Innsbruck.

Österreichisches Bundesinstitut für Gesundheitswesen (2004): Ausbau der Dienste und Einrichtungen für pflegebedürftige Menschen in Österreich – Zwischenbilanz. Wien.

Österreichisches Bundesinstitut für Gesundheitswesen (2006): Pflegebericht.

ÖVP-Grundsatzprogramm (1995): Download Oktober 2006.

ÖVP-Positionspapier (2006): Pflege. Älter werden. Mensch bleiben.

Patzner, G. (2010): Widerspruchsfrei an die Hochschule. In: Österreichische Pflegezeitschrift, 4/2010, S. 23 f.

Pelikan, J. M./Stacher, A./Grundböck, A./Krajic, K. (Hg.) (1998): Virtuelles Krankenhaus zu Hause – Entwicklung und Qualität von Ganzheitlicher Hauskrankenpflege. Wien: Facultas.

Richtlinien des Landes Oberösterreich zur Förderung professioneller sozialer Dienste in Oberösterreich, Hauskrankenpflege – Mobile Betreuung und Hilfe. Online: http://www.land-oberoesterreich.gv.at/cps/rde/xbcr/SID-3DCFCFC3- (01.05.2006).

Richtlinien des Landes Tirol zur Förderung der mobilen Pflege und Betreuung in Tirol (Inkrafttreten 01.01.2011). Online:http://www.tirol.gv.at/fileadmin/www.tirol.gv.at/themen/gesellschaft-und-soziales/soziales/Gesetze_Richtlinien/Richtlinien_2011_-_mobilen_Pflege_u._Betreuung.pdf (März 2011).

Rubisch, M. (1998): Die Umsetzung der Pflege-Vereinbarung zwischen Bund und Ländern. In: Soziale Sicherheit 12/1998, S. 941–945.

Rudda, J. (1998): Die Novelle 1998 zum Bundespflegegesetz. Soziale Sicherheit 12/1998, S. 918–925.

SIGIS – Service- und Informationsstelle für Gesundheitsinitiativen und Selbsthilfegruppen im Gesundheitsbereich, Wien, 1995.

Skiczuk, S. (2006): Berufs- und Tätigkeitsschutz der österreichischen Gesundheitsberufe. Wien: Neuer Wissenschaftlicher Verlag.

Sozialschutzsystem in Österreich (2003): Ein Überblick. Wien: Bundesministerium für Soziale Sicherheit, Generationen und Konsumentenschutz.

SPÖ-Parteiprogramm (2006): Für die Weiterentwicklung der Gesundheitspolitik. Wien.

SPÖ Salzburg (2006): Konzept für die Betreuung und Pflege älterer Menschen. Antworten auf den Politiknotstand in der Pflege.

Statistik Austria 2007/2008/2010.

Stracke-Mertes, A. (1994): Soziologie. Der Blick auf soziale Beziehungen. Lehrbuch Altenpflege. Hannover: Vincentz Verlag.

Tálos (1992): Der geforderte Wohlfahrtsstaat.

Tomes, I. (2004): Die Rolle der sozialen Dienste im Transformationsprozess – rechtliche Rahmenbedingungen und Organisationsformen.

Virginia Henderson Gesellschaft (1990): Standard der Hauskrankenpflege in Österreich. Wien: VHG, W. Pabisch.

Wahlprogramm der SPÖ Wien (1996). Landtagswahl 1996.

Warmuth, D. P./Weinhold, M. (2005): Damit der Kunde nicht mehr stört. Kundenorientierte Führung durch Mystery Shopping. Wien: Linde Verlag.

Weiss-Faßbinder, S./Lust A. (2010): Gesundheits- und Krankenpflegegesetz – GuKG. Wien: Manz.

Wendt, W. R. (1993): Ambulante sozialpflegerische Dienste in Kooperation. Freiburg im Breisgau: Lambertus.

Wild, M. (2000): Hauskrankenpflege in Österreich. Vom Aschenputtel zur Königstochter. In: Kellnhauser, E./Schewior-Popp, S., et al. (Hg.) (2000): Thiemes Pflege, S. 320 ff.

Zimmer, D./Jaksch, E./Fieber, G. (2004): Ihre Rechte als Patient. Wien: Kammer für Arbeiter und Angestellte.

Rechtsgrundlagen

Allgemeines Sozialversicherungsgesetz (ASVG), BGBl. 1955/189.

Arbeitskräfteüberlassungsgesetz (AÜG), BGBl. 1988/196.

Ärztegesetz 1998 (ÄrzteG), BGBl. I 1998/169.

Bundespflegegeldgesetz (BPGG), BGBl. 1993/110 .

Bundes-Verfassungsgesetz (B-VG), BGBl. 1930/1.

Burgenländisches Sozialbetreuungsberufegesetz (Bgld. SBBG), LGBl. 2007/74.

Einstufungsverordnung zum Bundespflegegeldgesetz (EinstV), BGBl. II 1999/37.

Erlass des Bundesministeriums für Soziale Sicherheit und Generationen vom 14.2.2001, GZ: 21.251/5-VIII/D/13/00.

FH-Gesundheits- und Krankenpflege-Ausbildungsverordnung (FH-GuK-AV), BGBl. II 2008/200.

Gesundheits- und Krankenpflege-Basisversorgungs-Ausbildungsverordnung (GuK-BAV), BGBl. II 2006/281.

Gesundheits- und Krankenpflegegesetz (GuKG), BGBl. I 1997/108.

Gesundheits- und Krankenpflege-Weiterbildungsverordnung (GuK-WV), BGBl. II 2006/453.

Gesundheits- und Krankenpflege-Spezialaufgabenverordnung (GuK-SV), BGBl. II 2005/452.

Gewerbeordnung 1994 (GewO), BGBl. 1994/194.

Hausbetreuungsgesetz (HBeG), BGBl. I 2007/33.

Kärntner Sozialbetreuungsberufegesetz (K-SBBG) , LGBl. 2007/53.

Maßnahmen für Gewerbetreibende in der Personenbetreuung zur Vermeidung einer Gefährdung von Leben oder Gesundheit, BGBl. II 2007/152.

NÖ Sozialbetreuungsberufe-Ausbildungsverordnung 2007 (NÖ SBB-AV), LGBl. 2007/75.

NÖ Sozialbetreuungsberufegesetz 2007, LGBl. 2007/64.

Oö. Sozialberufegesetz (Oö. SBG), LGBl. 2008/63.

Pflegehilfe-Ausbildungsverordnung (Pflh-AV), BGBl. II 1999/371.

Salzburger Pflegegesetz, LGBl. 2000/52.

Salzburger Sozialbetreuungsberufegesetz (S.SBBG), LGBl. 2009/34.

Standes- und Ausübungsregeln für Leistungen der Personenbetreuung, BGBl. II 2007/278.

Steiermärkisches Sozialbetreuungsberufegesetz (StSBBG), LGBl. 2008/4.

Tiroler Sozialbetreuungsberufe-Ausbildungsverordnung (TSBB-AV), LGBl. 2010/43.

Tiroler Sozialbetreuungsberufegesetz (TSBBG), LGBl. 2009/9.

Vereinbarung gemäß Art. 15a B-VG über gemeinsame Maßnahmen des Bundes und der Länder für pflegebedürftige Personen, BGBl. 1993/866.

Vereinbarung gemäß Art. 15a B-VG zur Sicherstellung der Patientenrechte (Patientencharta) zwischen dem Bund und Wien, BGBl. I 2006/28.

Vereinbarung gemäß Art. 15a B-VG zwischen dem Bund und den Ländern über Sozialbetreuungsberufe, BGBl. I 2005/55.

Verordnung der Steiermärkischen Landesregierung über die Ausbildung zu den Sozialbetreuungsberufen (AusbildungsVO StSBBG), LGBl. 2009/31.

Verordnung der Tiroler Landesregierung über die Ausbildung in der Heimhilfe (Heimhilfe-Ausbildungsverordnung), LGBl. 2009/46.

Verordnung der Wiener Landesregierung zum Wiener Heimhilfeeinrichtungengesetz (WHEG-VO), LGBl. 2008/20.

Verordnung der Wiener Landesregierung zum Wiener Sozialbetreuungsberufegesetz (WSBBG-VO), LGBl. 2008/17.

Vorarlberger Sozialbetreuungsberufegesetz, LGBl. 2007/26.

Wiener Heimhilfeeinrichtungengesetz (WHEG), LGBl. 2008/8.

Abkürzungen

ADL	Activities of Daily Living
AEDL	Aktivitäten und existenzielle Erfahrungen des Lebens
ÄrzteG	Ärztegesetz
ASVG	Allgemeines Sozialversicherungsgesetz
AÜG	Arbeitskräfteüberlassungsgesetz
AVS	Arbeitsvereinigung der Sozialhilfeverbände
BGBl.	Bundesgesetzblatt
BMAGS	Bundesministerium für Arbeit, Gesundheit und Soziales
BMASK	Bundesministerium für Arbeit, Soziales und Konsumentenschutz
BPGG	Bundespflegegeldgesetz
B-VG	Bundesverfassungsgesetz
DGKP	Diplomierte Gesundheits- und Krankenpflegeperson(en
DSB	DiplomsozialbetreuerIn
EinstV	Einstufungsverordnung zum Bundespflegegeldgesetz
FH-GuK-AV	FH-Gesundheits- und Krankenpflege-Ausbildungsverordnung
FSB	FachsozialbetreuerIn
GewO	Gewerbeordnung
GÖG	Gesundheit Österreich GmbH
GuKG	Gesundheits- und Krankenpflegegesetz
GuK-BAV	Gesundheits- und Krankenpflege-Basisversorgungs-Ausbildungsverordnung
GuK-SV	Gesundheits- und Krankenpflege-Spezialaufgabenverordnung
GuK-WV	Gesundheits- und Krankenpflege-Weiterbildungsverordnung
HBeG	Hausbetreuungsgesetz
HH	HeimhelferIn
IGSS	Integrierte Gesundheits- und Sozialsprengel
KRAZAF	Krankenanstaltenzusammenarbeitsfonds
LKF	Leistungsorientierte Krankenhausfinanzierung
MHKP	Medizinische Hauskrankenpflege
ÖBIG	Österreichisches Bundesinstitut für Gesundheitswesen
ÖSTAT	Österreichstatistik
Pflh-AV	Pflegehilfe-Ausbildungsverordnung
PH	PflegehelferIn
SBB	Sozialbetreuungsberufe
SBB-AV	Sozialbetreuungsberufe-Ausbildungsverordnung

SBBG	Sozialbetreuungsberufegesetz
SBG	Sozialberufegesetz
WHEG	Wiener Heimhilfeeinrichtungsgesetz
WHHG	Wiener Heimhilfegesetz
WHO	World Health Organization

Stichwortverzeichnis